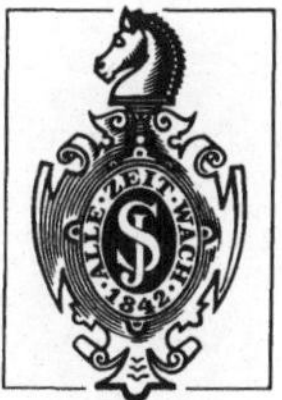

Intra- und postoperative Komplikationen

Herausgegeben von G. Carstensen

Mit 35 Abbildungen

Springer-Verlag Berlin Heidelberg GmbH 1983

Professor Dr. G. CARSTENSEN
Chirurgische Klinik des Evangelischen Krankenhauses
Mülheim, Teinerstraße 62, 4330 Mülheim (Ruhr)

CIP-Kurztitelaufnahme der Deutschen Bibliothek

Intra- und postoperative Komplikationen / hrsg.
von G. Carstensen. – Berlin ; Heidelberg ; New
York : Springer, 1983.
 ISBN 3-540-12205-2 (Berlin, Heidelberg, New
 York)
 ISBN 0-387-12205-2 (New York, Heidelberg,
 Berlin)
NE: Carstensen, Gert [Hrsg.]

Satz-, Druck- und Bindearbeiten: Konrad Triltsch, Graphischer Betrieb,
8700 Würzburg
2125/3130-543210

ISBN 978-3-642-68973-4   ISBN 978-3-642-68972-7 (eBook)
DOI 10.1007/978-3-642-68972-7

Inhaltsverzeichnis

Mitarbeiterverzeichnis

Dr. K. Balzer, Chirurgische Klinik des Evangelischen Krankenhauses Mülheim, Teinerstraße 62, 4330 Mülheim a. d. Ruhr

Professor Dr. V. Bay, I. Chirurgische Abteilung des Allgemeinen Krankenhauses Harburg, Eissendorfer Pferdeweg 52, 2000 Hamburg 90

Professor Dr. W. Bircks, Chirurgische Universitätsklinik B, Moorenstraße 5, 4000 Düsseldorf

Professor Dr. G. Carstensen, Chirurgische Klinik des Evangelischen Krankenhauses Mülheim, Teinerstraße 62, 4330 Mülheim a. d. Ruhr

Professor Dr. R. J. A. M. van Dongen, Chirurgische Universitätsklinik Wilhemina-Gasthuis, Eerste Helmerstraat 104, Amsterdam-Oud-West/ Niederlande

Professor Dr. F. W. Eigler, Abteilung für Allgemeine Chirurgie der Chirurgischen Universitäts-Klinik und Poliklinik, Klinikum der Gesamthochschule Essen, Hufelandstraße 55, 4300 Essen 1

Dr. U. Engel, I. Chirurgische Abteilung des Allgemeinen Krankenhauses Harburg, Eissendorfer Pferdeweg 52, 2000 Hamburg 90

Dr. P. Gerometta, Chirurgische Klinik am Städtischen Krankenhaus Kemperhof, Koblenzer Straße 115–155, 5400 Koblenz

Dr. R. Giessler, Chirurgische Abteilung, Aggertalklinik, Klinik für Gefäßerkrankungen, 5250 Engelskirchen-Grünscheidt

Professor Dr. D. Helbig, Kinderchirurgische Klinik im Kinderkrankenhaus der Stadt Köln, Amsterdamer Straße 59, 5000 Köln 60

Professor Dr. G. Hierholzer, Berufsgenossenschaftliche Unfallklinik Duisburg-Buchholz, Großenbaumer Allee 250, 4100 Duisburg 28

Dr. G. Hörster, Berufsgenossenschaftliche Unfallklinik Duisburg-Buchholz, Großenbaumer Allee 250, 4100 Duisburg 28

Professor Dr. H. A. J. Lemmens, Chirurgische Abteilung, Ziekenhuis St. Annadal, St. Annadal 1, 6200 MD Maastricht/Niederlande

Professor Dr. H. Müller-Wiefel, Gefäßchirurgische Klinik des St. Johannes-Hospitals Duisburg-Hamborn, An der Abtei 7–11, 4100 Duisburg 11

Professor Dr. Dr. H. Pichlmaier, Chirurgische Universitätsklinik, Joseph-Stelzmann-Straße 9, 5000 Köln 41

Priv.-Doz. Dr. T. Raguse, Abteilung Chirurgie der Medizinischen Fakultät an der RWTH Aachen, Goethestraße 27/29, 5100 Aachen

Professor Dr. J. Rehn, Chirurgische Universitätsklinik und Poliklinik der Berufsgenossenschaftlichen Krankenanstalten „Bergmannsheil", Klinik der Ruhruniversität Bochum, Hunscheidtstraße 1, 4630 Bochum

Professor Dr. M. Reifferscheid, Chirurgische Universitätsklinik der Medizinischen Fakultät an der RWTH Aachen, Goethestraße 27/29, 5100 Aachen

Professor Dr. W. Sandmann, Chirurgische Universitätsklinik A, Moorenstraße 5, 4000 Düsseldorf 1

Professor Dr. K. F. Schlegel, Orthopädische Universitätsklinik und Poliklinik, Gesamthochschule Essen, Hufelandstraße 55, 4300 Essen

Dr. B. Schorn, Chirurgische Klinik des Ferdinand-Sauerbruch-Klinikums, Arrenberger Straße 20–56, 5600 Wuppertal 1

Professor Dr. H.-L. Schreiber, Juristisches Seminar der Georg-August-Universität, Nikolausberger Weg 9 a, 3400 Göttingen

Professor Dr. K. H. Schriefers, Chirurgische Klinik am Städtischen Krankenhaus Kemperhof, Koblenzer Straße 115–155, 5400 Koblenz

Dr. E. Steffen, Richter am Bundesgerichtshof, Kriegsstraße 260, 7500 Karlsruhe

Professor Dr. Dr. h.c. F. Stelzner, Chirurgische Universitätsklinik und Poliklinik, Sigmund-Freud-Straße 25, 5300 Bonn 1

Professor Dr. H.-J. Streicher, Chirurgische Klinik des Ferdinand-Sauerbruch-Klinikums, Arrenberger Straße 20–56, 5600 Wuppertal 1

Professor Dr. Dr. h.c. W. Wachsmuth, Nikolausstraße 20, 8700 Würzburg

Einleitung

G. Carstensen

Die Chirurgie ist eine Wissenschaft, ihre Ausübung ein Handwerk; sie verlangt eine Übereinstimmung logischer, handwerklicher und intuitiver Vorgänge, wobei der Kopf die Hand leitet. Wissenschaft ist nicht nur der jeweilige Stand unserer Erkenntnisse, sondern auch unserer Irrtümer – allerdings mit der Einschränkung, daß der Irrtum von heute der Fortschritt von morgen sein kann und unsere Fähigkeiten, Entwicklungen vorauszusehen, nicht überschätzt werden sollten.

Eine Wissenschaft hütet als wertvollstes Gut, was sich nach Bewährung durchgesetzt und als Bestand erwiesen hat. Diesem Ziel dienen unsere Tagungen, die auch Auskunft über neue Entwicklungen oder sich abzeichnende Ergebnisse zu erteilen haben. Außerdem verlangt die wissenschaftliche „Halbwertszeit" des Arztes nach ständiger Erneuerung und Ergänzung des Wissens.

Chirurgischer Fortschritt gründet sich nicht zuletzt auf die Erkennung und Vermeidung intra- und postoperativer Komplikationen, deren Erörterung auf unseren Kongressen und im Schrifttum meist zu kurz gerät, weil verständlicherweise lieber vom Erfolg geredet wird. Jedoch, das Kriterium und Gütezeichen chirurgischer Arbeit ist die Sicherheit des Eingriffs, und zwar in der Indikation wie in der operativen Durchführung. Diesem Buch und seiner Sammlung sei daher ein Wort von Rudolf Nissen vorangestellt:

„Es tut allen, den Jungen wie den Alten, gut, immer wieder daran erinnert zu werden, daß Unvollkommenheit der Leistung unser tägliches Schicksal und daß ihre klare Erkenntnis der beste Weg ist, sie zu vermeiden."

Um Mißverständnissen von vornherein zu begegnen: Eine Komplikation, die in der Natur des Krankheitsgeschehens begründet ist, hat nichts mit einem vorwerfbaren Behandlungsfehler zu tun. Fehlerhaft kann unter bestimmten Voraussetzungen die Nichterkennung, Fehldeutung oder Fehlbehandlung sein. Komplikationen und Fehler sind danach zu unterscheiden und einzuordnen, ob sie vorhersehbar oder vermeidbar sind und ob sie der Begrenztheit unseres Wissens sowie unserer menschlichen Irrtumsgefährdung unterliegen. An Gutachter innerhalb und außerhalb der Chirurgie ist gleichzeitig die Frage zu richten, ob ihnen selbst schon einmal ein ähnliches Mißlingen unterlaufen ist wie das, über das sie zu urteilen haben.

Die Chirurgie ist von Natur aus eine gefahrengeneigte und damit seelisch belastende Tätigkeit. Der Chirurg, der in Hoffnungen und Enttäuschungen gereift ist, ist mehr als jeder andere Arzt ein unmittelbares Werkzeug der Behandlung und wird in zunehmendem Maße empfindlich gegen Fehlschläge. Jeder Mißerfolg wird für uns selber zu einem Vorwurf gegen die Weisheit unserer Entschlüsse (Nissen).

Die natürliche Eigenart jeder wissenschaftlich geprägten Forschung besteht darin, in ständig strebendem Bemühen heute in Frage zu stellen, was gestern noch als letzte Wahrheit und Vollendung erschien. Nur oberflächlichen Betrachtern bleibt es vorbehalten, diesen natürlichen Vorgang als Krise in der Medizin fehlzudeuten, der als chronischer Zustand nichts weniger darstellt als das anhaltende Bemühen um Fortschritt. Gewährleistet sein müssen selbstverständlich die Zuverlässigkeit und Redlichkeit wissenschaftlicher Mitteilungen und Berichte.

Intra- und postoperative Komplikationen können gelegentlich einmal darauf zurückzuführen sein, daß ein Chirurg günstigen Literaturberichten vertraut und ihnen in gutem Glauben folgt. Um nur ein Beispiel als Pars pro toto zu erwähnen, seien voreilige Berichte über Gefäßersatz genannt, die uns seit Jahren begleiten. Ob die jetzt verkündete laparoskopische Appendektomie hält, was sich ihre Verkünder davon versprechen, wird die Zukunft erweisen. Die Verantwortung, die ein Arzt mit der Verbreitung von wissenschaftlichen Gedanken, Beobachtungen, Resultaten und Ratschlägen übernimmt, kann nicht hoch genug veranschlagt werden. Als Quelle von Fehlergebnissen müßte sie auszuschalten sein, wenn sich alle Beteiligten zur Beachtung und Einhaltung von Publikationsregeln bereitfinden.

Den rechten Weg hat uns bereits Theodor Billroth gewiesen. Die Jahresberichte über seine praktische chirurgische Tätigkeit bedeuten insofern einen Markstein in der chirurgischen Publizistik, als er mit schonungsloser Kritik und bis dahin unbekannter Offenheit die Erfahrungen seiner Züricher und Wiener Klinik vor der medizinischen Öffentlichkeit ausbreitete. Er ist wahrscheinlich der erste Chirurg gewesen, der auch seine Mißerfolge ausführlich dargelegt hat. Diese Haltung hat ihre prägende Wirkung auf alle folgenden Generationen von Chirurgen nicht verfehlt, nämlich sich an seinem Vorbild messen zu lassen. Die Resonanz seiner späteren Werke, deren bedeutungsvollstes die moderne Bauchchirurgie begründet, ist eben deswegen so groß gewesen, weil die Chirurgen der ganzen Welt Zutrauen zur Ehrlichkeit seiner Mitteilungen und Sachlichkeit seiner Berichte haben durften.

Natürlich sind von diesen kritischen Erwägungen Fragen der Priorität wissenschaftlicher und technischer Ideen nicht betroffen. Auch soll die Sammlung von zunächst geringfügig erscheinenden Befunden oder Einzelbeobachtungen nicht in Frage gestellt werden, die manchmal einen nicht vorhersehbaren Wert haben können. Die Leistungen der „kleinen Arbeiter im Weinberg", wie sie Rudolf Nissen einmal genannt hat, sind deswegen wichtig, weil sie das Fundament abgeben können, aus dem eines Tages ein Genius ein Gesetz oder Prinzip herauszuarbeiten vermag.

Wegen der ggf. nicht absehbaren Folgen bedürfen gerade chirurgische Veröffentlichungen eines strengen Wertmaßstabes, der bei der eigenen Person zu beginnen hat, wenn etwa der Autor an der Unfehlbarkeitsbesessenheit leidet oder am Cassius-Clay-Komplex („Ich bin der Größte") erkrankt sein sollte. Immerhin braucht die Prognose nicht hoffnungslos zu sein; denn kritische Selbstbescheidenheit garantiert sofortige Heilung.

Einige Empfehlungen für einen Autorenkodex der Chirurgen:

1. Vorgefaßte Meinungen lähmen die Urteilskraft.
2. Ist der Ausgangspunkt einer Untersuchung unsicher, muß die Schlußfolgerung zweifelhaft bleiben.
3. Den klinischen Blick allein gibt es nicht.
4. Prüfe vor Deiner geplanten Veröffentlichung, ob sie den Wissensstand vermehrt!
5. Breite die Früchte Deiner Arbeit aus, wenn sie reif sind!

6. Genüge den gebotenen Anforderungen an Dokumentation oder Reproduktion!
7. Hüte Dich vor einer zu günstigen Darstellung, auch wenn die Versuchung groß ist!
8. Gehe bei Deiner Mitteilung vorläufiger Ergebnisse zugleich die moralische Verpflichtung ein, bis spätestens in 5 Jahren nochmals über das gleiche Thema einen lückenlosen Abschlußbericht vorzulegen!
9. Halte Dich bei Deinem Werk an das Wort von Cato dem Älteren: Rem tene, verba sequentur! (Beherrsche die Sache, dann folgen die Worte!)

Operative Komplikationen sind allen Chirurgen aus der täglichen Arbeit bekannt. Eine Tagung unter diesem Leitthema auszurichten, könnte sich also erübrigen. Ob diese Schlußfolgerung zutrifft, muß einem abschließenden Urteil überlassen bleiben. Nur hoffe ich doch zuversichtlich, daß ein Chirurg zumindest nicht alle Komplikationen, die hier zusammengetragen sind, bereits aus eigener Erfahrung kennt.

Der Genius loci erlaubt es, mit Ferdinand Sauerbruch zu schließen. Er erlitt nämlich eine Komplikation auf seinem Weg zum Chirurgen, indem er in Köln das Graecum als Voraussetzung für das Medizinstudium nicht bestand. Erfolgreich holte er dieses Examen im Herbst 1896 in Mülheim a.d. Ruhr nach und schaffte somit die Komplikation aus der Welt. Ich hoffe, daß der Leser dieser Lektüre von mir nicht dasselbe sagt, was Ferdinand Sauerbruch einmal zu dem Vortrag eines Kollegen vor der Berliner Chirurgen-Gesellschaft in der Diskussion bemerkte: „Er hat nicht viel gebracht, aber das, was er gebracht hat, kannten wir alle schon".

Schilddrüse

V. Bay und U. Engel

Ernste Komplikationen bei und nach Schilddrüsenoperationen sind bei klar umrissener Operationsindikation, sorgfältiger Vorbereitung, standardisierter Operationstechnik und sicheren Anästhesieverfahren insgesamt selten geworden, so daß etwa 95% der Schilddrüsenoperierten einen komplikationsfreien intra- und postoperativen Verlauf aufweisen. Eine Komplikationsrate von ca. 5% bedarf aber einer sorgfältigen Betrachtung.

Die schwerwiegendste Komplikation – die Letalität – ist extrem selten geworden und liegt in den meisten Statistiken der letzten Jahre bei 0–0,2% [3, 4, 5, 20]. Wir haben bei 3800 Schilddrüsenoperationen der letzten 11 Jahre 2 Patienten verloren (0,05%), in den letzten 5 Jahren keinen. Die Todesursachen waren eine Lungenembolie und eine therapierefraktäre Herzinsuffizienz und doppelseitige Pneumonie bei einer 80jährigen Patientin mit Struma permagna und Hyperthyreose.

Intraoperative Komplikationen

Die intraoperativen Komplikationen beschränken sich im wesentlichen auf Blutung und Schädigung von N. recurrens und Epithelkörperchen.

Intraoperative Blutungen

Sie entstehen am häufigsten aus der A. thyreoidea superior, und zwar, wenn bei forcierter Entwicklung eines weit hinaufreichenden oberen Pols Stamm oder häufiger ein Nebenast ein- oder abreißen. Sorgfältige Präparation der oberen Polarterie, die immer aus einem vorderen und hinteren Anteil mit einem oder mehreren Nebenästen besteht sowie doppelte Ligatur des zentralen Anteils verhindern diese Komplikation zuverlässig. Ist es zur Blutung gekommen, sollte man auf keinen Fall versuchen, mit einer Klemme blind zufassend oder mit grober Umstechung die Blutung zu stillen. Die Region wird tamponiert. Nach Entwicklung des unteren Pols und nach Versorgung der A. thyreoidea inferior wird der obere Pol erneut eingestellt. Nun läßt sich die blutende Arterie erstaunlich leicht versorgen. Dabei ist auf abgerissene Nebenäste zu achten, die nach kurzzeitiger Blutung durch Retraktion in die Muskulatur vorübergehend nicht mehr bluten, postoperativ aber zu Frühhämatomen führen.

Bei Ligatur der A. thyreoidea inferior, die wir zur Reduzierung der Blutung grundsätzlich anstreben, kommt es selten zur Gefäßverletzung. Bei sklerotischen Gefäßen ist die Ligatur vorsichtig vorzunehmen. Dagegen kann es bei brüsker Entwicklung retrosternaler Anteile neben Venenabrissen auch zur Verletzung der A. thyreoidea inferior kommen. Man sollte daher die Luxation dieser Schilddrüsenanteile mit dem Finger unterlassen, obwohl es ein schnelles, elegant wirkendes Verfahren ist. Das vorsichtige Hochziehen retrosternaler Anteile mit Kocherklemme oder Fadenzügeln unter ständigem stumpfem Abschieben des anhängenden lockeren Gewebes ist viel schonender und verhindert zuverlässig nicht nur Arterien- und Venenverletzung, sondern v. a. auch die Rekurrensläsion. Ist es aber zur Inferiorverletzung gekommen, sollte das Gefäß digital so lange komprimiert werden, bis die Versorgung entweder am de Quervain-Punkt (Abb. 1) direkt an der Unterkreuzung mit der A. carotis communis oder nach dem Vorschlag von Fuchsig u. Keminger hinter der Karotis möglich ist. Bei Rezidivstrumen kann es zu erheblicher Blutung aus der V. jugularis interna kommen, wenn die Vene fest mit der schwartig veränderten Strumakapsel verbacken ist. Nach digitaler Kompression und Freipräparation der V. jugularis in der richtigen Schicht gelingt die Gefäßnaht meist leicht. Die Unterbindung der Jugularis ober- und unterhalb der Verletzung sollte eine seltene Ausnahme bleiben. Dabei ist dann der Vagusstamm zu berücksichtigen. Schwere Blutungen können bei der zervikalen Entwicklung einer echten intrathorakalen Struma auftreten, wenn diese irrtümlicherweise als retrosternale Struma angesehen wurde. Die echte intrathorakale Struma bezieht bekanntlich ihre Gefäße direkt aus der Aorta, A. subclavia, A. mammaria interna oder Interkostalarterien, die Entsorgung erfolgt meistens über die V. brachiocephalica. Vom zervikalen Zugang aus gelingt die Blutstillung nicht, man muß nach Tamponade der Blutung das vordere Mediastinum durch obere Teilsternotomie freilegen. Wir waren dazu 2mal gezwungen und konnten dann ohne Schwierigkeiten Gefäße aus der A. subclavia bzw. direkt aus der Aorta versorgen. Schon bei Verdacht auf eine echte intrathorakale Struma (die immer im vorderen Mediastinum liegt), sollte man eine selektive Angiographie vornehmen. Die unangenehmen Parenchymblutungen bei mit Thyreostatika vorbe-

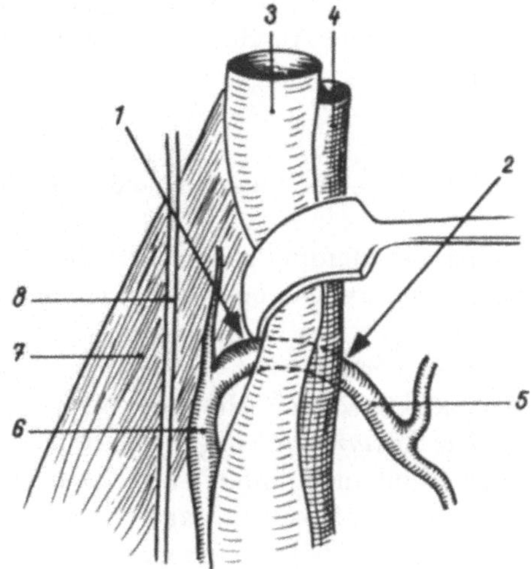

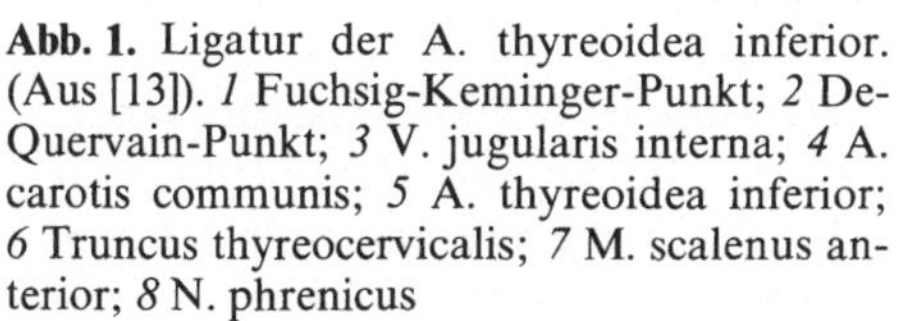

Abb. 1. Ligatur der A. thyreoidea inferior. (Aus [13]). *1* Fuchsig-Keminger-Punkt; *2* De-Quervain-Punkt; *3* V. jugularis interna; *4* A. carotis communis; *5* A. thyreoidea inferior; *6* Truncus thyreocervicalis; *7* M. scalenus anterior; *8* N. phrenicus

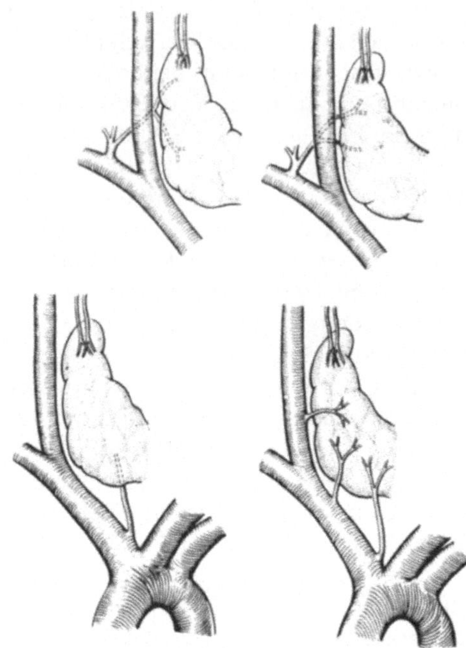

Abb. 2. Anatomische Varianten der A. thyreoidea inferior und der A. ima. (Aus [3])

handelten Hyperthyreosen sind allgemein bekannt. Nach Unterbindung der oberen und unteren Schilddrüsenarterien ist die Blutung immer zu beherrschen. Dies gilt auch für Blutungen aus dem Parenchymrest nach intrakapsulärer Ausräumung von Rezidiven. Parenchymblutungen im Kapselbett können gut mit Hämostyptikum-Vlies gestillt werden. Blutet es weiter, darf man sicher sein, daß die Arterien, meistens die A. thyreoidea inferior, nicht im Stamm ligiert sind oder eine Gefäßvariante vorliegt. Die Revision läßt häufig eine zusätzliche Arterie finden, z. B. eine zweite A. thyreoidea inferior oder in 6–10% eine A. thyreoidea ima [10] (Abb. 2). Bei der Operation maligner Strumen, die die Kapsel durchbrochen haben, kann es zu schweren Blutungen aus Karotis und Jugularis interna kommen. Durch präliminare Freilegung und Anschlingung dieser Gefäße kann man dieser Gefahr wirksam begegnen.

Verletzung von N. recurrens und Epithelkörperchen

Neben der Blutung zählen Schädigungen von Organen und Gebilden, die in der Schilddrüsenumgebung liegen zu den häufigsten Komplikationen. Dies betrifft v. a. Verletzungen des N. laryngeus inferior recurrens und der Epithelkörperchen. Die seltenen Verletzungen von Trachea, Ösophagus, Pleura, Ductus thoracicus und N. sympathicus sollen nicht näher besprochen werden.

Die *Rekurrensschädigung* ist trotz großer Erfahrung und standardisierter Operationstechnik nicht immer zu vermeiden. Bei Erstoperationen gutartiger Strumen beträgt die Häufigkeit passagerer Lähmungen 4,5–9,5%, die permanenter 2,3–4,3% [13]. Bei Thyreoidektomie wegen Struma maligna 7–10%, wobei 2–3% präoperativ bereits vorhanden sind. Rezidiveingriffe sind mit einer relativ hohen Frequenz von Rekurrensläsionen, 10–20%, belastet [2]. Die intrakapsuläre Exkochleation der Rezidivstrumen ist hinsichtlich der Beseitigung von Einengung und Verdrängung der Trachea nicht immer voll zufriedenstellend, vermag aber die Häufigkeit der permanenten Rekurrensschädigung auf 4–6% zu senken [20].

Die Gefahren für den N. recurrens sind bei den einzelnen Operationsmethoden unterschiedlich. Bei der Enukleation bzw. Enukleationsresektion entsteht kaum eine Rekurrensschädigung, dagegen ist bei der subtotalen Resektion, Lobektomie und Thyreoidektomie besondere Vorsicht geboten. Der Nerv wird selten durchtrennt,

Tabelle 1. Häufigkeit der Rekurrensparese bei den verschiedenen Darstellungsmethoden. (Nach [22])

Methode der Rekurrensdarstellung	n	Rekurrensparesen (in %)	
		passager	definitiv
nicht aufgesucht	2 328	5,0	3,3
Aufgesucht und durch Palpation markiert	19 798	2,7	1,6
Im gesamten Verlauf freipräpariert	2 375	1,5	0,4

mit Klemme oder Naht gefaßt. Die Schädigung erfolgt vielmehr auf indirektem Weg durch Dehnung, Zerrung oder Verwendung von Diathermie zur Blutstillung am Schilddrüsenrest, besonders häufig aber bei der Luxation retrosternaler und retroviszeraler Anteile. Bei hyperthyreoten Strumen ist die Rekurrensgefährdung höher als bei euthyreoten Strumen. Dies muß mit der erhöhten Brüchigkeit und Blutungsneigung, aber auch mit dem Bestreben, besonders ausgedehnt zu resezieren, erklärt werden.

Die lange Zeit strittige Frage, ob die Freipräparation des N. recurrens seltener zu Schädigungen führt als die Nichtbeachtung des Nerven ist durch Tschantz [22] beantwortet. Er hat die Ergebnisse von 3 Autorengruppen analysiert und einander gegenübergestellt (Tabelle 1). Verglichen werden Nichtaufsuchen des Rekurrens, Aufsuchen und Markierung durch Palpation sowie Darstellung des N. recurrens im gesamten Verlauf. Die Resultate zeigen, daß durch vollständige Freipräparation eine Parese vermieden wird oder in ganz geringem Prozentsatz auftritt (0,4%). Über ähnliche Ergebnisse berichten Proye et al. [17] mit 0,7% permanenter Rekurrensparesen nach konsequenter Freilegung, die er grundsätzlich empfiehlt. Tschantz [22] hat bei 100 konsekutiven Fällen nach sorgfältiger Freipräparation keine Rekurrensparese festgestellt. Der N. recurrens ist relativ leicht in dem Dreieck zu finden, das lateral von der A. carotis, medial durch die Trachea und nach oben durch die A. thyreoidea inferior gebildet wird (Abb. 3). Im lockeren Gewebe zieht er von unten außen nach oben innen und muß meist etwas seitlicher gesucht werden, als man nach den klassischen, aber irreführenden Beschreibungen annimmt [20] (Abb. 4a–d). Der Nerv kann nun, wenn er gesichtet ist, in seinem weiteren Verlauf getastet oder freipräpariert werden. Wir suchen den N. recurrens immer in dem bezeichne-

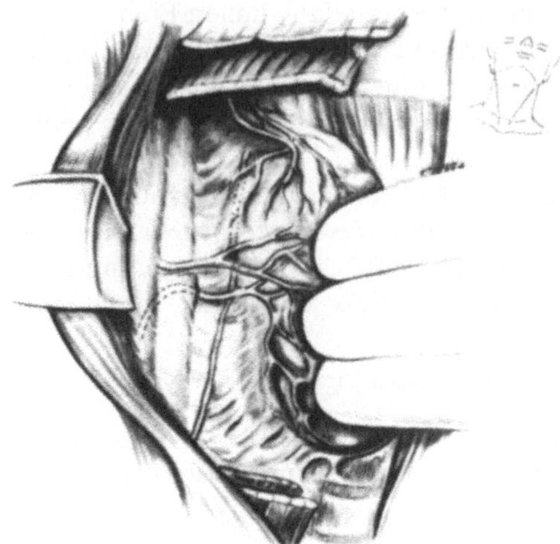

Abb. 3. Verlauf des N. recurrens zwischen Trachea, A. carotis communis und A. thyreoidea inferior. (Aus [6])

ten Dreieck auf und begnügen uns dann mit der Verlaufspalpàtion. Der Rekurrens ist als ca. 2 mm dicker, derber Strang entlang der Trachea gut zu tasten und zu verfolgen. Obwohl bei einfachen Enukleationen die Darstellung des Nerven von untergeordneter Bedeutung ist, sollte gerade bei diesen Operationen die Technik geübt werden, um sie für schwierige und dringend notwendige Rekurrensdarstellungen (z. B. Thyreoidektomie) zu beherrschen. Ein besonderer Gefahrenpunkt (Abb. 5) besteht an der hinteren Kante des oberen Pols, wo die Gefäße hart an der Schilddrüse unterbunden werden müssen und die Präparation nicht zu weit in die Tiefe geführt werden darf. Auch bei der Kapselnaht ist hier besondere Vorsicht geboten. Der Bereich des Gruber-Bandes (auch Lig. Berry genannt) (Abb. 6) ist bei der Thyreoidektomie besonders zu beachten, weil der N. recurrens dieses meistens durchdringt (Abb. 7). Bei der standardisierten Präparation und Ligatur der A. thyreoidea inferior am de Quervain-Punkt besteht für den N. recurrens keine Gefahr. Auf das seltene Vorkommen (0,3%) eines rechtsseitigen, nicht rekurrenten N. laryngeus inferior soll hingewiesen werden. Er zieht direkt vom Vagus in Höhe der A. thyreoidea inferior zur Trachea (Abb. 8), kann aber auch schon in Höhe des Schildknorpels abzweigen.

Bei Rezidivoperationen begegnet man nach Huber [13] der doppelseitigen Rekurrenslähmung am besten dadurch, daß man bei bestehender einseitiger Parese einen Eingriff am gegenseitigen Lappen nur bei absoluter Notwendigkeit ausführt und eine doppelseitige Resektion in einem Akt nur dann vornimmt, wenn man sich durch Rekurrensdarstellung oder nach Resektion der ersten Seite durch Extubation und Prüfung der Stimmbandfunktion davon überzeugt hat, daß der Rekurrens intakt geblieben ist. Dies kann allerdings nicht immer mit absoluter Sicherheit festgestellt werden. Wir untersuchen grundsätzlich nach jeder doppelseitigen Resektion sofort nach Extubation die Stimmbandbeweglichkeit. Besteht der Verdacht einer doppelseitigen Rekurrensparese, ist die Tracheotomie zu diesem frühen Zeitpunkt besser, als erst nach Stunden oder Tagen, u. U. in einer Notsitutation.

Von unmittelbar postoperativ festgestellten Rekurrensparesen bilden sich innerhalb von 3–6 Monaten etwa ⅓ vollkommen zurück, ein weiteres Drittel wird durch

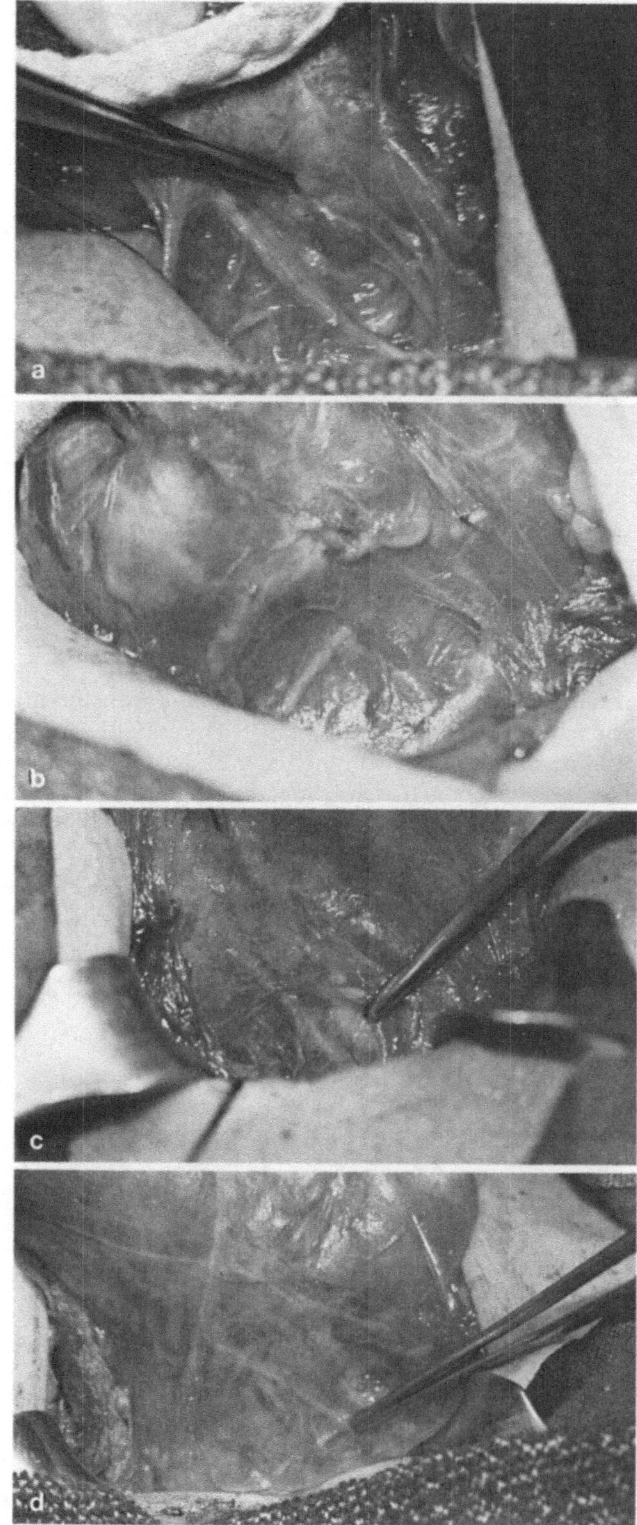

Abb. 4a–d. Darstellung des N. recurrens. **a** N. recurrens und unteres Epithelkörperchen rechts (*Markierung durch Pinzette*); **b** N. recurrens und kraniales Epithelkörperchen links; **c** N. recurrens rechts; **d** N. recurrens links (*Markierung durch Pinzette*)

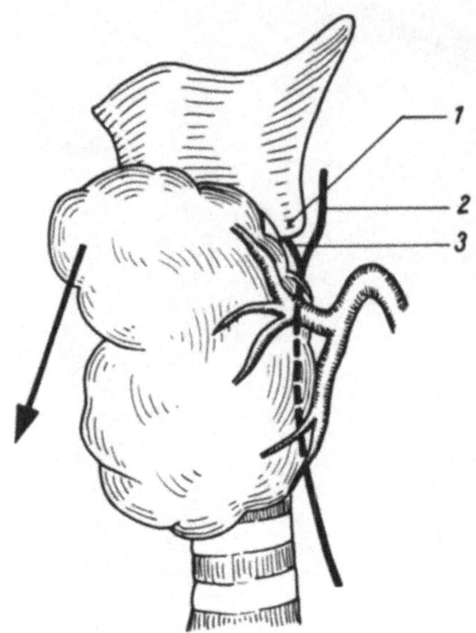

Abb. 5. Gefährdung des N. laryngeus recurrens bei Präparation des oberen Strumapols. *1* unteres Schilddrüsenknorpelhorn; *2* Ramus anterior des N. laryngeus recurrens; *3* Ramus posterior des N. laryngeus recurrens. (Aus [13])

das andere Stimmband kompensiert, so daß keine merkliche Störung beim Sprechen resultiert. Ein Drittel behält dauernd Beschwerden, die nicht bagatellisiert werden dürfen. Bei allen nach 3–6 Monaten noch vorhanden Stimmbandlähmungen ist eine phoniatrisch-logopädische Behandlung notwendig. Rekurrensparesen sowie andersartige Stimmstörungen als Folge der Intubation sind in letzter Zeit häufiger beschrieben worden [7, 9, 11, 14].

Bei der Präparation eines weit nach oben reichenden oberen Pols kann es zur Läsion des N. laryngeus superior kommen, dessen Ramus internus sensibel ist (Abb. 9) und sich mit dem N. laryngeus recurrens in Form der Galen-Anastomose

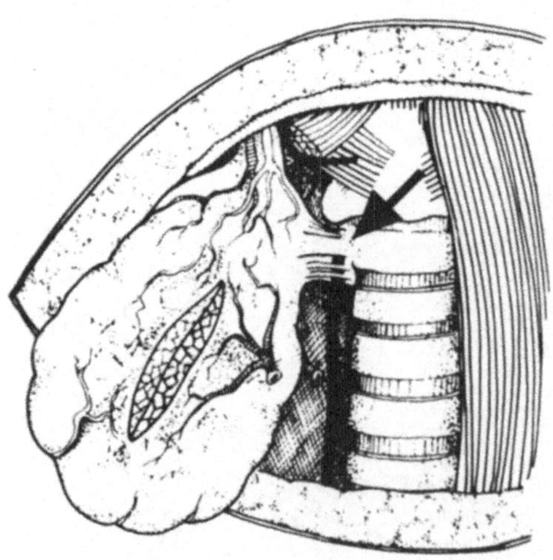

Abb. 6. Der N. laryngeus recurrens durchzieht das Gruber-Band (Lig. Berry; *Pfeil*)

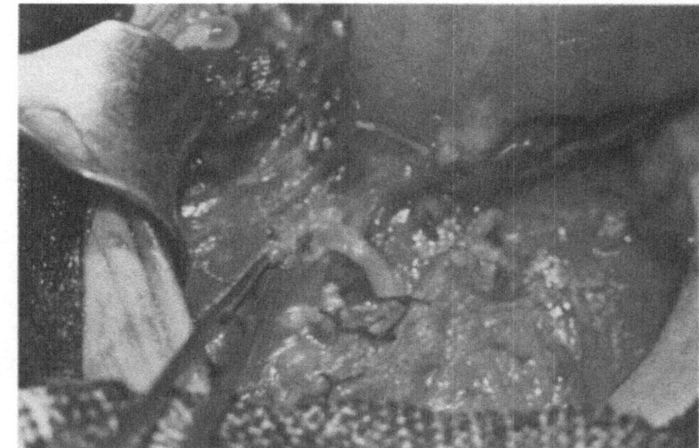

Abb. 7. Der vordere Teil des Gruber-Bandes ist durchtrennt (*Markierung durch Pinzette*), der N. recurrens liegt frei, die Schilddrüse hängt noch am hinteren Teil des Gruber-Bandes

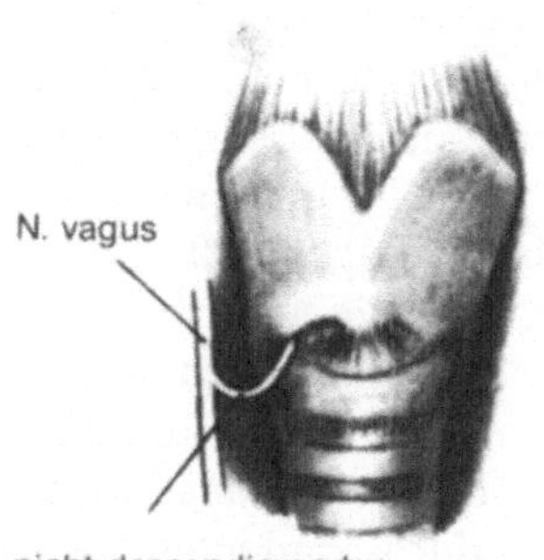

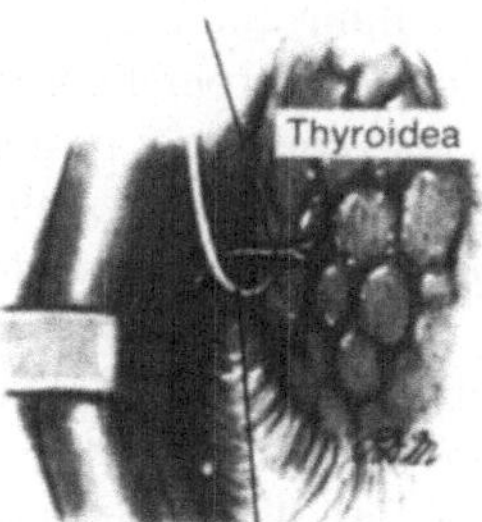

Abb. 8a, b. Nicht rekurrenter N. larnygeus inferior (**a**) teilweise deszendierender N. laryngeus inferior (**b**) (Aus [20])

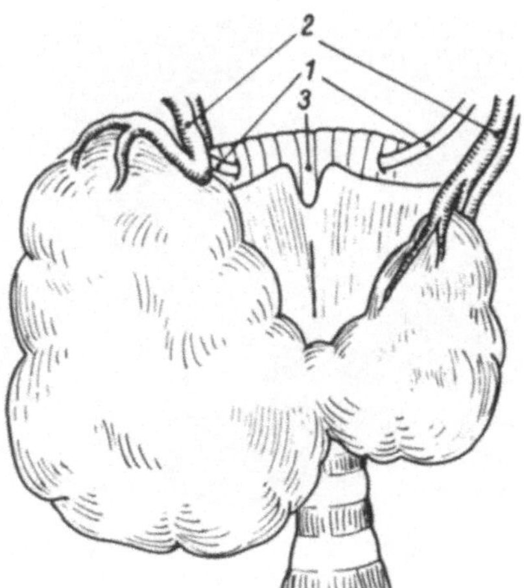

Abb. 9. Gefährdung des Ramus internus des N. laryngeus superior bei hochhinaufreichendem oberen Pol. *1* N. laryngeus superior, Ramus internus; *2* A. und V. thyreoidea superior; *3* Membrana thyreoidea (Aus [13])

verbinden kann. Die Schädigung dieses Asts führt zu Sensibilitätsstörungen im Larynxbereich und kann, wie auch die Läsion des motorischen Ramus externus des N. laryngeus superior, zu Schluckstörungen v.a. beim Trinken Anlaß geben. Bei gleichzeitiger Schädigung beider Nerven (N. laryngeus superior und N. laryngeus inferior) entsteht durch Intermediärstellung des Stimmbandes eine schwere Stimmstörung.

Epithelkörperchenschädigung

Eine permanente Tetanie ist nach Erstoperationen in weniger als 0,5%, nach Rezidiveingriffen in etwa 2% zu erwarten [2]. Operationen wegen Hyperthyreose und Karzinom führen häufiger zu einem Hypoparathyreoidismus als alle anderen Schilddrüsenoperationen. Die Ursachen der allerdings meist passageren Tetanie liegen bei der Überfunktion nicht in Schädigung der Epithelkörperchen, sondern v.a. in der Suppression der Epithelkörperchen durch die oft vorhandene Hyperkalzämie und die beschleunigte postoperative Skelettrekalzifizierung. Die genaue anatomische Kenntnis der Epithelkörperchenlokalisation und deren Gefäßversorgung, ihre Darstellung und Schonung bei doppelseitiger Resektion und Thyreoidektomie kann die Epithelkörperchenschädigung weitgehend verhindern: Die oberen Epithelkörperchen sind meist posterolateral an den oberen ⅔ der Schilddrüse, dieser eng anliegend, zu finden (Abb. 10a, b). Die unteren Epithelkörperchen findet man am häufigsten in der Nähe der Einmündung der Hauptäste der A. thyreoidea inferior in die Schilddrüse, von der sie, wie die oberen, ihre Gefäßversorgung beziehen (Abb. 11a, b). Gelegentlich findet man sie weit von der Schilddrüse entfernt, nicht selten im vorderen Mediastinum, z.B. im Thymus. Durch ihre braune oder gelbrote Farbe und durch ihre längliche Form kann man sie bei einiger Erfahrung gut von Lymphknoten und kleinen Schilddrüsenadenomen unterscheiden. Wenn man auf jeder Seite ein Epithelkörperchen mit seiner Blutversorgung schont, ist die permanente Tetanie zuverlässig zu verhindern, wie ja auch bei einseitigen Operationen nie eine Gefahr besteht. Die Möglichkeit, aus Versehen entfernte Epithelkörperchen

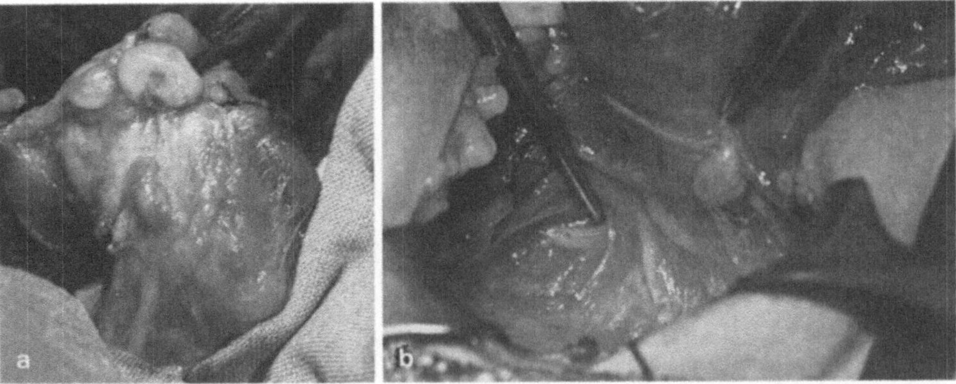

Abb. 10a, b. Obere Epithelkörperchen; **a** rechts, an braunroter Farbe und länglicher Form erkennbar; **b** links (*durch Pinzette markiert*). Die zweite Pinzette weist auf den N. recurrens

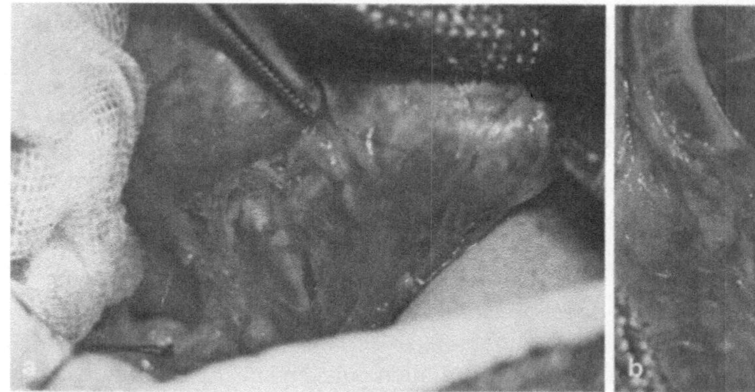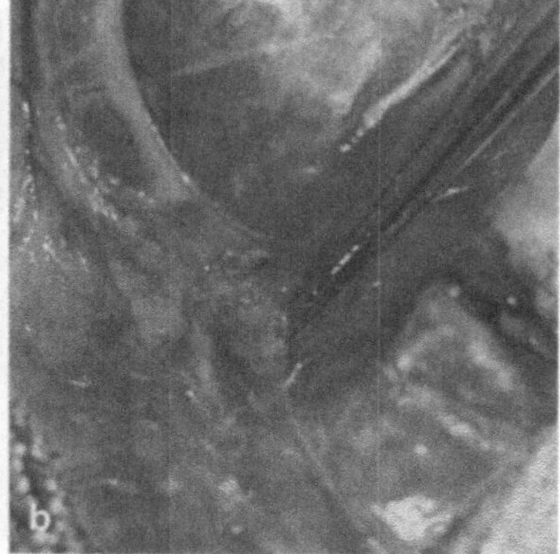

Abb. 11a, b. Untere Epithelkörperchen; **a** rechts (*durch Pinzette markiert*). Man sieht deutlich das ernährende Gefäß aus der A. thyreoidea inferior; **b** rechts (*durch Pinzette markiert*)

u. U. mit gutem Erfolg in den M. sternocleidomastoideus oder die Muskulatur des Unterarms zu replantieren, sollte nicht dazu führen, die Beachtung der Epithelkörperchen als weniger wichtig anzusehen: Ein am Ort gebliebenes, gut durchblutetes Epithelkörperchen ist in jedem Fall besser als ein transplantiertes.

Die Zeichen der *manifesten Tetanie* mit den zirkumoralen und an den Akren beginnenden Parästhesien, den nachfolgenden Mund- und Extremitätenkrämpfen sind allgemein bekannt. Dagegen werden die Zeichen der *latenten Tetanie* leicht verkannt und manchmal mit einer postoperativen Hypothyreose verwechselt.

Zeichen der latenten Tetanie

- Parästhesien
- Müdigkeit
- Angst
- Arbeitsunlust
- Depression
- Herzklopfen
- Pektanginöse Beschwerden
- Leibkrämpfe
- Erbrechen

Trophische Störungen mit
- Haarausfall
- Rissiger, schuppender Haut
- Brüchigen Nägeln
- Kataraktbildung

Mehrmalige postoperative Kalziumkontrollen können die Ursachen dieser Zustände aufdecken. Durch Gabe von Kalzium, in schweren Fällen auch Dihydrotachysterin (AT 10) oder Vitamin D werden die Beschwerden beseitigt. Das Wichtigste ist, daran zu denken.

Postoperative Komplikationen

Zu den postoperativ zu erwartenden Komplikationen gehören neben der schon genannten Tetanie Behinderung der Atmung, Nachblutung, Wundheilungsstörungen, hyperthyreote Krise und letztlich die postoperative Hypothyreose.

Eine *Atembehinderung mit Stridor* in den ersten 24 h postoperativ wird durch Larynx- und Stimmbandschwellung nach Intubation, doppelseitiger Rekurrensparese oder, selten, durch eine Tracheomalazie verursacht. Ein Ödem der oberen Luftwege und der Stimmbänder findet man häufiger bei Hypothyreosen, besonders bei chronischer Thyreoiditis sowie bei Hyperthyreosen nach Langzeitbehandlung mit Thyreostatika. Diese Schwellungen sind oft schon in mäßiger Form präoperativ bei der Intubation festzustellen. Als erste Maßnahme sind die diagnostische Laryngoskopie und bei schwerer Atemstörung die Reintubation notwendig. Bei ödematösen Zuständen werden Kalzium, Kortison i.v. sowie abschwellende Medikamente verabreicht. Die Tracheotomie ist dabei meist nicht notwendig, dagegen bei doppelseitiger Rekurrenslähmung und Tracheomalazie spätestens nach 24 h. Die sonst vorteilhafte Langzeitintubation ist bei diesen Fällen ungeeignet. Spätlähmungen des N. recurrens durch Hämatomdruck oder entzündliche Vorgänge sind selten, in der Regel einseitig und machen keine Atembehinderung.

Atemstörung mit Dyspnoe finden wir bei Atelektasen, Pneumothorax nach Pleuraverletzung oder geplatzten Emphysemblasen. Als erste Maßnahme sollte die Ursache durch eine Röntgenaufnahme des Thorax geklärt und die entsprechende Therapie eingeleitet werden (Monaldi-Drainage).

Atemnot kurz nach der Operation oder nach einigen Stunden freier Atmung, gemeinsam mit zunehmender Anschwellung des Halses, ist durch eine Nachblutung bedingt. Nicht immer entleert sich dabei Blut aus den Drainagen, weil diese durch Koagula verstopft sein können. Als Ursache findet man entweder eine arterielle Blutung durch Abrutschen einer Ligatur, besonders im Bereich der oberen Polgefäße, links häufiger als rechts, oder eine profuse venöse Blutung aus unscheinbaren Gefäßen. Die Nachblutung kann innerhalb kurzer Zeit zu einer Kompression der Trachea und damit zu lebensbedrohlicher Atemnot führen. Sie kann aber auch ein langsam zunehmendes, tiefes Hämatom mit erheblichem Halsdruck, aber ohne Stridor erzeugen. In jedem Fall muß unverzüglich die Intubation und operative Revision vorgenommen werden. Nach Ausräumen des Hämatoms ist eine sorgfältige Inspektion der Polgefäße und der Kapselnähte sowie eine gezielte Blutstillung notwendig. Bei diffuser Blutung werden das Operationsgebiet mit heißen Kochsalzkompressen komprimiert und erneut Redon-Drainagen eingelegt. Anschließend sind Gerinnungsuntersuchungen und Substitution fehlender Faktoren notwendig. Hämatome, die innerhalb von 2–3 Tagen entstehen, sollten, falls sie zu einer deutlichen Halsschwellung führen, ebenfalls operativ ausgeräumt werden. Die Wundheilung ist anschließend meist völlig unkompliziert und kaum verzögert. Dagegen führen Hämatome, die man auf sich beruhen läßt, in der Regel zu wiederholten Punktionen und verzögerter Wundheilung.

Wundheilungsstörungen, die durch Nahtmaterial bedingt sind (früher in 3–5% festgestellt), sehen wir seit Verwendung dünner synthetischer, resorbierbarer Fäden (Vicryl 000) praktisch nicht mehr.

Die hyperthyreote Krise ist eine seltene, aber immer akut lebensbedrohliche Komplikation einer Hyperthyreose. Seit der präoperativen Vorbereitung mit Thyreostatika, Jod und Betarezeptorenblockern ist sie seltener geworden, früher etwa 10%, jetzt 0,5–1%. Die Ursache ist nach wie vor unbekannt. Obwohl zahlreiche Hinweise für eine Schilddrüsenhormonüberflutung sprechen, besteht keine Beziehung zu der Gesamtkonzentration der Schilddrüsenhormone und ihrer freien Anteile im Blut [5]. In jüngster Zeit mehren sich Hinweise, daß beim Zustandekommen einer hyperthyreoten Krise die Katecholamine eine wesentliche Rolle spielen, wobei noch nicht geklärt ist, ob die Wirkung ursächlich oder lediglich additiv ist. Sicher ist, daß der lipolytische Effekt der Katecholamine durch Thyroxin gesteigert wird, dadurch werden vermehrter Sauerstoffverbrauch, abnorme Wärmebildung und Myopathie erklärt. Eine Funktionsstörung der Nebennierenrinde, verbunden mit einer Hyperplasie, führt zu einer weiteren Gefährdung der Patienten. Die Plasmakortisolspiegel sind zwar nicht wesentlich erhöht, aber die Kortisolsekretionsrate und -clearance um 200–300% gesteigert, die biologische Halbwertzeit verkürzt [8].

Die *Diagnose* erfolgt in erster Linie aufgrund des klinischen Bildes. Dabei ist es wichtig, bei unklaren, plötzlichen Bewußtseinsstörungen mit Reduktion vitaler Funktionen an eine hyperthyreote Krise zu denken.

Leitsymptome der hyperthyreoten Krise. (Aus [1])

- Hyperthermie (39–41 °C)
- Tachykardie (bis 180 Schläge/min)
- Tachyarrhythmie
- Tachypnoe
- Exsikkose
- Myasthenische Symptome und Adynamie
- Bulbäre Symptomatik
- Verwirrtheit mit unmotiviertem Aufschreien, Konfabulationen
- Wesensveränderungen
- Zunehmende Bewußtseinsstörung bis zum Koma

Bei klassischer Ausprägung der Symptome (Hyperthermie, Tachykardie, Unruhe, Adynamie, Verwirrtheit) ist die Diagnose nicht allzu schwierig, schon aber bei oligosymptomatischen Formen, die z.B. nur Tachykardie oder Adynamie aufweisen. Spezifische Schnelltests stehen nicht zur Verfügung. Die Schilddrüsenhormonbestimmung hat wenig Bedeutung, weil das klinische Bild weder zu den Gesamtthyroxin- noch Trijodthyroninwerten im Serum, noch den freien, nicht eiweißgebundenen Schilddrüsenhormonen in Korrelation steht.

Behandlung. Die entscheidenden Behandlungsmaßnahmen sind Blockade der thyreoidalen Hormonproduktion und -sekretion mit Hilfe von Methimazol, Endojodin, Betarezeptorenblockern und Kortison. Zusätzliche Maßnahmen umfassen Flüssigkeits- und Kalorienzufuhr, Sedierung, Digitalisierung, Antibiotika, künstliche Hibernation und Thromboembolieprophylaxe, weil embolische Komplikationen bei letalem Ausgang eine wesentliche Rolle spielen.

Therapieplan der hyperthyreoten Krise. (Mod. nach [11])

Thyreostatica
- Hormonsyntheseblockade Methimazol 80–240 mg i.v.
- Hormonausschüttungsblockade Endojodin 3–5 Amp.
- Lithiumchlorid (1500 mg i.v. tgl.)

Sympathikolytika
– Betarezeptorenblocker: Propranolol (3mal 40–80 mg per os oder 1 mg/h durch Perfusor)
– Reserpin 4–7 × 1 mg i.m.

Glukokortikoide: Hydrokortison 3mal 100 mg
Außerdem:
– Bilanzierte Flüssigkeits-Elektrolytzufuhr
– Sedierung (lytischer Cocktail)
– Digitalisierung
– Antibiotika
– Künstliche Hibernation (Eiskrawatte, Novalgin)
– Intermittierende O_2-Beatmung
– Thromboembolieprophylaxe

Hypothyreose und Rezidiventstehung sind durch frühzeitige Gabe von Schilddrüsenhormon zu verhindern. In der Regel sind 75–100 µg Thyroxin täglich adäquat, in manchen Fällen jedoch durch T3/T4-Messungen und TSH- und TRH-Test zu kontrollieren und individuell einzustellen. Die Substitutionstherapie bzw. Rezidivprophylaxe ist in den meisten Fällen lebenslang notwendig, oft auch nach Operation wegen Hyperthyreose und autonomen Adenomen. Soll diese Therapie beendet werden, muß die Berechtigung dazu durch einen sog. Auslaßversuch frühestens 2 Jahre postoperativ erwiesen werden: 6 Monate nach Absetzen der Schilddrüsenhormone werden T3/T4-, TSH- und TRH-Werte ermittelt. Nur bei Euthyreose, Beschwerdefreiheit und fehlendem Lokalrezidiv darf die Behandlung beendet werden. Nach Operation einer Rezidivstruma müssen Schilddrüsenhormone auf jeden Fall lebenslang gegeben werden. In Zweifelsfällen soll die Rezidivprophylaxe lieber weitergeführt werden, damit nicht später ein Rezidiv operiert werden muß, das in besonderem Maße zu den soeben besprochenen Komplikationen führt.

Literatur

1. Althoff PH, Neubauer M, Schöffling K (1977) Die hyperthyreoten Krisen – Klinik und Therapie. Notfallmedizin 3:11
2. Bay V (1981) Eingriffe am Hals. In: Kremer K, Kümmerle F, Kunz H, Nissen R (Hrsg) Intra- und postoperative Zwischenfälle, 2. Aufl, Bd I
3. Bay V, Matthaes P (1973) Schilddrüse. In: Baumgartl F, Kremer K, Schreiber HW (Hrsg) Spezielle Chirurgie für die Praxis, Bd I/1. Thieme, Stuttgart, S 523 ff
4. Edis AJ (1979) Prevention and management of complications associated with thyroid and parathyroid surgery. Surg Clin North Am 59:83
5. Emrich D, Freyschmidt P, Bay V (1977) Therapie der Schilddrüsenüberfunktion. Ergebnisse der Arbeitstagung der Sektion Schilddrüse der Deutschen Gesellschaft für Endokrinologie am 2. u. 3. 12. 1976 in Göttingen. Dtsch med Wochenschr 102:1261
6. Esselstyn CB jr (1975) A technique for thyreoidectomy. Surg Clin North Am 55:1031
7. Fuchsig P, Keminger K (1961) Probleme des Strumarezidivs. Chirurg 32:156
8. Gabriel P, Chilla R (1978) Dysphonie nach Strumektomie. Chirurg 49:567
9. Gallagher TF, Hellmann L, Finkelstein J, Yoshida K, Waitzman ED (1972) Hyperthyroidism and cortisol secretion in man. J Clin Endocrinol Metab 34:919
10. Hahn FW jr, Martin JT, Villie JC (1970) Vocal-cord paralysis with endotracheal intubation. Arch Otolaryngol 92:226

11. Hellerer O, Schmidt GP, Aigner R (1978) Die A. thyreoidea ima – eine chirurgisch bedeutsame Variation. Chir Prax 24:413
12. Herrmann J, Krüskemper HL (1974) Therapie der thyreotoxischen Krise. Dtsch Med Wochenschr 99:2466
13. Holley HS, Gildey JE (1971) Vocal-cord paralysis after tracheal intubation. JAMA 215:281
14. Huber P (1967) Eingriffe am Hals. In: Brand G, Kunz H, Nissen R (Hrsg) Intra- und postoperative Zwischenfälle, Bd I. Thieme, Stuttgart, S 395
15. Ladurner D (1981) Komplikationen in der Schilddrüsenchirurgie. Wien Med Wochenschr 131:387
16. Minuck M (1976) Unilateral vocal-cord paralysis following endotracheal intubation. Anaesthesiology 45:448
17. Mountain JC (1971) The recurrent laryngeal nerve in thyroid operations. Surg Gynecol Obstet 133:978
18. Proye C, Patoir A, Trincaretto F, Darras J, Lagache G (1980) Valeur de la dissection systematique du nerf récurrent en chirurgie thyroïdienne 478 thyroïdectomies en 1978. J Chir (Paris) 117:155
19. Riddell V (1970) Thyreoidectomy: Prevention of bilateral recurrent nerve palsy. Br J Surg 57:1
20. Schacht U, Kremer K, Gross M, Versmold VW (1972) Die Häufigkeit der latenten und manifesten Rekurrensparese nach Schilddrüsenoperationen. Zentralbl Chir 97:1578
21. Sedgwick CE (1974) Surgery of the thyroid gland. Saunders, Philadelphia London Toronto
22. Steiner H, Häusler H (1973) Mißerfolge in der Schilddrüsenchirurgie. Zentralbl Chir 98:689
23. Tschantz P (1977) Prévention du risque récurrentiel et parathyroïdien dans le thyroïdectomies. Habilitationsschrift, Universität Genf

Ösophagus

H. Pichlmaier

Ich möchte hier vom eigenen Krankengut benigner und maligner Speiseröhrenleiden ausgehen und nur die wesentlichen intra- und postoperativen Komplikationen behandeln.

Benigne Erkrankungen (n = 235)

Divertikel	28,5%	Perforation	12,3%
Achalasie	28,9%	Verätzung	5,1%
Stenose	19,1%	Tumor	6,1%

Maligne Erkrankungen (n = 323)

Karzinom	
Plattenepithelkarzinom	80,3%
Entdifferenziertes Karzinom	14,6%
Adenokarzinom	3,9%
Melanom	1,1%

Diese Zwischenfälle sind in der folgenden Übersicht aufgelistet.

Intraoperativ	*Postoperativ*	
Perforation	Wundinfektion	(14%)
Blutung	Pneumonie*	(68%)
Interponat	Insuffizienz*	(14%)
Interponat zu kurz	Stenose*	(16%)
Interponat nicht durchblutet		
Interponat Arkadenabriß		

* nach Resektion und Ersatz wegen Karzinom

Nur die besonders gekennzeichneten Komplikationen will ich ansprechen, da sie für die Ösophaguschirurgie typisch sind. Systematisch möchte ich mich an die Erkrankungen und die für ihre Behandlung erforderlichen Operationen halten.

Wenn man die Endoskopie und die Bougierung zu den chirurgischen Eingriffen rechnet, wie wir es tun, stellt die Ösophagus*perforation* eine ernste intraoperative Komplikation dar. Dabei ist die Lokalisation im zervikalen oder im thorakalen Bereich von entscheidender prognostischer Bedeutung. Während es im Halsabschnitt genügt, ausreichend zu drainieren, um in fast allen Fällen ein tödliches Risiko abzuwenden, bleibt es bei thorakalen Zerreißungen erhalten und ist eng mit der Zeit zwischen der Perforation und der operativen Versorgung korreliert. So können Perforationen in ⅘ der Fälle geheilt werden, wenn sie innerhalb der ersten 6 h operativ versorgt werden, wobei die sorgfältige Naht der Schleimhaut und des Muskellagers in eigenen Nahtreihen mit resorbierbarem Material wichtig ist. Liegt die Perforation bereits 24 h oder länger zurück, so steigt die Letalität rasch über 50% an. Für die Diagnostik ergibt sich die dringende Forderung, bei Perforationsverdacht unverzüglich einen Gastrographinschluck durchzuführen.

Im folgenden wird der Fall eines 17jährigen Mädchens beschrieben, bei dem am Übergang vom zervikalen zum thorakalen Ösophagus eine segelförmige, höchstgradige Stenose besteht, die das Schlucken zunehmend behindert. Bei dem Versuch der Dehnung wird in zweiter Sitzung die Speiseröhre zerrissen. Überlegungen, die Zerreißungsstelle sofort zu übernähen, werden nicht weiter verfolgt, da hierdurch die Stenose verschlechtert und die spätere Therapie ungünstig beeinflußt würde. Es wird vielmehr in einem atypischen Verfahren ein kleines Dünndarmstück mit einer Arterie und Vene entnommen und frei an den Truncus thyreocervicalis bzw. die V. jugularis interna transplantiert. Das kleine Darmstück wird antimesenterial aufgeschnitten, patchartig geformt und in die Zerreißung eingefügt. Der Verlauf ist komplikationslos.

Dementsprechend günstig ist das Risiko der *Ösophagotomie.* Da hier die Speiseröhre unmittelbar nach der Eröffnung wieder verschlossen wird, ist mit Insuffizienzen im Halsbereich, z.B. bei Abtragen eines Zenkerschen Divertikels, kaum zu rechnen. Das spätere Rezidiv des Divertikels kann man sehr sicher vermeiden, wenn man, wie es sich aus dem pathogenetischen Verständnis der Erkrankung ergibt, nach Abtragen des Divertikels zusätzlich eine 4–5 cm lange komplette Myotomie mit Durchtrennung der Pars horizontalis des M. cricopharyngeus hinzufügt. Zu beachten ist in diesem Zusammenhang die häufige Kombination des Zenkerschen Divertikels mit einer Hiatusgleithernie, eine funktionelle Kausalverbindung, die im eigenen Krankengut schon vor 10 Jahren in mehr als der Hälfte der Fälle nachgewiesen werden konnte.

Gefährlicher ist die Ösophagotomie im thorakalen Bereich, doch auch hier liegt das Insuffizienzrisiko unter 5% und die dadurch bedingte Gesamtletalität bei 1–2%. Allerdings meinen wir, daß Divertikel im mittleren Speiseröhrendrittel, die meist als abortive Formen der Ösophagusatresie aufzufassen sind, nur ausnahmsweise der Operation bedürfen. Dies natürlich dann, wenn eine ösophagotracheale bzw. -pulmonale Fistel im Lauf des Lebens zu Symptomen führt. Hier wird der Fall einer 68 Jahre alten Patientin demonstriert, bei der 3 Speiseröhrendivertikel im mittleren thorakalen Ösophagusdrittel seit mehreren Jahren bekannt und asymptomatisch sind. Schließlich stellen sich Husten und Bronchitis ein, und es gelingt der Nachweis einer feinen Fistel, die von einem der Divertikel zu einem peripheren Bronchus des linken Sechsersegments führt. Die Symptomatik kann durch Verschluß der Fistel und Beseitigung der Divertikel behoben werden.

Die partielle Ösophagotomie unter sorgfältiger Schonung der Schleimhaut, wie sie bei Exstirpation eines Leiomyoms geübt wird, ist, solange die Schleimhaut unverletzt bleibt, nicht insuffizienzgefährdet. Um die Schleimhaut sicher schonen zu können, sollten präoperative Zangenbiopsien aus Leiomyomen vermieden werden, und wenn sie einmal durchgeführt wurden, sollte man mit der Operation 4–5 Wochen warten.

Sehr viel problematischer ist die Komplikation der postoperativen *Insuffizienz* bei Kontinuitätsresektionen der Speiseröhre. Sie ist im thorakalen Bereich mit Letalitäten von mehr als 50% behaftet und stellt das Hauptproblem der Karzinomchirurgie dar. Interessanterweise haben wir bei partiellen subtotalen und einer totalen Ösophagusplastik bei benigner Grunderkrankung keinen Patienten an einer Insuffizienz verloren. Ein seltenes Beispiel aus der Resektionschirurgie bei benignem Grundleiden mag die Vielfalt dieses relativ seltenen Krankenguts zeigen. Hier wird der Fall eines 23 Jahre alten Mannes dargestellt, bei dem ein zirkulärer, großer benigner Tumor (Leiomyom) im unteren thorakalen Ösophagusdrittel zu einer Ulzeration der Schleimhaut geführt hatte. Ein Segment der Speiseröhre wurde entfernt und ein mesenterialgestieltes Dünndarminterponat in die Speiseröhre zwischengeschaltet. Die Kardia blieb erhalten und funktionsfähig.

Anders ist die Lage beim *Karzinom*. Hier ist die Insuffizienzhäufigkeit mit 14% und einer Letalität in etwa der Hälfte dieser Fälle die Haupttodesursache. Trotz subtiler Technik gelingt es nicht, Insuffizienzen zu vermeiden, wenn auch die Angaben im Schrifttum erheblich schwanken. 2 Ansätze zur Verhütung dieser Komplikation scheinen uns gegeben:

- Vorbereitung der in der Regel unterernährten Ösophaguskarzinompatienten durch präoperative, hyperkalorische parenterale Ernährung (Abb. 1 a, b)
- Anastomosierung mit dem Klammernahtgerät.

Eine weitere, zwar seltene, aber äußerst schwerwiegende intraoperative Komplikation besteht darin, daß ein zur *Interposition* vorgesehener Intestinalanteil entweder *zu kurz oder mangelhaft durchblutet* ist.

In diesem Zusammenhang ist eine operative Schwierigkeit zu nennen, die darin besteht, daß beim geschlossenen Durchzug eines langen Interponats zarte *Gefäßarkaden abgeschert* werden können. Wir vermeiden dies sicher, indem wir das präparierte Darmstück in einer Plastikhülse hochziehen.

Ist das Interponat zu kurz oder nicht überzeugend durchblutet, sollte man die Speiseröhre in Änderung der Operationstaktik am Hals herausleiten und den thorakalen Teil entfernen, um dann in zweiter Sitzung ein entsprechendes Interponat zu schaffen. Ein Fall soll dies verdeutlichen. Bei einem 21jährigen Patienten war nach Säureverätzung die Speiseröhre entfernt und ein retrosternales Koloninterponat versucht worden. Der obere Teil des Interponats wurde nekrotisch, und es bestand ein Zustand mit zervikaler Ösophagusfistel und einer Ausleitungsstelle des Restinterponats an der vorderen Brustwand nach Resektion des Manubrium sterni. In diesem Fall gelingt durch freie Transplantation eines Jejunumstücks mit Gefäßanastomosierung an den Truncus thyreocervicalis und die V. jugularis interna die Überbrückung. Der Schluckakt kann weitgehend normalisiert werden.

Als Konsequenz aus der Insuffizienzneigung beim Karzinom und den guten Heilungsvoraussetzungen bei benignem Grundleiden ergibt sich für den Speiseröhrenersatz bei Karzinom die Empfehlung, vaskulär gestielten Magen zu verwenden, während man bei benignem Leiden und oft jahrzehntelanger Lebenserwartung m. E. besser den Magen in Position beläßt und das Kolon notfalls vom Rachen bis zum Abdomen interponiert, da letzteres über die Jahre hinweg funktionell hervorragende Resultate ergibt und in dieser Hinsicht dem Magenhochzug überlegen ist.

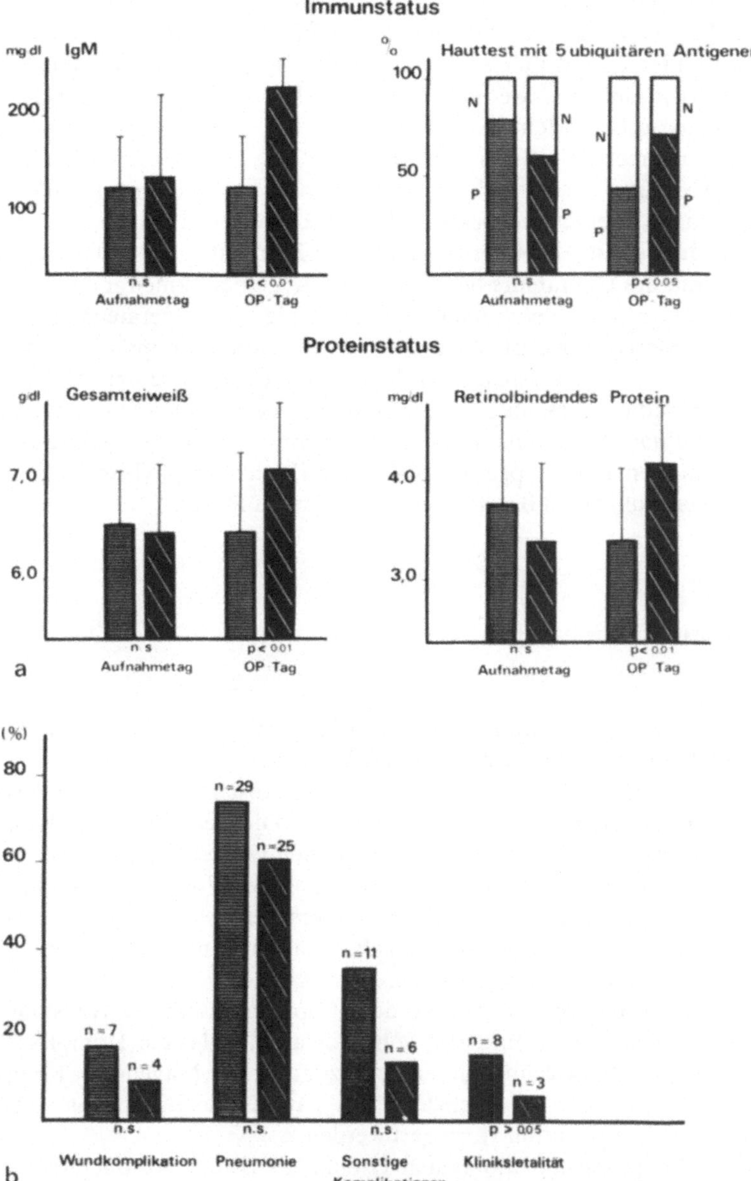

Abb. 1a,b. Präoperative HPE in der Ösophaguschirurgie; Ergebnisse einer randomisierten Studie bei 80 Patienten mit Karzinomen des Ösophagus und der Kardia. **a** Die präoperative hyperkalorische parenterale Ernährung bewirkt, daß das IgM innerhalb einer Woche gegenüber der nicht parenteral ernährten Gruppe signifikant erhöht werden kann, daß der Hauttest in etwa gleicher Höhe positiv bei den ernährten Patienten bleibt, während er in der Kontrollgruppe signifikant absinkt. Das Gesamteiweiß steigt signifikant an, ebenso das retinolbindende Protein. **b** In der Klinik findet sich durch hyperkalorische präoperative Ernährung eine nicht signifikante Abnahme von Wundinfektion, Pneumonie und sonstigen Komplikationen. Die Letalität ist in der Ernährungsgruppe signifikant geringer. (▤ Kontrollgruppe, ▨ Gruppe mit präoperativer HPE)

Postoperativ kommt es gelegentlich zu Narbenstenosen, häufiger zervikal, selten im Thorax. In der Regel ist diese Komplikation durch subtile Naht mit resorbierbarem Faden oder durch Klammertechnik zu vermeiden oder, falls dennoch eine Enge auftritt, mit den Methoden der endoskopischen Dehnung sicher und auf Dauer zu beherrschen. Mein Mitarbeiter Bueß hat sich dieser Problematik angenommen und entsprechende Geräte entwickelt.

Als letztes sei noch das Problem der *Pneumonie* und der *Wundinfektion* angesprochen. In einer prospektiven Studie konnten wir zeigen, daß, im Gegensatz zur Wundinfektion, die überwiegend vom Reinheitstyp der Operation und von der Technik des Operateurs bestimmt wird, bei Operationen im Oberbauch und an der Speiseröhre die Pneumonierate unabhängig vom Operateur und unabhängig vom Operationstyp hoch ist. Bei strenger Definition kann man Zeichen der Pneumonie in $\frac{4}{5}$ aller Ösophagusresektionen postoperativ nachweisen. Allerdings besitzt diese Komplikation nach unserer Erfahrung nur bei der Operation maligner Tumoren eine Letalität. Wir leiten aus dieser Beobachtung die Berechtigung ab, bei Resektionsoperationen an der Speiseröhre eine Antibiotikaprophylaxe über einen perioperativen Zeitraum von 8 bis längstens 12 h durchzuführen.

Zusammenfassung

- Ösophagusperforationen und -insuffizienzen im Halsbereich sind relativ harmlos, und es genügt, sie ausreichend zu drainieren.
- Ösophagusperforationen im thorakalen Abschnitt müssen so rasch wie möglich operativ versorgt und drainiert werden. Die Letalität dieser Komplikation steigt an in Abhängigkeit von der Zeit zwischen Entstehung und Therapie.
- Eine ernste und für die Taktik des operativen Vorgehens entscheidende intraoperative Komplikation des Ösophagusersatzes ist ein zu kurzes oder mangelhaft durchblutetes Interponat. In solchen Fällen ist unverzüglich auf ein anderes operatives Verfahren überzugehen.
- In der Karzinombehandlung des Ösophagus stellt die Anastomoseninsuffizienz eine nicht seltene und mit hoher Letalität belastete Komplikation dar. Durch adäquate Nahttechnik unter Bevorzugung des Magens als Interponatorgan und durch präoperative, hochkalorische parenterale Ernährung kann die Frequenz dieser Komplikation verringert werden.
- Bei Eingriffen am thorakalen Ösophagus ist die postoperative Pneumonie eine häufige und bei Karzinompatienten nicht selten gefährliche Komplikation, die unabhängig von der operativen Technik auftritt. Wir sehen in dieser Tatsache die Begründung für eine perioperative Antibiotikaprophylaxe bei Überbrückungsoperationen an der Speiseröhre.

Magen

F. W. Eigler

Die Fülle möglicher lokaler und allgemeiner Komplikationen nach den verschiedenen Operationen am Magen erfordert im vorgegebenen Rahmen die Beschränkung sowohl auf typische und häufigere lokale Komplikationen als auch auf die häufigsten Operationsverfahren. Eindeutige Verfahrensfehler, wie Benutzung einer Ileumschlinge zur Magenanastomose nach Resektion, müssen ebenso außer Betracht bleiben, wie weniger akut lebensbedrohliche Probleme, etwa von Anastomosenstenosen oder des postoperativen Ileus und sog. allgemeine Komplikationen. Eindeutig sei aber festgestellt, daß allgemeine Komplikationen, wie etwa eine Pneumonie, ein akutes Nierenversagen oder ein Leberversagen keineswegs von vornherein als nicht operationsbedingt bezeichnet werden dürfen. Vielmehr ist bei Eintritt dieser Komplikationen dringend zu überprüfen, ob die Ursache letztlich auf eine lokal bedingte Komplikation zurückzuführen ist, ehe man sie als „unvermeidliche" allgemeine Komplikation einstuft.

In Tabelle 1 sind die häufigsten lokalen *intraoperativen Komplikationen* für die wichtigsten Operationen am Magen zusammengefaßt.

Für alle Verfahren sind intraoperativ zunächst Blutungsprobleme zu erwähnen, v. a. bei adipösen Patienten. Größere Gefahren drohen nur beim unüberlegten Umstechen oder Abklemmen der Blutungsquelle. Jede Blutung im Abdominalraum läßt sich zunächst durch Kompression stillen. Bei unübersichtlichen Verhältnissen sollte man Gefäßklemmen zur Verfügung haben, damit man dann eine sorgfältige und gezielte Versorgung der Blutungsquelle vornehmen kann und traumatisierendes Abklemmen von an sich nicht beteiligten Gefäßen vermeidet. Durch Massenligaturen bzw. Umstechungen droht ja in seltenen Fällen die Gefahr, daß eine arteriovenöse Fistel mit den Folgen der portalen Hypertension entsteht, abgesehen von direkten ischämischen Folgen betroffener Organbereiche.

Tabelle 1. Mögliche intraoperative Komplikationen

Komplikation	Operationsverfahren			
	Vagotomie insb. PSV	B I	B II	Gastrektomie
Blutung	+	+	+	+
Milzverletzung (Splenektomie)	0,8 – 8% [a]	(+)	(+)	+
Oesophagusverletzung	0,3 – 0,5% [a]	–	–	–
Pankreasverletzung	–	(+)	1,2% [a]	(+)
Gallen- und/oder Pankreasgangverletzung	–	(+)	0,9% [a]	((+))

[a] Vgl. [5, 7, 14]

Bei allen Verfahren kann die Verletzung der *Milz* auftreten. Nicht nur der Hakendruck, sondern die reine Exploration bei Verwachsungen kann zu einer Verletzung der Milz führen. Als zwar lästiges, aber nicht wesentliches Element einer Magenoperation galt dann die Splenektomie als Methode der Wahl, die Komplikation zu beseitigen. Hier sei mit großem Nachdruck darauf hingewiesen, daß eine solche Therapie weder so häufig wie früher angewandt, notwendig, noch v. a. wünschenswert ist. Die Vorstellungen über die Funktion und die Entbehrlichkeit der Milz hat sich sehr gewandelt: Kein Zweifel besteht, daß für das Kind und den Jugendlichen die Milzerhaltung dringend geboten ist. Es mehren sich aber auch die Anzeichen dafür, daß sie für den Erwachsenen wichtig ist. Wie auch wir zeigen konnten, wirkt sich die Entfernung der Milz sowohl auf die humorale wie auf die zelluläre Abwehr des Organismus aus [21].

Diesen Gesichtspunkten kann ggf. Rechnung getragen werden, indem Milzgewebe autotransplantiert wird. Für den Erhalt der Milz als Organ spricht aber gerade bei Operationen am Magen der bestehende Kollateralkreislauf: Über die Aa. gastricae breves wird der Fundus bei Unterbrechung der Arkaden versorgt. Wird die Milz exstirpiert und gleichzeitig eine proximal selektive Vagotomie oder eine sehr hohe Magenresektion durchgeführt, sind Durchblutungsstörungen des Fundus zu erwarten. Auch aus diesem Grund ist deshalb dringend anzuraten, bei leichteren Verletzungen der Milz konservativ vorzugehen. Man ist überrascht, wie gut auch stärkere Blutungen durch die verschiedenen Maßnahmen der einfachen Tamponade mit blutstillenden, resorbierbaren Materialien, durch eine Splenorraphie mit resorbierbarem Kunststoffnetz, vorsichtigen Nähten oder Koagulationen schließlich ohne Nachteil versorgt werden können [2, 4].

Während die Verletzung der Milz für alle Operationen am Magen eine Gefahr darstellt – allerdings um so mehr, je höher Manipulationen in Richtung Kardia und Fundus notwendig sind –, ergeben sich für die einzelnen Verfahren des weiteren unterschiedliche Probleme. Bei der *Vagotomie* ebenso wie bei der *Fundoplikation* kann es zu einer *Ösophagusverletzung* kommen, eine typische, aber glücklicherweise sehr seltene intraoperative Komplikation, die beim Umfahren des Ösophagus hervorgerufen wird. Sie läßt sich vermeiden, wenn nach Spaltung des peritonealen Überzugs stumpf mit dem Finger der Ösophagus umfahren wird, wobei eine liegende Sonde eine Abschätzung der Wand erlaubt. Das Umfahren mit einem Overholt scheint hingegen besonders gefährlich. Wird die Komplikation intraoperativ erkannt – etwa durch Blauinjektion in den oberhalb der Kardia zurückgezogenen Magenschlauch –, ist das direkte Übernähen und Überdecken durch eine Fundoplikation die Methode der Wahl. Im eigenen Krankengut haben wir allerdings einen Patienten mit chronischer Niereninsuffizienz an den Folgen dieser Komplikation verloren.

Wird die proximal selektive Vagotomie mit einer Pyloroplastik oder Beseitigung einer Duodenalstenose kombiniert, sind nur dann Probleme zu erwarten, wenn das Ulkusleiden zu so starken Veränderungen geführt hat, daß eine erhebliche *Wandrigidität* besteht. Bei diesen ausgesprochen seltenen Situationen sollte man sich an die Möglichkeit einer *Jejunumpatcherweiterung* erinnern (Abb. 1 c; [8]).

Beim sog. komplizierten Ulcus duodeni mit Penetration in die Nachbarschaft drohen schwerwiegende Probleme durch die Beziehungen zum Gallengang, zum Ductus pancreaticus und zum Pankreas selbst. Den Anhängern der Resektionsbehandlung auch bei diesen Formen bzw. des Ulcus duodeni überhaupt kann nur

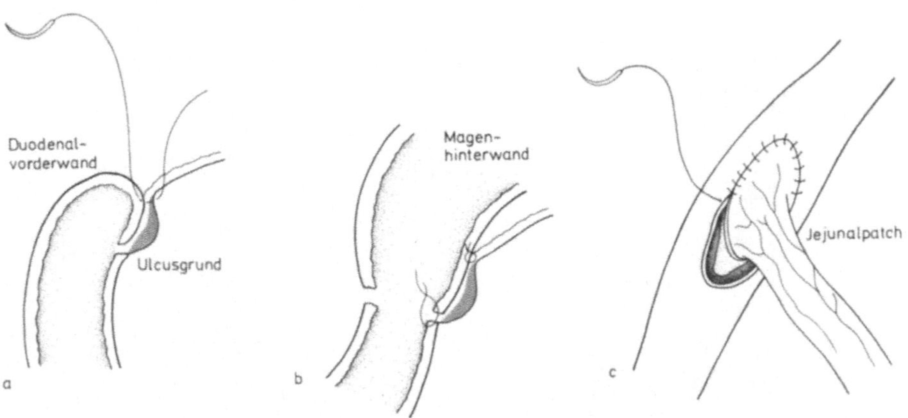

Abb. 1a–c. Verfahren bei schwer zu versorgenden peripylorischen Ulzera **a** Deckung des Ul-
kusgrundes mit Duodenalvorderwand beim B-II-Verfahren (nach Nissen [12]). **b** Deckung des
Ulkusgrundes mit Magenhinterwand beim B-I-Verfahren (nach Herfarth et al. [6]). **c** Gestielte
Jejunumplastik beim PSV zur Erweiterung einer Duodenalstenose [8]

dringend der Rat Nissens [12] weitergegeben werden, beim penetrierenden Ulkus
den Ulkusgrund in situ zu belassen und ihm bei B II nach Nissen/Bsteh [12], bei B I
nach Herfarth [6] mit gesunder Serosa der Duodenalvorderwand bzw. der Magenhinterwand abzudecken (Abb. 1a, b). Wird der Gallengang verletzt, bleibt keine andere
Wahl, als den Choledochus mit einem T-Drain zu schienen und die Rekonstruktion
des Ganges vorzunehmen [16]. Für die Versorgung papillennaher Gallen- und Pan-
kreasgangverletzungen ist je nach Situation die Neueinpflanzung im Duodenalbe-
reich oder die Versorgung mit einer nach Roux ausgeschalteten Schlinge vorzunehmen. Bemerkenswert scheint die Feststellung bei über 100 aus der Literatur zusam-
mengetragenen Fällen mit Gallen- und/oder Pankreasgangverletzung, daß die Ursache zu 70% in einem sog. komplizierten Ulcus duodeni gesehen wird [22].

Der Unerfahrene sollte sich im Zweifelsfall überlegen, den Gallengang nach
proximal zu unterbinden und den Patienten einem Zentrum mit Erfahrung in der
Gallengangschirurgie zuzuweisen. Eine insuffiziente Ableitung würde sonst im direkten oder späteren postoperativen Verlauf Anlaß zu weiteren Komplikationen geben. Der vollständige Verschluß des Gallengangs führt bei kurzer Dauer nicht zu
Schäden. Die Dilatation des Ganges erleichtert darüber hinaus die Möglichkeiten
der Rekonstruktion.

Bei Schwierigkeiten des Duodenalstumpfverschlusses sei neben den bereits erwähnten Methoden auf die Ableitung mit der Neumann-Netzmanschette [11] oder
mit Verschluß durch eine Jejunumanastomose erinnert (Abb. 2). Selbstverständlich
muß beim offenen Verschluß immer eine Zieldrainage gelegt werden. Die Problematik des veränderten Bulbus duodeni, also des sog. komplizierten Ulcus duodeni,
muß u. E. zu der eindeutigen Empfehlung führen, hier das Verfahren der proximal
selektiven Vagotomie und nicht die Resektion durchzuführen.

Bei den Resektionsverfahren ist zusätzlich zu den bereits erwähnten Problemen
der Blutung die Verletzung der A. colica media zu erwähnen. Es sollte also bei Be-

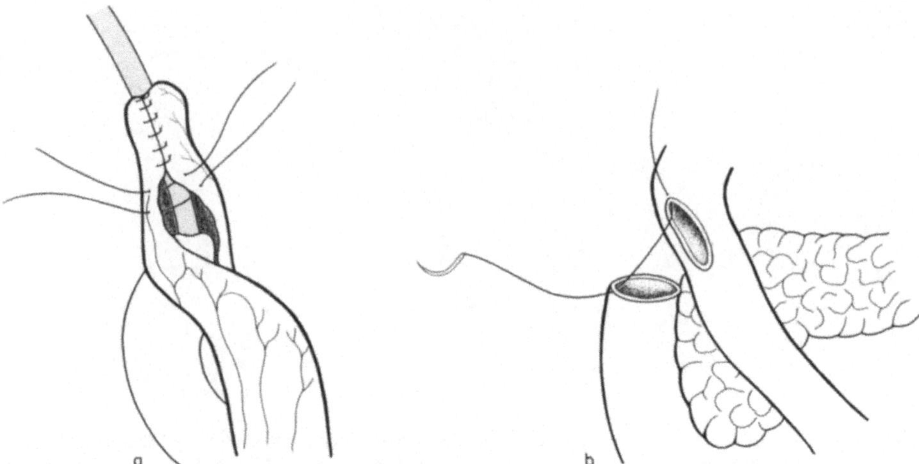

Abb. 2a,b. Operative Maßnahmen bei Duodenalstumpfinsuffizienz bzw. schwierigem Duodenalverschluß. **a** Einlegen einer Drainage und Umhüllung mit einem gestielten Netzlappen (nach Neumann [11]). **b** Verschluß des Duodenalstumpfes mit einer Jejunalschlinge, die entweder nach Roux ausgeschaltet oder durch eine Braun-Anastomose kurzgeschlossen wird

Tabelle 2. Frühkomplikationen bei Magenresektion

- Blutung
  - intraperitoneal
  - intragastral – enteral
- Pankreatitis, Pankreasnekrose, -fistel
- Postoperativer Ikterus
- Insuffizienz des Duodenalstumpfes
- Insuffizienz der Magen-Darm-Anastomose
- Ischämische Nekrose des Restmagens
- Entleerungsstörungen von Magen und Darm

Tabelle 3. Postoperative Komplikationen. (Sammelstatistik [3, 5, 7, 9, 13, 14, 17, 18, 19])

Komplikation	Operationsverfahren			
	PSV	B I	B II	Gastrektomie
Intraperitoneale Blutung	0,2 – 1%	} 3,3%	0,2 } 0,8 – 1%	?
Gastroenterale Blutung		0,21 }	0,6 – 0,8 }	
Duodenal-Insuffizienz	–		2,0	
Anastomosen-Insuf.	– } 0,3%	} 6 – 28,5%	0,4 } 2,4%	} 4 – 8,5%
Magenwandnekrose	0,3 }		–	
Schwere Magenatonie	?	2,0	1,6	–

ginn der Präparation dies Gefäß bzw. das Mesokolon eindeutig identifiziert und isoliert werden. Die Durchtrennung des Gefäßes endet nicht selten mit einer Querkolonresektion, die die Operation natürlich belastet.

Bei den *postoperativen Komplikationen,* die Tabelle 2 u. 3 enthalten, stehen als Akutproblem Nachblutungen im Vordergrund. Klammert man Blutungen aus zurückgelassenen Ulzera aus, dann sind bei der proximal selektiven Vagotomie nur intraabdominelle, bei den resezierenden Verfahren aber auch Blutungen aus der Anastomose zu erwarten. Die entscheidende Frage bei diesen Zuständen ist insgesamt die Indikation zur *Relaparotomie:* Weder darf bei der intragastralen bzw. enteralen Blutung die Magensonde, noch weniger bei intraabdominellen Blutungen eine abdominelle Drainage als ausreichender Indikator angesehen werden, es sei denn, daß von vornherein große Blutmengen drainiert werden. Kreislaufkontrolle und die Notwendigkeit zur Substitution bleiben damit die entscheidenden Parameter für die Festsetzung des Wiedereingriffs. Müssen innerhalb von 6 h nach der Operation mehr als 3 Konserven verabreicht werden, sollte der Wiedereingriff nur aus zwingenden Gründen, so beim Nachweis einer korrigierbaren Gerinnungsstörung, aufgeschoben werden. Nach sorgfältigem Absaugen der Koagula und etwaigem Ausspülen mit Kochsalzlösung lassen sich intraabdominelle Blutungsquellen schnell finden. Problematischer ist die Anastomosenblutung, wenn sich endoskopisch kein sicherer Hinweis und keine Möglichkeit zur Blutstillung ergibt [10, 16]. Bei der Operation muß dann der Magen 3–4 cm oberhalb und parallel zur Anastomose eröffnet werden. Nach Ausschluß anderer Blutungsquellen ist die fortlaufende Übernähung der Anastomose von innen in ganzer Zirkumferenz zu empfehlen.

Die gefürchtetste Komplikation nach Operationen am Magen stellt das Auftreten einer *Insuffizienz* dar. Dabei ist die Sicherung der Diagnose unterschiedlich schwer. So kann die unbemerkt gebliebene intraoperative Verletzung des Ösophagus bei der Vagotomie zu schleichenden Symptomen führen. Wichtig ist es dann, an diese Komplikationen überhaupt zu denken.

Eine seltene, aber besonders problematische Komplikation bei der proximal selektiven Vagotomie stellt die Wandruptur der kleinen Kurvatur dar, also im Hauptpräparationsbereich. Bei rechtzeitigem Eingriff kann der letale Ausgang abgewendet werden. Gefährdet von einer solchen Ischämie sind u. a. Patienten mit chronischer Niereninsuffizienz und nach schwerem hämorrhagischem Schock. Wird eine proximal selektive Vagotomie bei diesen Kranken notwendig, so sollte man eine Serosierung der Kurvatur vorsorglich durchführen [7].

Bei den Insuffizienzen – an der Anastomose nach teilweiser oder vollständiger Magenentfernung und zusätzlich im Falle des B-II-Verfahrens am Duodenalstumpf – ist der Zeitpunkt ihres Auftretens wichtig für die Prognose, wie aus der Zusammenstellung von Stücker et al. [18] bzw. von Pfeiffer u. Winkler [13] hervorgeht. Insbesondere beim frühen Auftreten der Fistel muß geklärt werden, wie weit eine gute Drainage gewährleistet ist. Unter Verwendung einer Schlürfdrainage ist eine abwartende Haltung durchaus zu rechtfertigen.

Schwieriger wird oft die Diagnose bei später auftretenden Insuffizienzen, da die Symptomatik sehr verschleiert sein kann und die Blauinstallation und die Gastrografindarstellung nicht immer Klärung bringen. Man tut gut daran, sog. allgemeine Komplikationen bzw. Veränderungen im Zustand des Patienten als Hinweis auf die lokale Komplikation zu nehmen, um nicht den richtigen Zeitpunkt für den Reein-

Tabelle 4. Hinweise auf Nahtinsuffizienz

	Frühphase	Manifestation
Puls	($\uparrow$)	$\uparrow$
Temperatur	Subfebril	Subfebril-septisch
Leukozyten	$\downarrow - \uparrow$	$\uparrow$
Urinausscheidung	Normal bis $\uparrow$	Oligurie, akutes Nierenversagen
Atemgase	$pCO_2 \downarrow pO_2 =$	$pCO_2 \downarrow pO_2 \downarrow$
Blut-pH	$> 7,45$	$< 7,35$
Leberfunktion	Transaminasen ($\uparrow$)	Subikterus – Ikterus
Bewußtsein	Agitiert – somnolent	Somnolent
Magenatonie	+	+
Pleuraerguß	Links	Links

griff zu verpassen (s. Tabelle 4). Außer den bereits erwähnten Verfahren bei intraoperativen Komplikationen verlangt die Beherrschung der Insuffizienzen sowohl am Duodenalstumpf wie v. a. auch im Bereich der Anastomose das ganze Rüstzeug abdominalchirurgischer Möglichkeiten. Beim Duodenalstumpf kommen zwar alle in Abb. 1 und 2 dargestellten Verfahren zur Beseitigung der Insuffizienz in Frage. Oft sind die Möglichkeiten aber durch die entzündlichen Veränderungen in der Umgebung sehr begrenzt. Die großzügige Drainage ist dann oberstes Prinzip. Im Falle einer typischen B-II-Operation ohne primäre Braun-Anastomose muß sie beim Zweiteingriff unbedingt hinzugefügt werden. Leider ergibt sich als Ultima ratio bei Anastomoseninsuffizienz aufgrund von Wandischämien des Restmagens die Notwendigkeit zur Gastrektomie.

Da bei notwendiger Relaparotomie wegen der besprochenen und seltenerer Komplikationen mit einer Letalität zwischen 25 und 50% zu rechnen ist [13, 18], muß am Ende dieser Ausführungen die Frage nach der Verhütung lokaler Komplikationen stehen. Dazu seien einige Vorschläge gegeben. Für alle am Magen zu Operierenden muß die jeweils beste Möglichkeit gefunden werden, gerade wenn man sich menschlicher Unzulänglichkeit und der Unvorhersehbarkeit des Krankheitsbefundes und -ablaufs bewußt bleibt. Ganz werden sich Komplikationen nie ausschalten lassen, aber die Aufgabe ist es, die kalkulierbare Rate möglichst gering zu halten.

Empfehlung zur Verminderung intra- und postoperativer Komplikationen

– Vermeidung der Milzverletzung und -exstirpation

– Wahl des komplikationsärmsten Verfahrens, d.h.:
  Resektion beim Ulcus ventriculi
  PSV beim Ulcus duodeni, insbesondere beim penetrierenden Ulcus

– „Einhüllende" End-zu-Seit-Anastomose bei der Ösophagojejunostomie nach
  Gastrektomie oder maschinelle Anastomose (?)

Literatur

1. Büttner D, van Alste E, Meyer H-J (1976) Zur Relaparotomie nach Magenresektion wegen Karzinom. In: Pichlmayr R (Hrsg) Postoperative Komplikationen, Prophylaxe und Therapie. Springer, Berlin Heidelberg New York, S 95
2. Buntain WH, Lynn HB (1979) Splenoraphy: Changing concepts for the traumatized spleen. Surgery 86:748
3. Currie DJ (1981) Complications of gastroduodenal surgery. Can J Surg 24:107
4. Guthy E (1981) Die Behandlung der verletzten Milz. Langenbecks Arch Chir 354:173
5. Heberer G, Stücker FJ, Larena-Avellaneda A, Frens K, Kallenberg A (1968) Intra- und postoperative Zwischenfälle bei Operationen an Magen und Duodenum und die Ergebnisse der Korrektureingriffe. Langenbecks Arch Chir 320:269
6. Herfarth C, Merhle P, Mattes P (1977) Billroth I-Resektion beim großen penetrierenden Duodenalhinterwand-Ulcus. Chirurg 48:123
7. Jakubowski HD, Schmidt G, Frilling A, Eigler FW (im Druck) Intra- und postoperative Komplikationen der proximal selektiven Vagotomie: Erfahrungen 1971–1982. Zentralbl Chir
8. Littmann K, Krause U, Eigler FW (1982) Erweiterungsplastik einer durch chronische Pankreatitis bedingten Duodenalstenose mittels gestielten offenen Jejunumtransplantates. Chirurg 53:109
9. Lygidakis HJ (1981) Total gastrectomy for gastric carcinoma: A retrospective study of different procedures and assessment of a new technique of gastric reconstruction. Br J Surg 68:649
10. Manegold BC (1982) Early postoperative endoscopy in the operated stomach. Endoscopy 13:104
11. Neumann A (1909) Zur Verwertung der Netzplastik bei der Behandlung des perforierten Magens und Duodenalgeschwürs. Dtsch Z Chir 100:298
12. Nissen R (1971) Eingriffe an Magen und Duodenum. In: Brandt G, Kunz H, Nissen R (Hrsg) Intra- und postoperative Zwischenfälle, 2. Aufl, Bd II. Thieme, Stuttgart, S 60
13. Pfeiffer M, Winkler R (1979) Nahtbruch nach B-I-Resektion. Häufigkeit und klinisch-therapeutische Relevanz. Zentralbl Chir 104:1477
14. Reichel K, Gibertz A (1976) Relaparotomie nach Vagotomie. In: Pichlmayr R (Hrsg) Postoperative Komplikationen, Prophylaxe und Therapie, Springer, Berlin Heidelberg New York, S 101
15. Schreiber HW (1976) Relaparotomie nach Resektion. In: Pichlmayr R (Hrsg) Postoperative Komplikationen, Prophylaxe und Therapie. Springer, Berlin Heidelberg New York, S 87
16. Schriefers KH (1983) Intra- und postoperative Komplikationen in der Gallenblasen- und Gallengangchirurgie. i Vb
17. Soehendra N, Kempeneers I, de Heer K (1982) Endoskopische Injektionsmethode zur Blutstillung im Verdauungstrakt. Dtsch Med Wochenschr 107:1474
18. Stücker FJ, Larena A, Hoffmann K, Zumtobel V (1973) Frühe und späte Reinterventionen nach Resektion wegen Gastroduodenalulkus. Chirurg 44:7
19. Ulatowski U, Usmiani J, Kantartzis M (1982) Maschinelle Oesophago-Jejunostomie: Moderner Trend oder Fortschritt? Chirurg 53:495
20. Weil PH, Scherz H (1981) Comparison of stapled and hand-sutured Gastrectomies. Arch Surg 116:14
21. Winkelmeyer M, Littmann K, Thraenhart O, Tichy G, Kuwert EK, Eigler FW (1981) Veränderungen des humoralen und zellulären Immunsystems nach Splenektomie. Klin Wochenschr 59:485
22. Winter J, Ulatowski L, Hoffmann E (1982) Die Desinsertion der Papilla Vateri bei der Magenresektion. Chirurg 53:574

Gallenblase – Gallengang

K. H. Schriefers und P. Gerometta

Gallenoperationen gehören zur fast täglichen Routine chirurgischer Krankenhausabteilungen [22]. Das Reservoir Gallensteinkranker scheint nahezu unerschöpflich. Neuere Zahlen bestätigen bereits bekannte Relationen: In Mitteleuropa und in den USA ist jede 5. Frau und jeder 10. Mann, jenseits des 60. Lebensjahrs aber bereits jeder 4. Mann und jede 2. Frau Gallensteinträger [17]. Eine neuerliche Sektionsstatistik zeigt, daß in allen Altersgruppen der Anteil der Cholezystektomierten unter den Gallensteinträgern bei knapp 20% liegt [17]. Dies entspricht ziemlich exakt klinischen Studien, wonach eine ursprünglich asymptomatische Cholelithiasis bei 50% der Steinträger zu Symptomen und bei 20% zu Komplikationen führt [30].

Quantitative Bedeutung von Gallenoperationen und deren Komplikationen

Es leben nach glaubhaften Schätzungen [2] z. Z. 5,2 Mio. Gallensteinträger in der BRD, wenigstens 20% von ihnen, das sind 1,04 Mio., sind Kandidaten für eine Gallensteinoperation. Zwar ist die Letalität der Cholezystektomie bei Steinleiden auf etwa 0,5% abgesunken, sie beträgt im eigenen Krankengut bei alleiniger Cholezystektomie (ohne Gangeröffnung) 0,4%. Aber 0,5% von 1,04 Mio. sind immer noch 5200 Menschen, die die Cholezystektomie nicht überleben. Es lohnt also, nach Komplikationen der Gallensteinoperationen zu fahnden.

Aus der Sicht der Frequenz von Relaparotomien rangieren die Gallenoperationen unter den typischen Bauchoperationen in ihrer Komplikationsgefährdung hinter den Magen- und Darmoperationen und vor den Appendektomien. Pichlmayr [18] ermittelte 2,8–5,2% Relaparotomien nach Gallenoperationen, in unserem eigenen Krankengut sind es „nur" 31 von 2708 Eingriffen, also 1,2% (Tabelle 1).

Unspezifische Komplikationen

Die Möglichkeit, unspezifische Komplikationen von seiten des Herzens, des Kreislaufs, der Lungen und der Nieren auszulösen, teilen die Eingriffe am Gallensystem mit anderen Laparotomien ohne besondere Bevorzugung oder Benachteiligung [1, 5, 7, 20]. Die Chancen, infolge einer Cholezystektomie etwa einem Herzversagen zu erliegen, werden von medizinischen Laien, oft auch von konservativ tätigen Ärzten überschätzt. Geht man von den Todesursachen nach Gallenoperationen aus, so ha-

ben kardiorespiratorische und renale Insuffizienzen daran einen Anteil von etwa
⅓ [5].

Selbstverständlich bedarf die Operationsindikation bei einschlägig vorbelasteten
Kranken einer besonders kritischen Überprüfung.

Septische Komplikationen

Eine Peritonitis als Operationsfolge ist bei Vergleich typischer Abdominaleingriffe
nach Gallenoperationen am wenigsten häufig. Trede et al. [28] ermittelten 0,1%
postoperative Peritonitiden nach Gallenoperationen im Vergleich zu 1,4% nach Ko-
lonoperationen, 0,9% nach Magenoperationen und 0,4% nach Appendektomien.
Dennoch nehmen unter den operationsspezifischen Folgen der Cholezystektomie –
und dies mag bei einer scheinbar aseptischen Operation überraschen – die septischen Komplikationen einen breiten Raum ein [7, 11]. Sie reichen vom Wundinfekt
über den lokalisierten, subhepatischen oder subphrenisch gelegenen Abszeß bis zur
diffusen Peritonitis, letztere jedoch fast ausschließlich infolge einer Verletzung der
Duodenalwand oder einer Nahtdehiszenz des Duodenums nach Papillotomie. Sie
sind nach Eingriffen mit Gallengangseröffnung 2–3mal so häufig wie nach alleiniger Cholezystektomie [1, 3]. Bei etwa ⅓ der operierten Gallensteinkranken besteht
zum Zeitpunkt der Operation eine bakterielle Infektion der Galle, dieser Anteil stei-
gert sich erheblich bei cholezystitischen und cholangitischen Krankheitsbildern,
aber auch mit zunehmendem Alter und bei diabetischer Stoffwechsellage [19]. Häu-
figster Erreger, mit einer Beteiligung von über 50%, ist Escherichia coli [7, 19]. Eine
Konsequenz dieser Erfahrungen ist eine kurzfristige peroperative Antibiotikaprophylaxe etwa bei akuter Cholezystitis, bei Gangsteinen mit und ohne Ikterus, bei
Diabetikern und bei Patienten über 70 Jahren. Wir haben uns bisher zur prophylak-
tischen Antibiotikamedikation nicht entschließen können, sind wir doch bedacht,
durch Eingrenzen des Operationsfeldes mit Bauchtüchern und durch zeitweilige
Tamponade des Foramen epiploicum die Kontamination der Bauchorgane und
Bauchdecken mit potentiell infektiöser Galle in den notwendigen Grenzen zu hal-

Tabelle 1. Operationsbedürftige Komplikationen nach Galleneingriffen im eigenen Krankengut (1970 – 1981)

		Letalität	
	n	n	[%]
Gallenoperationen aus benigner Ursache	2708	32	1,2
Frührelaparotomie	31	10	32
Anlässe zur Frührelaparotomie			
Nachblutung im Operationsgebiet	11		
Abszesse	9		
Gallige Peritonitis	9		
Gallenfistel durch übersehenen Stein	1		
Unbestätigter Abszeßverdacht	1		

ten. Alle septischen Komplikationen einschließlich der Wundinfekte stehen nach Gallenoperationen in eindeutiger Abhängigkeit vom Vorhandensein oder vom Grad der Infektion der Galle [19]. Bei offensichtlicher Infektion der Galle aufgrund des Operationsbefundes ist deren bakteriologische Untersuchung mit Resistenzbestimmung dringlich zu empfehlen, um postoperativ septischen Komplikationen unverzüglich mit einer gezielten antibiotischen Therapie begegnen zu können [22].

Blutungen

Blutungen aus dem Operationsgebiet waren in unserem Krankengut an den schwerwiegenden, d. h. operationsbedürftigen Komplikationen mit ⅓ beteiligt (Tabelle 1). Blutungsquellen sind nach einfacher Cholezystektomie am ehesten das Gallenblasenbett und eine nicht zuverlässig versorgte Arteria cystica, bei Choledochotomien zusätzlich Gefäße der Gallengangswand und bei Papillotomien Duodenalgefäße. Im letzten Fall kann bei entsprechendem Verdacht die Blutungsquelle endoskopisch gesichert werden. Vor Nachblutungen aus dem Leberbett schützt am ehesten die direkte Naht der am Leberbettrand belassenen Ränder des Serosaüberzugs der Gallenblase, wobei die Naht auch die Tiefe des Leberbetts mitfassen muß, da sonst ein unversorgter und unkontrollierter Hohlraum verbleibt [24]. Die Leberbettnaht befreit jedoch nicht von der individuellen Versorgung blutender Gefäße. Bei der Choledochotomie lohnt die Umstechung oder Ligatur der die Schnittlinie überkreuzenden Gefäße vor der Inzision der Gallengangswand. Bei der Papillotomie vernähen wir bei stärkerer Blutung – und nur dann – die Schnittränder von Gallengang und Duodenum, jedoch ausschließlich nach vorheriger Lokalisation und Sondierung des Ductus Wirsungianus.

Blutet es während der Operation plötzlich arteriell, weil z. B. die A. cystica abgerissen ist, dann ist der Versuch, eine Klemme anzubringen, nur erlaubt, wenn man das spritzende Gefäß eindeutig identifizieren und von Nachbargebilden abgrenzen kann. In allen anderen Fällen, und das dürften die häufigeren sein, hilft zunächst die digitale Kompression am Ort der Blutung, dann die Abklemmung des Ligamentum hepatoduodenale über dem Foramen epiploicum. Dies geschieht am sichersten durch ein Tourniquet, dessen Schlauchanteil durch das Foramen epiploicum unter dem Gallengangs- und Gefäßbündel des Ligaments hindurchgeführt und durch eine Öffnung im kleinen Netz wieder vorgeholt wird. Unter der dann möglichen zuverlässigen Blutstillung kann die Blutungsquelle in Ruhe gesucht und versorgt werden.

Die Frage, ob bei einer Verletzung der A. hepatica propria oder ihres rechten oder linken Hauptasts deren Ligatur erlaubt ist, bleibt in der Diskussion. Eine von Kern, Pichlmayr und Schriefers in neuerer Zeit veranstaltete Rundfrage [14] unter deutschen Chirurgen kam zu dem Ergebnis, daß eine solche Ligatur auf keinen Fall ratsam ist, auch wenn die Hepatikaligatur sowohl beim Lebertrauma wie zur Behandlung von Lebertumoren empfohlen wird. Wir können also bei Verletzung nur die Wiederherstellung der arteriellen Strombahn empfehlen.

Operationsverletzungen der Gallenwege

Operationsverletzungen der Strukturen des Ligamentum hepatoduodenale sind ebenso tückische wie typische intraoperative Komplikationen der Gallensteinoperationen. Die fatal enge Nachbarschaft von Gallengang, Leberarterie und Pfortader, die große Variabilität dieser Gebilde in ihrem individuellen Verlauf und in ihren topographischen Wechselbeziehungen, die Neigung der entzündlich veränderten Gallenblase zur Bildung unübersichtlicher Konglomerate, wahrscheinlich aber v. a. überhastetes Operieren können zu einer geringfügigen Gallengangswandverletzung, aber auch zu langstreckigem Verlust von Ductus hepaticus und Ductus choledochus führen [8, 10, 12, 13, 21, 25].

Bei früheren Literaturrecherchen mußte man eine Gallengangsverletzung auf knapp 500 Gallensteinoperationen unterstellen [10, 25]. Eine neuere Untersuchung von Bengmark [4] macht sich die Tatsache zunutze, daß in Schweden Versicherungsschutz gegenüber Komplikationen nach diagnostischen und therapeutischen Eingriffen besteht. Bei einer geschätzten Anzahl von 16 000 Cholezystektomien in Schweden pro Jahr wurden in 3 Jahren 30 intraoperative Gallengangsverletzungen gemeldet. Dies entspricht einer Relation von 1 : 1600, die außergewöhnlich günstig scheint. Die Verletzungen erfolgten ausschließlich bei Elektiveingriffen, meist bei normaler Anatomie, Blutverluste waren ohne nennenswerte Bedeutung. 26 der Fälle wurden intraoperativ erkannt und versorgt, meist durch End-zu-End-Anastomosen. Es gab keinen Todesfall.

Für die Vermeidung solcher operativen Mißgeschicke scheint die Abstellung des operativen Vorgehens auf die Variabilität und Vulnerabilität des extrahepatischen Gallen- oder Gefäßsystems wichtiger als die nach Jahren oder Dienststellung bemessene Erfahrung eines Operateurs. Es gibt zahlreiche Varianten sowohl in Verlauf und Mündung des Ductus cysticus wie in der Aufteilung des D. hepaticus und im Vorkommen akzessorischer Gallengänge (Abb. 1). Auch Varianten der A. hepatica können zu ernsten Schwierigkeiten Anlaß geben [10, 13, 25].

Einige Grundsituationen, die am ehesten zur Gallengangsverletzung führen, sind [9, 13, 25]:

- irrtümliche Durchtrennung des als Ductus cysticus angesprochenen Ductus choledochus bei kurzem Ductus cysticus und starkem Zug an der Gallenblase;
- Durchtrennung, tangentiale Wandverletzung oder Resektion des einer Schrumpfgallenblase eng anhaftenden D. hepaticus;
- zipfelförmige Einbeziehung der Gallengangswand in die Ligatur des Ductus cysticus;
- tangentiale Wandverletzung oder Durchtrennung des Ductus choledochus bei auf langer Strecke parallel verlaufendem Ductus cysticus;
- Gallengangsdurchtrennung über überhängender Hartmann-Tasche;
- Einbeziehung des Ductus hepaticus in eine Gefäßumstechung oder -ligatur bei stärkerer und unübersichtlicher intraoperativer Blutung.

Vor der Verletzung schützen kann nur das Wissen um solche Gefahren, die sorgfältige präparatorische Operationstechnik und die Klärung unübersichtlicher anatomischer Situationen durch eine intraoperative Cholangiographie.

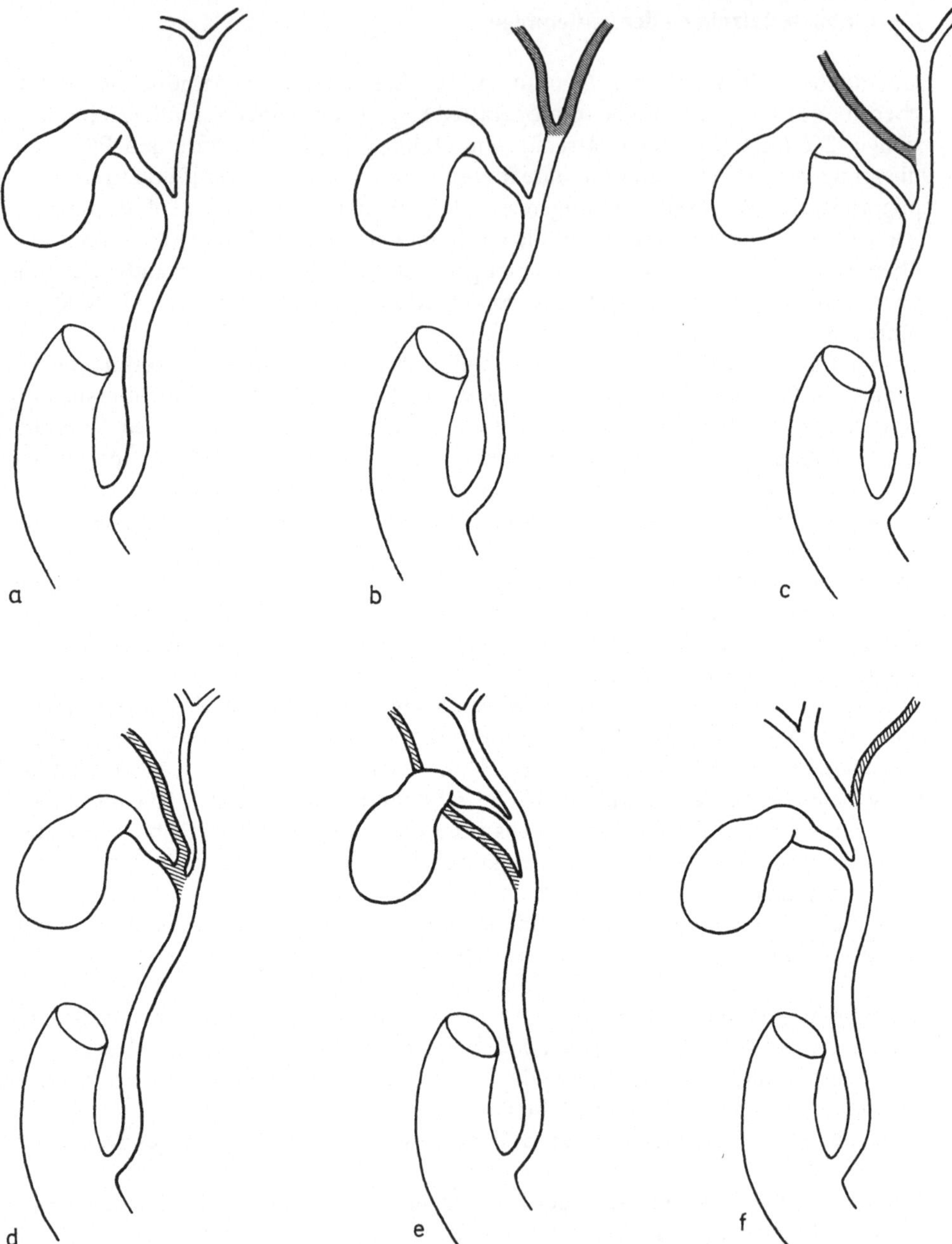

Abb. 1a–f. Variationen der Gallenwegsanatomie im Bifurkations- und Zystikuseinmündungsbereich. **a** normal, **b** tiefe Bifurkation, **c** akzessorischer Ductus hepaticus dexter, **d** Zystikus mündet in Ductus hepaticus dexter, **e** tiefer akzessorischer Ductus hepaticus dexter, **f** akzessorischer Ductus hepaticus sinister

Die meisten Gallengangsverletzungen werden intraoperativ nicht erkannt, die oben zitierte schwedische Statistik macht hier eine Ausnahme. Die Verletzungen manifestieren sich postoperativ durch eine persistierende Gallenfistel oder einen schnell an Intensität zunehmenden Ikterus. Kleine Wanddefekte können sich spontan schließen, führen jedoch zur Striktur nach Wochen, Monaten oder Jahren. Das Erkennen der Verletzung ist leicht, wenn der operative Akt mit einer operativen Cholangiographie abgeschlossen wird, bei der stets das ganze, auch das intrahepatische Gallenwegssystem zur Darstellung gebracht werden muß. Gallenchirurgie ohne intraoperative Cholangiographie sollte nicht mehr erlaubt sein.

Die sofortige Reparatur einer direkt erkannten Operationsverletzung des Gallengangs ist meist weniger problematisch. Sie besteht entweder in der einfachen und feinen Naht einer Tangentialverletzung der Gallengangswand mit gleichzeitiger T-Drainage, in der End-zu-End-Anastomose eines durchtrennten Gallengangs über einem gesondert ausgeleiteten T-Drain, schließlich in der biliodigestiven Anastomose bei nicht mehr überbrückbarem Defekt. Letztere kann bei normalweitem Gallengang äußerst schwierig sein, gerade hier bewährt sich die Technik der adaptierenden Dreiecksplastik nach Gütgemann [10].

Eine weitere Form der Gallengangsverletzung kann bei der instrumentellen Exploration des Gallengangs, insbesondere mit feinen Metallinstrumenten, also Sonden, Löffeln und Steinzangen erfolgen. Es kommt typischerweise zur Perforation der Gallengangswand in der Endstrecke des D. choledochus, also im retroduodenalen und meist intrapankreatischen Anteil. Die Instrumentenspitze wird bisweilen am medialen oder lateralen Duodenalrand sichtbar. Solche Gallengangsverletzungen können aus anatomischen Gründen selten übernäht werden. Wir haben in 2 Fällen nach transduodenaler Papillotomie den Gallengang für 14 Tage durch eine Völcker-Drainage abgeleitet. Es kam zu keinen Komplikationen. Bei einem weiteren Fall aus jüngster Zeit verlor der Patient diese Drainage nach wenigen Tagen, es entstand eine äußere Gallenfistel, die erst nach endoskopischer Einführung eines Pigtail-Katheters zur Ausheilung kam.

Übersehene Gallengangskonkremente

Häufigste postoperative Komplikation der Steinoperation an Gallenblase und Gallenwegen ist der übersehene Gallengangsstein [13, 27]. Die routinemäßige Anwendung der intraoperativen Cholangiographie und der gezielte Einsatz des Cholangioskops sollten die Rate der Residualsteine erheblich senken; dennoch lassen sicher auch erfahrene Operateure gelegentlich Konkremente zurück. Wird die Gallengangsrevision mit einer T-Drainage beendet, entdeckt man bei der Kontrollcholangiographie wenige Tage nach der Operation das oder die zurückgelassenen Konkremente. Bei primärem Nahtverschluß des Gallengangs droht eine Nahtundichtigkeit, wenn der Abfluß der Galle durch einen belassenen Stein behindert ist, es kann eine Gallenfistel resultieren. Diese entsteht auch dann, wenn die T-Drainage bei nicht gesichertem Galleabfluß vorzeitig entfernt wird.

Der Nachweis des Residualsteins in der postoperativen Phase verlangt heute nicht mehr zwangsläufig die Laparotomie. Es gibt Alternativen und bei noch liegendem T-Drain folgende Möglichkeiten [27]:

– Versuch einer chemischen Auflösung oder Verkleinerung der Konkremente, heute wohl am wirkungsvollsten durch Instillation von GMOC (modifiziertes Capmul 8210), einem „Cholesterinlöser", bei einer Fließgeschwindigkeit von 6 ml/h im Wechsel mit BA-EDTA, einem „Pigmentlöser", bei einer Fließgeschwindigkeit von 20–30 ml/h über das T-Drain für die Dauer von 1–3 Wochen [16];
– Steinextraktion über den T-Drain-Kanal, vorwiegend in den USA erprobt und 1980 von Burhenne [6] in Göttingen erstmals in Deutschland auf dem Boden von Erfahrungen an über 600 erfolgreichen Fällen propagiert. Man beläßt das T-Drain für 5–6 Wochen, der Patient geht zwischenzeitlich nach Hause. Dann wird das Drain entfernt und über den Drain-Kanal ein Spezialkatheter mit lenkbarer Spitze in den Gallengang und bis zum Stein eingeführt. Durch diesen Katheter kann ein Dormiakörbchen nachgeführt und mit seiner Hilfe der Stein extrahiert werden. Wer diese Methode praktizieren will, muß sich allerdings an den Gebrauch von T-Drainagen größeren Kalibers, etwa von 14 Charrière an aufwärts gewöhnen;
– endoskopische Steinextraktion, in der Hand Geübter ein zuverlässiges Verfahren, verlangt aber die endoskopische Papillotomie. Bei jüngeren Menschen ist also Zurückhaltung geboten, jedenfalls so lange, wie die Schadlosigkeit der Durchtrennung des Sphinkterapparats der Papille nicht zweifelsfrei erwiesen ist. Für Menschen über 60 Jahre haben wir aber keine Bedenken, die endoskopische Steinentfernung als Methode der ersten Wahl zu empfehlen.

Komplikationen der T-Drainage

Nach wie vor dürfte der überwiegende Anteil der Chirurgen die Gallengangsexploration mit einer T-Drainage beenden. Klug [15] berichtete über nur 8,4% primäre Nahtverschlüsse des Gallengangs in einer Erhebung des American College of Surgeons. Die T-Drainage des Gallengangs hat ihre eigenen, bei richtiger Technik jedoch seltenen Komplikationsmöglichkeiten. Die regelrecht durchgeführte Drainage mit kurzem und zur Halbrinne geformtem T-Stück führt nicht zur Striktur, wie eigene Untersuchungen ergeben haben.

Spätergebnisse der Choledochus-T-Drainage. (Nach [23])

Von 176 Kranken hatten 4–14 Jahre postoperativ
  140 keine wesentlichen Beschwerden,
    36 stärkere Beschwerden,
     2 Residualsteine,
     3 negative Cholangiographie,
    31 Beschwerden ohne erkennbare Beziehungen zum Gallensystem.

In keinem Fall Nachweis einer Gallengangsstriktur.

Schwierigkeiten können sich jedoch ergeben

– durch Abknicken eines kurzen Schenkels im Gallengang,

– durch Einknotung mit Verschluß des langen Schenkels durch die Gallengangs-
  naht,
– durch eine transpapilläre Drainage mit Behinderung der Pankreassekretion,
– durch Drainage bei belassenem Abflußhindernis.

In der Regel klärt eine Röntgendarstellung über den langen Drainschenkel die
Situation und weist auch den Weg zur Lösung: Frühzeitige Entfernung, endoskopische Beseitigung eines belassenen Steins, ausnahmsweise die Relaparotomie mit erneuter und technisch richtiger Drainage.

Zusammenfassung

Komplikationen sind auch in der Gallenchirurgie nicht vermeidbar und bei der großen Zahl von Gallensteinoperationen nicht allzu selten. Unspezifische Komplikationen von seiten des Herzens, des Kreislaufs und der Nieren belasten Gallenoperationen nicht mehr als andere abdominalchirurgische Eingriffe. Blutungen sind in
der Regel nicht schwerwiegend, verlangen jedoch im Einzelfall die Relaparotomie.
Die Operationsverletzung der A. hepatica propria fordert deren Wiederherstellung.
Operationsverletzungen der Gallenwege belasten die Gallenchirurgie in besonderem Maße. Bei intraoperativer Erkennung ist die Prognose günstig und die Wiederherstellung des Gallengangs durch End-zu-End-Naht meistens möglich. Übersehene und belassene Gallengangssteine erweisen sich als häufigste frühe postoperative
Komplikation. Diese Konkremente können zu einem großen Teil durch nichtchir-
urgische Maßnahmen entfernt werden. Der durch T-Drainage entlastete Gallengang ist bei richtiger Technik nicht strikturgefährdet, Komplikationen der T-Drainage sind selten und meist einfach behebbar.

Literatur

1. Amgwerd R, Gogos A (1974) Resultate und Interpretation von 1000 konsekutiven Chole-
   cystektomien. Helv Chir Acta 41:537
2. Back P (1974) Zur Epidemiologie des Gallensteinleidens. Leber Magen Darm 4:13
3. Becker HD, Börger HW, Schafmayer A (1980) Operationstaktik und -technik nach Ober-
   baucheingriffen. Langenbecks Arch Chir 352:311
4. Bengmark S, Andren-Sandberg A (1982) Accidental lesions of the choledochus at chole-
   cystectomy. 4th Meeting of the International Biliary Association, Paris June 10–12th 1982
   (unveröffentlicht)
5. Bergerhof HD (1967) Todesursachen in der Gallenchirurgie. Chirurg 38:61
6. Burhenne HS (1980) Non-operative extraction of retained bile-duct stones. In: Becker
   HD, Peiper HJ, Siewert SR (Hrsg) Rezidiv-Eingriffe an den Gallenwegen. Thieme, Stuttgart New York
7. Esser G (1971) Chirurgisch-eitrige Komplikationen nach Eingriffen an den Gallenwegen.
   Langenbecks Arch Chir 329:1066
8. Glenn F (1978) Iatrogenic injuries to the biliary ductal system. Surg Gynecol Obstet
   146:430
9. Grill W (1975) Die Eingriffe an der Gallenblase und an den Gallengängen. In: Zenker R,
   Berchtold R, Hamelmann H (Hrsg) Die Eingriffe in der Bauchhöhle, 3. Aufl. Springer,
   Berlin Heidelberg New York (Allgemeine und spezielle Operationslehre, Bd 7/1)

10. Gütgemann A, Schriefers KH, Philipp R, Wülfing D (1965) Zur rekonstruktiven Chirurgie des verletzten und strikturierten großen Gallenganges. Bruns Beitr Klin Chir 210:129
11. Gunn AA (1982) Antimicrobial prophylaxis in biliary surgery. World J Surg 6:301
12. Hermann RE (1979) Manual of surgery of the gallbladder, bile ducts and exocrine pankreas. Springer, Berlin Heidelberg New York (Comprehensive manuals of surgical specialities)
13. Hess W (1977) Nachoperationen an den Gallenwegen. Enke, Stuttgart
14. Kern E, Pichlmayr R, Schriefers KH (1981) Ergebnis einer Umfrage über die Hepatica-Unterbindung. Mitt Dtsch Ges Chir 10:14
15. Klug W (1975) Komplikationen durch die T-Drainage nach Choledochusrevision. Zentralbl Chir 100:339
16. Leuschner U, Baumgärtel H (1982) Die Auflösung von Gallengangssteinen durch Spülbehandlung. Dtsch Ärztebl 79/28:29
17. Massarrat S, Klingemann HG, Kappert S, Jaspersen D, Schmitz-Moormann P (1982) Die Häufigkeit der Cholelithiasis im autoptischen Material und ambulanten Krankengut aus Deutschland. Z Gastroenterol 20:341
18. Pichlmayr R (Hrsg) (1976) Postoperative Komplikationen. Springer, Berlin Heidelberg New York
19. Reiss R, Eliashir A, Deutsch A (1982) Septic complications and bile cultures in 800 consecutive cholecystektomies. World J Surg 6:195
20. Röthlisberger G, Sulser W, Amacker J, Akovbiantz A (1975) Postoperative Letalität und Morbidität bei Operationen an Gallenblase und Gallenwegen. Helv Chir Acta 42:875
21. Schildberg FW, Rueff FL, Witte J, Meisner H (1976) Relaparotomie nach iatrogener Gallengangsverletzung. In: Pichlmayr R (Hrsg) Postoperative Komplikationen. Springer, Berlin Heidelberg New York
22. Schreiber HW, Eichfuß HP, Schumpelick V (1980) Indikatorische und technische Fehler bei der Cholecystektomie. Aktuel Chir 15:211
23. Schriefers KH (1964) Spätergebnisse der Choledochus-T-Drainage. Ref. Vereinigung Mittelrhein. Chir. Marburg 3. 10. 1964 (unveröffentlicht)
24. Schriefers KH (1969) Gallenblase und Gallenwege. In: Baumgartl F, Kremer K, Schreiber HW (Hrsg) Spezielle Chirurgie für die Praxis, Bd II/1. Thieme, Stuttgart
25. Schriefers KH (1969) Plastische und wiederherstellende Eingriffe bei Verletzung und Striktur des Gallengangs. Langenbecks Arch Chir 325:406
26. Schriefers KH, Gerometta P (1980) Indikatorische und technische Fehler in der Gallenchirurgie: Choledochusrevision. Aktuel Chir 15:233
27. Schriefers KH, Gerometta P (im Druck) Sekundäreingriffe am Gallenwegssystem. Chirurg
28. Trede M, Linder MM, Wesch G (1980) Die Indikation zur Relaparotomie bei postoperativer Peritonitis. Langenbecks Arch Chir 352:295
29. Weitz G, Frahm G, Haenisch G (1964) Ergebnisse operativer Behandlung des Gallensteinleidens. Langenbecks Arch Chir 307:27
30. Wenckert A, Robertson B (1966) The natural course of gallstone disease. Eleven-year-review of 781 unoperated cases. Gastroenterology 50:376

Abdominelle Eingriffe im Kindesalter

D. Helbig

Komplikationen, laut Definition Verwicklungen oder Erschwernisse des zu erwartenden normalen Krankheitsablaufs, ggf. auch durch Hinzukommen eines weiteren Krankheitszustands, haben bei abdominellen Eingriffen im Kindesalter andere Schwerpunkte als später.

Das hängt damit zusammen, daß das Kind, insbesondere das Neugeborene und der Säugling, keine Miniaturausgabe des Erwachsenen darstellt. Es unterliegt, durch Wachstum und Entwicklung bedingt, eigenen Gesetzen. Diese beziehen sich einmal auf die anderen anatomischen Gegebenheiten, zum anderen auf die für das Kind charakteristischen Organfunktionen und Stoffwechselvorgänge. Sie bedingen Reaktionen und Krankheitszustände, die man vom Erwachsenen her nicht kennt. Die Eigengesetzlichkeit zeigt sich um so deutlicher, je jünger das Kind ist.

Da Komplikationen bei abdominellen Eingriffen im Kindesalter sich aus dem Verständnis dieser Eigengesetzlichkeit erklären, werden hierzu im folgenden einige Beispiele aufgezeigt.

Das Kind neigt dazu, als Ganzes und schneller zu reagieren. Der Körper des Kindes ist nur in ganz geringem Maße befähigt, einen Krankheitsherd auf einen kleinen Raum zu begrenzen.

Das Wachstumspotential des Kindes erfordert einen erhöhten Stoffwechselumsatz. Damit eng verknüpft sind die Besonderheiten des Wasserhaushalts und die Labilität des Säurebasengleichgewichts. Der Säugling neigt zur Exsikkose und Ödembildung, Stoffwechselentgleisungen verlaufen vornehmlich in Richtung Azidose. Ein Grund für letzteres ist die gesteigerte Fähigkeit zur anaeroben Glykolyse bei gleichzeitig größerer Umsatzrate des Glykogens. Es entsteht vermehrt Milchsäure, wobei die Pufferkapazität des Blutes noch mangelhaft ist. Hinzu kommt die Thermolabilität infolge Unreife des Wärmezentrums und der Kreislaufregulation. Unterkühlung aber bedeutet vermehrten Sauerstoffbedarf, Hypoxie und wiederum Azidose.

Unter diesem Gesichtswinkel lassen sich intra- und postoperative Komplikationen beim Kind einwandfrei nicht trennen, denn sie sind z. T. schon präoperativ vorgegeben.

Es bietet sich vielmehr die Einstufung nach dem Lebensalter an, da die verschiedenen Altersgruppen jeweils anders reagieren.

Komplikationen beim Neugeborenen

Sie unterscheiden sich in besonders hohem Maße von denen im späteren Lebensalter und sind z. T. nicht vermeidbar.

Komplikationen als Folge des Geburtstraumas und der Adaptationsvorgänge

Der Ikterus prolongatus, z. B. mit seiner negativen Auswirkung auf die Blutgerin-
nung, bedeutet die Gefahr diffuser Nachblutungen. Die beim Neugeborenen gar
nicht so seltene Hypoglykämie mit Blutzuckerwerten bis gegen Null gibt, bleibt sie
unbemerkt, Anlaß zu entsprechenden Zwischenfällen. Angeborene Einzel- oder
komplexe Mißbildungen bestimmen nicht selten den Verlauf der chirurgischen Erkrankung.

Komplikationen von seiten der chirurgischen Erkrankung selbst

Sie sind meist vorher abwägbar, jedoch nicht immer vermeidbar. Dazu Beispiele:

Beim Nabelschnurbruch oder bei der Gastroschisis besteht nicht selten ein star-
kes Mißverhältnis zwischen dem zu kleinen Abdomen und den eventrierten Organen. Niemand würde wohl heute eine Rückverlagerung der eventrierten Organe
forcieren und eine Kavakompression mit ihren ggf. auch tödlichen Folgen riskieren.
Aber die erforderliche Ausweitung der Operation bedeutet schon an sich eine Komplikation. Uns hat sich die Überbrückung des Defekts mit Eihaut bewährt.

Ein Mißverhältnis zwischen Bauchorganen und Bauchhöhle ist auch bei der
pleuroperitonealen Zwerchfellhernie keine Seltenheit; in diesem Fall ist die Schaf-
fung einer artefiziellen Bauchwandhernie erforderlich.

Die vorher erwähnte Gastroschisis bietet noch andere Probleme. Wenn die
eventrierten Darmschlingen zu lange im Fruchtwasser gelegen haben, zeigen sie
sich im Sinne einer aseptischen Entzündung verdickt und lederartig infiltriert. Postoperativ wird es schwierig sein, eine ausreichende Peristaltik zu erreichen. Hinzu
kommt die Gefahr einer septischen Peritonitis, wobei es sich um Erreger aus dem
Geburtskanal handeln kann.

Eine weitere postoperative Komplikation durch die Erkrankung selbst stellt das
Kurzdarmsyndrom dar, weil es Probleme der Ernährbarkeit aufgibt. Ein nicht ver-
meidbares Kurzdarmsyndrom kann trotz operativer Korrektur aus multiplen
Darmatresien resultieren; häufiger noch nach der oft ebenfalls nicht zu umgehen-
den chirurgischen Behandlung der Enterocolitis necroticans.

Man hat eine Chance, wenn man bei der primären Resektion der Darmnekrosen
sehr zurückhaltend ist und versucht, jeden Zentimeter auch des gefährdeten Dünndarms zu erhalten, bei dem noch Aussicht auf Heilung besteht. Es ist bekannt, daß
trotz radikaler Erstresektion die Erkrankung fortschreiten und eine Second-look-
Operation erfordern kann. Die Nachresektion wird bei schon vorhandenem Kurzdarmsyndrom problematisch, wenn auch beim Neugeborenen 20 cm Dünndarm zur
Lebenserhaltung genügen. Wenn es postoperativ gelingt, ein Neugeborenes mit
Kurzdarmsyndrom zu ernähren – man verwendet heute die sogenannte Bausteindiät –, bestehen Überlebenschancen, denn, anders als später, wächst ein frühzeitig
resezierter Dünndarm im Säuglingsalter um einiges nach.

Bausteindiät

1) Eine Woche nur parenterale Ernährung
2) 5%ige Glukose steigernd

3) Maltodextrin steigernd
4) Aminosäuren steigernd
5) MKT-Öl (mittelkettige Triglyzeride)
6) Reisschleim oder Möhren

Ein letztes Beispiel für diese Gruppe: Dünndarmatresien zeigen mitunter einen sehr großen Unterschied zwischen dem oral stark erweiterten und dem distal sehr engen Lumen. Die operationstechnische Überbrückung der Luminadifferenz ist es heute weniger, die zu Komplikationen führt. Wir wenden eine Schräganastomose an, die sich bei uns gut bewährt hat (Abb. 1).

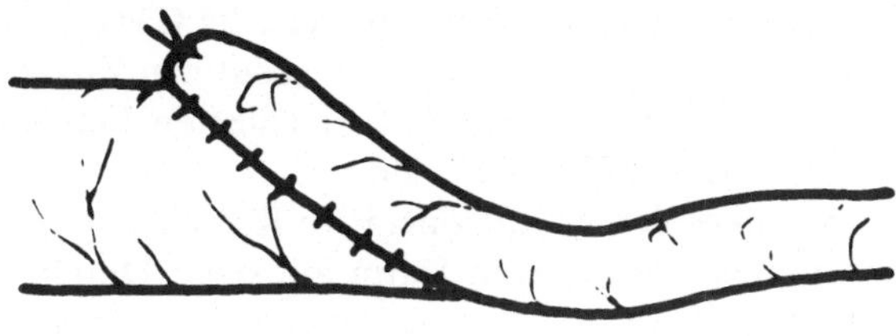

Abb. 1. Schräganastomose zur Überbrückung der Luminadifferenz bei Dünndarmatresien

Schwieriger ist die Entscheidung, von wo ab man beim oralen Dünndarmanteil ein intaktes Darmmuskulaturmuster erwarten kann, inwieweit man also resezieren muß, um postoperativ eine normale Passage zu erreichen.

Komplikationen von seiten des Neugeborenen aufgrund seiner Eigengesetzlichkeit und von seiten des Arztes

Diese Komplikationen sind bei Kenntnis und Erfahrung zum größten Teil vermeidbar. Einige Beispiele:
Schon ein geringer Blutverlust während der Operation ist schädlich, da das Neugeborene auf den Sauerstoffträger weit mehr angewiesen ist. Die Thermolabilität ist so extrem, daß schon eine Unterkühlung während der Operation genügt, um eine Azidose auszulösen. Heizbare Operationstische empfehlen sich daher.
Eine Ateminsuffizienz, sei es durch eine Schocklunge, durch einen Zwerchfellhochstand oder durch eine Lungenhypoplasie, wie z. B. bei Zwerchfellhernien, führt sehr rasch zu einer respiratorischen Azidose. Deshalb ist eine Dauerbeatmung wesentlich häufiger einzusetzen als beim älteren Kind oder gar später.

Eiweißmangel kann Anlaß zu einem Platzbauch geben. Rechtzeitige Eiweißsubstitution ist erforderlich. Wenn eine Infusionsbehandlung notwendig wird, so muß sie sehr ausgewogen sein. Eine falsche Infusion, v. a. ein Zuviel an Flüssigkeit, führt zu Ödemen, besonders zu anastomosennahen mit der Gefahr der Anastomoseninsuffizienz.

Blutdruckspitzen durch nicht adäquate Tropfenfolge der Infusionslösung oder durch zu forciertes Absaugen des Bronchialbaums während der Operation können, besonders bei Frühgeborenen, Hirnblutungen auslösen, die früher als geburtstraumatisch bedingt angesehen wurden, der Folgezustand als angeborener Zerebralschaden.

Bei erforderlicher kompletter Nahrungskarenz und langandauernder parenteraler Ernährung über Wochen besteht die Gefahr einer Hepatopathie unklarer Genese mit der Möglichkeit einer konsekutiven Zirrhose. Es wird diskutiert, ob die per infusionem über längere Zeit zugeführten Fettemulsionen und Aminosäurengemische auslösende Faktoren sind.

Wenn es sich um die operative Korrektur einer Atresie handelt, sollte man nicht versäumen, den übrigen Darm auf seine Durchgängigkeit zu prüfen, um eine Relaparotomie wegen eines zusätzlichen Membranverschlusses oder weiterer Atresien zu vermeiden.

Komplikationen im Säuglingsalter

Zunächst wieder einige Beispiele von nicht immer vermeidbaren Komplikationen durch die Erkrankung selbst. Beim aganglionären Megakolon sieht man sich intraoperativ vor der Entscheidung, in welcher Ausdehnung die Darmresektion zu erfolgen hat, da das Belassen des oberhalb der Aganglionose befindlichen ganglienarmen Darmabschnitts postoperativ ein Hindernis für die Weiterbeförderung des Stuhls darstellen kann. Bei der Resektion des Megakolons empfiehlt es sich, eine Schräganastomose vorzunehmen, da dann die Gefahr der Anastomosenenge geringer ist.

Wenn die Notwendigkeit einer Kolontransplantation in den Thorax zwecks Überbrückung eines Ösophagusdefekts besteht, kann sich der Gefäßstiel als zu kurz zeigen. Dann läßt sich in einer Zweitoperation das Colon ascendens mit einem angrenzenden Ileumanteil retrosternal transplantieren.

Der Gefäßstiel kann auch für das Anlegen eines Kolonkonduits zu kurz sein. Das Ileumkonduit dagegen wird durch Nachwachsen meist zu lang. Eine Nachresektion etliche Jahre später ist dann nicht zu umgehen. Bei der Korrektur von extrahepatischen Gallengangshypoplasien, von großen Choledochuszysten oder von Pankreaspseudozysten bleibt ein Reflux nicht immer vermeidbar. Neuerdings wird eine Antirefluxplastik mit Klappenbildung von japanischer Seite empfohlen. Wir haben diese Methode einige Male mit gutem Erfolg durchgeführt (Abb. 2, Abb. 3).

Ein weiteres Beispiel: Bei Analatresien, die einen Durchzug des Kolonstumpfes erforderlich machen, kann sich der Kolonstumpf als zu dick erweisen. Der Kolonstumpf muß durch Keilexzision dezimiert werden. Bei Forcierung des Durchzugs

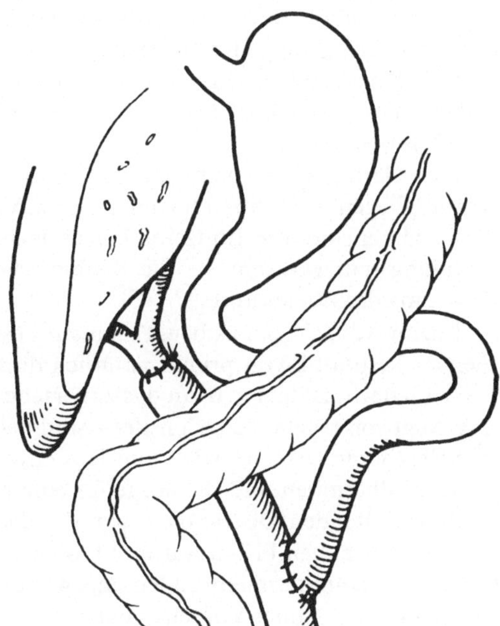

Abb. 2. Gallenwegsersatz durch eine
hochgeschlagene Dünndarmschlinge

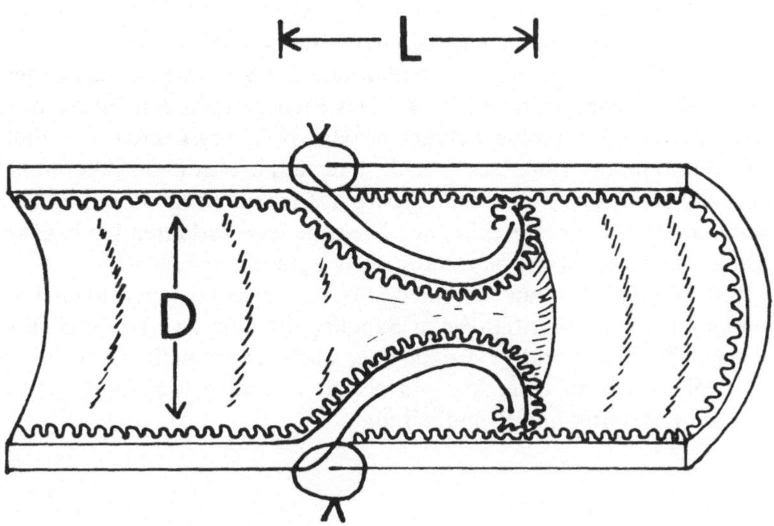

Abb. 3. Antirefluxplastik durch Klappenbildung

würde andernfalls die Levatorschlinge einreißen und Inkontinenz wäre die Folge trotz äußerlich gelungener Operation.

Ein Anus praeter kann prolabieren oder einsinken. Um das zu vermeiden, schlägt man im Kindesalter einen dreiecksförmigen Hautlappen zwischen die beiden Darmschenkel.

Eine Darmparalyse beim Säugling muß schnell und energisch bekämpft werden, da ruhigliegende Darmschlingen eher zu Verwachsungen neigen. Peristaltikanregende Mittel sind also frühzeitig einzusetzen. Wenn indiziert, ist auch eine Dauerbeatmung sehr wirksam, da die rhythmische Bewegung des Zwerchfells auch die Bewegung des Darms anregt.

Einem Adhäsionsileus beugt man am besten durch das rasche Erreichen ausreichender Peristaltik vor, primär natürlich durch schonendes Umgehen mit dem Gewebe. Gedacht ist hier z. B. an das zu forsche Ausstreichen eines Ileus; Serosadefekte, gefolgt von einem Adhäsionsileus, sind beim Säugling fast sicher.

Selbst wenn sich ein Adhäsionsileus entwickelt hat, ziehen wir das alleinige Lösen der Adhäsionen und die Sorge für eine rasch einsetzende Peristaltik gegenüber rezidivverhütenden Operationen vor, die die postoperative Darmparalyse nur verlängern. Wir haben bisher nur in 3 Fällen von rezidivierendem Adhäsionsileus zur Prophylaxe Dünndarmleitsonden angewandt, bzw. gezielt Darmschlingen aneinandergenäht, dem Nobel-Vorgehen entsprechend.

Natürlich gibt es auch in der Abdominalchirurgie des Säuglings operationstechnisch bedingte Komplikationen. Bei der hypertrophischen Pylorusstenose z. B. muß die Muskulatur komplett bis zur Pylorusvene durchtrennt werden. Wenn jedoch die Duodenalschleimhaut den Pylorusmuskel überlappt, kann sie bei der Spaltung verletzt werden, was eine Peritonitis zur Folge hat.

Transanastomotische Sonden, während der Operation nicht tief genug gelegt, können nach oben rutschen, wodurch die postoperative Ernährung wesentlich erschwert wird. Dagegen können derartige Sonden über längere Zeit ohne Schädigung der Darmwandung liegen bleiben.

Die Komplikationen, die mit der Eigengesetzlichkeit des Säuglings zusammenhängen, sind praktisch die gleichen wie beim Neugeborenen.

Eine nicht hoch genug einzuschätzende Gefahr bedeutet das Hineinoperieren in einen fieberhaften grippalen Infekt. Das Fieber durch den Infekt, durch möglichen Flüssigkeitsverlust infolge Erbrechen oder Nahrungskarenz, das Fieber durch die Gewebetraumatisierung, schließlich eine narkosebedingte Alteration des Wärmezentrums können sich zu einem hyperpyretischen enzephalopathischen Zustand potenzieren, der trotz entsprechender Therapie letal verlaufen kann. Eine maligne Hyperthermie kann sich schon intraoperativ entwickeln.

Ein wichtiger Garant für einen störungsfreien postoperativen Verlauf nach intraabdominellen Eingriffen beim Säugling ist eine zweckmäßige Ernährung. Unsachgemäße postoperative Ernährung, auch zu schneller Nahrungsaufbau, führt meist sehr rasch zu einer komplizierenden Stoffwechselentgleisung mit Rückwirkung auf Peristaltik und Wundheilung.

Komplikationen beim älteren Kind

Beim älteren Kind sind in etwa die gleichen Komplikationen möglich wie beim Erwachsenen. Die Eigengesetzlichkeit nimmt allmählich ab.

Die Gefahr von Komplikationen rein chirurgischer Natur, wie z. B. die Wundinfektion, bestehen beim Kind allerdings weit weniger. So erübrigen sich oft Zieldrainagen zur Ableitung etwaiger Anastomoseninsuffizienzen oder von Eiteransammlungen bei einer Peritonitis.

Entscheidend für Erfolg oder Nichterfolg einer Abdominaloperation beim Kind ist in Zusammenfassung nicht zuletzt die Kenntnis, daß sämtliche Reaktionen, sowohl in positiver als auch in negativer Richtung, viel rascher ablaufen als beim Erwachsenen. Daraus resultiert u. a., daß man bei der mitunter sehr schwierigen Differentialdiagnose – postoperative Darmparalyse oder mechanischen Ileus – im Zweifelsfall eher zur Relaparotomie neigen wird. Das Kind erholt sich, zweckmäßig behandelt, schneller, und beim aufgezeigten Vorgehen ist zumindest ein Teil der Komplikationen von vornherein vermeidbar.

Literatur

Bettex M (1975) Wesentliches über Kinderchirurgie. Huber, Bern Stuttgart Wien
Helbig D (1973) Chirurgische Pädiatrie. Schattauer, Stuttgart New York, S 3–5
Ohnishi S (1979) Jejunal Interposition Hepatic Portoduodenotony with Intestinal Valve. Arch. Jpn Chir 48:1
Rehbein F (1976) Kinderchirurgische Operationen. Hippokrates, Stuttgart, S 296–308

Dünndarmchirurgie, Appendix

H.-J. Streicher und B. Schorn

Intraoperative Zwischenfälle führen, wenn sie in ihrer Bedeutung nicht vollständig erkannt oder beherrscht werden, nicht selten zu schweren postoperativen Komplikationen. Die Gefahr bei Dünndarmoperationen und Appendektomien ist besonders groß, da es sich nur selten um geplante, in über 90% der Fälle aber um Notoperationen unter der Diagnose Ileus oder sog. akutes Abdomen handelt. Elektiv operiert wurde wegen seltener Tumoren, Duplikaturen, Meckel-Divertikel, Ductus omphaloentericus, Blindsacksyndrom, Stenosen oder Fisteln bei Enteritis regionalis (Crohn), nach Röntgenbestrahlung und Infarkten.

Auf die Gefahren während des Operationsverlaufs, ihre Vermeidung bzw. Korrektur sei aufgrund eigener Beobachtungen und aufgrund von Hinweisen in der Literatur zunächst eingegangen.

Sicherheit und Übersichtlichkeit sind v. a. bei Noteingriffen mit unklarer Diagnose wichtiger als Kosmetik. Ist man gezwungen, durch eine alte Narbe das Abdomen zu eröffnen, so sollte das Peritoneum zunächst in Verlängerung ober- oder unterhalb im narbenfreien Abschnitt eröffnet werden, um Adhäsionen im Narbenbereich zu vermeiden und um möglichst bald die freie Bauchhöhle zu erreichen. Adhäsionen im Narbenbereich lassen sich dann leichter und mit geringerer Gefahr der Darmöffnung präparieren. Eine Eventration des Dünndarms zur raschen Klärung des Befundes läßt sich nicht immer vermeiden. Der Darm soll nicht herausgezogen, sondern herausgehoben werden, da Verletzungen zu Ödem- und Hämatombildungen mit nachfolgender Atonie sowie zu Adhäsionen und deren Folgen führen [2].

Die Gefahr der Kontamination des Peritoneums durch Eröffnung des Lumens ist am eventrierten Darm wesentlich geringer, als wenn in der Bauchhöhle manipuliert werden muß. Der Darm soll feucht gehalten, aber nicht verbrüht werden. Ab 45 °C kann es zu oberflächlichen Zerstörungen der Serosadeckzellen kommen. Verletzte Darmabschnitte klemmt man sogleich ab, damit kein Darminhalt austritt, und versorgt sie vordringlich.

Darmwandhämatome durch Anstechen kleiner intramuraler Gefäße breiten sich oft recht schnell aus. Sie dürfen nicht bagatellisiert werden, sondern sind, da sie infizieren und damit Anlaß zu Nahtinsuffizienzen sein können, zu entleeren. Durch sorgfältige Führung der Naht vermeidet man Gefäße. Quervernähte Längsinzisionen, zusammengezogene Keilexzisionen oder Darmwandhernien, übernähte Schnürfurchen und Serosadefekte können zu Ernährungsstörungen und zu Stenosen durch Raffung und Verziehung führen. Besteht der geringste Zweifel an einer regelrechten Durchblutung der Darmwand oder ist die Gefahr einer Stenose gegeben, so ist es besser, den betroffenen Darmabschnitt zu resezieren. Eine Kontrolle der Durchblutung aller Darmabschnitte am Ende einer intraabdominellen Operation ist unerläßlich.

Noteingriffe unter der Diagnose eines Ileus, einer Appendizitis oder eines sog. akuten Abdomens erfordern besondere Erfahrung des Operateurs. Ist es beim Dickdarm der Tumor, so steht beim Dünndarm die Strangulation an der Spitze der Ursachen des Ileus, Appendizitis und Mesenterialinfarkt beim akuten Abdomen [7]. Die Analyse der eigenen Ileusfälle macht deutlich, daß im 1. Lebensjahrzehnt Invaginationen und Briden beobachtet wurden. Tumoren, Ileozäkaltuberkulosen, inkarzerierte Hernien, Gallensteine und Mesenterialinfarkte sind Erkrankungen des alten Menschen (Abb. 1). Rasches Handeln tut not, denn auch heute gilt noch: Je später ein Ileus operiert wird und je älter der Patient ist, um so schlechter ist die Prognose [1, 3, 6, 9, 11]. Das Ziel der Operation ist die Wiederherstellung der Passage, die Dekompression des Darms und, wenn möglich, die Beseitigung der Ileusursache. Bei der Suche nach dem Hindernis muß systematisch und schonend vorgegangen werden. Zunächst suchen wir nach der dünnsten Darmschlinge, am terminalen Ileum beginnend, um den Verschluß sicher zu finden. Bewegliche Fremdkörper oder Gal-

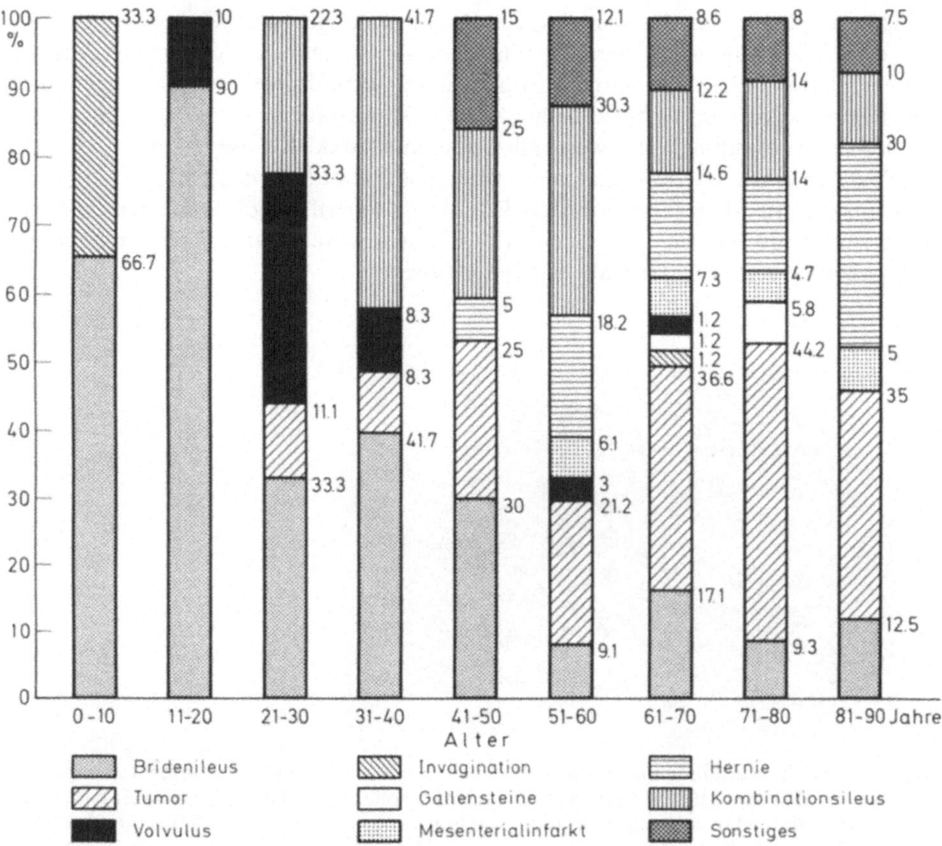

Abb. 1. Ileusursachen und ihre prozentuale Verteilung innerhalb der Altersgruppen (n = 278). (Aus [2])

lensteine entferne ich oberhalb der am stärksten aufgetriebenen Darmabschnitte. Die Enterotomie liegt dann eher im Gesunden. Das brüske Entfernen von Gallensteinen aus ihrem Lager führt jedoch ebenso wie das Zerdrücken der Steine zu Wandschädigungen und muß unterlassen werden. Stets sollte man nach weiteren Hindernissen suchen. Entscheidend ist die Dekompression des Darms nach Beseitigung des Hindernisses. Ausstreichen nach oben oder unten muß schonend, langsam und schrittweise erfolgen, um Wandschädigungen zu vermeiden. Der entleerte Darm füllt sich jedoch, v. a. wenn er bereits ödematös verändert und atonisch ist, schnell wieder mit Flüssigkeit auf. Zur dauerhaften Dekompression und v. a. zur Vermeidung neuer Adhäsionen ist die Darmschienung bei entsprechenden Fällen indiziert. Bei schlanken Patienten, ausreichend großer Laparotomie, nicht zu dikkem Mesenterium und freibeweglichen Darmschlingen gelingt es bei optimaler Relaxation, eine Sonde durch Magen und Duodenum ins Jejunum vorzuführen. Schwierigkeiten bereitet oft die Passage durch das Duodenum, unter der Mesenterialwurzel hindurch. Auch das retrograde Einführen einer Sonde ist nach Beseitigung des Hindernisses möglich. Gelingt dies alles nicht, so ist zur Dekompression eine Enterotomie nicht zu umgehen. Diese wird an einer vor die Bauchdecke gebrachten, möglichst intakten Darmschlinge, niemals im Bereich des atonisch stark geblähten, ödematösen Darms angelegt. Zuvor wird mit Bauchtüchern abgedeckt und eine Zweitsaugung vorbereitet. Eine Tabaksbeutelnaht verhindert das Austreten des Darminhalts. Der Darm wird quer inzidiert und mittels eines doppellumigen, flexiblen, weichen Rohrs abgesaugt. Der dekomprimierte Darm sollte geschient werden. Nur ausnahmsweise, wenn alle anderen Methoden versagen, wird man die Sonde durch einen Witzel-Kanal vom Jejunum aus einführen dürfen.

Die *Naht* am Ileusdarm erfordert Erfahrung. Oberflächlich gestochen, hält sie nicht, zu tief, eröffnet sie das Lumen. Atraumatisches Nahtmaterial ersetzt nicht die atraumatische Führung der Naht durch den Operateur.

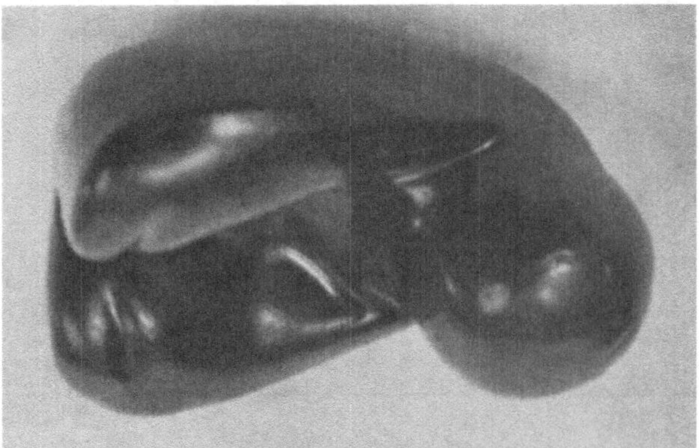

Abb. 2. Seitliche Aufnahme des Modells des menschlichen Peritoneums von rechts hinten gesehen. Der Inhalt des kleinen Beckens stellt sich als große runde Vorwölbung, weit nach hinten reichend, dar. Man erkennt auch die zwerchsackartig über die Wirbelsäule herüberhängende rechte und linke Peritonealhälfte, verursacht durch die tiefe Impression der Wirbelsäule. Auch ist der Knick in Höhe des Promontoriums zwischen LWS und Kreuzbein erkennbar. (Aus [16])

Die Anatomie des Peritoneums läßt erkennen, daß eine Drainage „des Peritonealraums" nicht möglich ist (Abb. 2). Nur wenn sich durch einen Abszeß ein Hohlraum gebildet hat, kann dieser kurzfristig drainiert werden. Beide Flanken und den tiefsten Punkt des Douglas-Raums kann man für eine Spüldrainage ausnützen. Drainagen sollen möglichst nicht dem Darm, niemals aber einer Anastomose direkt anliegen, sonst schaden sie mehr, als sie nützen. Zwischen den Dünndarmschlingen haben sie nichts verloren. Der Drain soll, wenn irgend möglich, nicht zur Wunde herausgeleitet werden und nicht länger verbleiben als unbedingt notwendig.

Muß ein Darmabschnitt reseziert werden, und dies ist besser als das Belassen schlecht ernährter oder traumatisierter wandgeschädigter Darmschlingen, so dürfen die Resektionsgrenzen nicht zu eng gewählt werden, da im ödematös veränderten oder gar entzündlichen Gebiet Insuffizienzgefahr besteht. Der Verschluß der Bauchdecken, v. a. bei stark geblähtem Darm, erfordert besondere Sorgfalt.

Die schwersten postoperativen Komplikationen nach Dünndarmeingriffen sind Blutung, Ileus und Peritonitis. Darüber hinaus wird der Dünndarm aber auch nach einer Reihe von Eingriffen, bei welchen er primär überhaupt nicht beteiligt war, in Mitleidenschaft gezogen. So z. B. nach einfachen Probelaparotomien, nach urologischen Operationen, nach Anlage eines Anus praeter, nach Laparoskopien und Endoskopien sowie nach Operationen an den großen Gefäßen, ebenso wie nach Operationen an Oberbauchorganen und am Dickdarm, bei schweren Pankreatitiden sowie durch Fremdkörper, falsch plazierte oder zu lange belassene Drainagen.

Besonders häufig tritt ein postoperativer Ileus nach einer Appendektomie auf [5]. Auch bei Kindern – 12–14% sind perforierte Appendizes – sind Ileus und postoperative Infekte relativ häufig. Im eigenen Krankengut (1977–1981) war nach 762 Appendektomien keine Frührelaparotomie wegen eines mechanischen Ileus erforderlich. In 7 Fällen (0,9%) mußte wegen septischer Komplikationen relaparotomiert werden. Kein Patient starb nach dem Zweiteingriff.

Schwere Komplikationen zwingen zur Relaparotomie. Ein nicht leichter Entschluß, der jedoch, wenn er rechtzeitig erfolgt, einen Teil unserer Patienten zu retten vermag. Das Hauptproblem liegt im frühzeitigen Erkennen der Komplikationen. Große Erfahrung, Engagement und Selbstkritik bei der Beobachtung des Verlaufs durch wiederholte Untersuchungen des Patienten und Vermeidung der Überbewertung von Labordaten und Röntgenbildern lassen die zur Relaparotomie zwingende Komplikation frühzeitig erkennen. Verzögerte Diagnose und Therapie durch Verkennen des Trends führt hingegen zur Inkurabilität. Wie schwer die Indikation zu stellen ist, zeigt die Beobachtung, daß die zur Hämodialyse wegen postoperativen Nierenversagens überwiesenen Patienten fast ausnahmslos einer Reoperation wegen zunächst nicht erkannter chirurgischer Komplikationen bedürfen.

Postoperative Störungen leichter Art beobachtet man um so häufiger, je genauer unsere Patienten postoperativ überwacht und untersucht werden. Dies ist eine Aufgabe des Operateurs.

Die Literatur zeigt, daß die Zahl der Relaparotomien meist auf die Gesamtzahl der Laparotomien und nicht auf die Dünndarmeingriffe bezogen wird (Tabelle 1). Die Relaparotomierate beträgt 1,06% mit einer Letalität von 45,4%. Es ist deutlich erkennbar, daß in den letzten 30 Jahren der Prozentsatz der Relaparotomien ständig zugenommen hat, wobei die Letalität von etwa 70% auf Werte um 30% zurückgegangen ist. In 28,8% (11,6–62,2%) wurde wegen Ileus, in 17% (6,2–25%) wegen

Tabelle 1. Häufigkeit und Letalität der Frührelaparotomie. (Literatur bei [1, 12, 14])

Autoren	Jahr	n	Frequenz [%]	Letalität [%]
Starlinger	1954	132	0,54	71
Lowdon	1959	75	4,0	32
Kunz	1962	158	0,53	69
Prenner	1962	73	0,7	55
Tasca	1962	17	0,44	23,5
Börger, Schneider	1963	53	0,76	36
Herczeg, Berentey	1963	97	0,59	53,6
Hüttl	1964	64	0,53	50
Hahnloser et al.	1969	104	1,5	59
Siewert et al.	1970	246	2,1	38
Hegemann	1971	380	3,3	34
Stojanov	1972	238	0,45	50,6
Käufer, Hiller	1973	179	5,2	47
Deucher, Oesch	1974	99	1,8	27
Pichlmayr, Ziegler	1974	101	6,8	49,9
Ranke	1974	142	1,1	57
Vieweg, Daniel	1974	142	1,34	28,2
Streicher, Schorn	1982	87	2,94	27,6
		[Gesamt]	[∅]	[∅]
		2387	1,06	45,4

Blutung und in 46,3% (20,7–66,7%) wegen Peritonitis und bei weiteren Fällen wegen Wundruptur operiert (Tabelle 2). Die Zahlen ergeben nicht exakt 100%, da oft
mehrere Komplikationen zusammenkamen. Von unseren fast 3000 Laparotomien
aus 5 Jahren (1977–1981), mußten 87 (2,9%) relaparotomiert werden. Die Letalität
betrug 27,6%. Dies ist abhängig vom Anteil der Peritonitiden, dem Zeitpunkt der
Relaparotomie und dem Alter der Patienten [1, 3, 6, 9, 11, 15]. 16mal war eine
Nachblutung, 13mal ein Ileus, 58mal eine Peritonitis die Indikation.

Nach unseren 252 Dünndarmoperationen mußten wir 9mal relaparotomieren
(3,6%): 2mal wegen Ileus, 7mal wegen Peritonitis. Hiervon starben 2 Patienten
(22,2%). Ein Mesenterialinfarkt konnte auch durch die am 1. Tag erfolgte Second-
look-Operation nicht gerettet werden. Beim zweiten war wegen einer hämorrha-
gisch nekrotisierenden Pankreatitis nach einer Dünndarmresektion relaparotomiert
worden.

Blutungen treten v.a. in den ersten beiden postoperativen Tagen auf. Sie sind
nur ausnahmsweise durch Gerinnungsstörungen oder durch Arrosionen – es kommt
zwar vor, dann aber wesentlich später im Verlauf – verursacht. Wer sich auf die
Menge des Blutaustritts aus Drainagen verläßt, wird mit der Relaparotomie meist
zu spät kommen [11, 14].

Die *Peritonitis* – in der überwiegenden Mehrzahl durch eine Nahtinsuffizienz
verursacht – ist nach Koloneingriffen wesentlich häufiger als nach Dünndarmeingriffen [8, 16]. Eine Insuffizienz im unteren Jejunum- oder Ileumbereich bei guter
Drainage hat bei konservativer Therapie mit Hyperalimentation eine gute Aussicht
auf Ausheilung im Gegensatz zu Insuffizienzen im Duodenal- und oberen Jejunal-
bereich [14].

Tabelle 2. Indikationen und Letalität bei Frührelaparotomie. (Literatur bei [1, 12, 14])

Autoren	Jahr	n	Ileus		Peritonitis		Blutung	
			Anteil [%]	Letalität [%]	Anteil [%]	Letalität [%]	Anteil [%]	Letalität [%]
Starlinger	1954	132	40,9	61	43,1	87,7	15,9	52,3
Kunz	1962	158	29,7	61,7	46,8	77	6,9	36,4
Börger, Schneider	1963	53	62,2	27,3	20,7	36	7,5	25
Herczeg, Berentey	1963	97	42,3	55	54,3	52,3	6,2	50
Siewert et al.	1970	246	18,1	46,3	53,5	47,7	20,3	12
Stojanov	1972	238	30,4	37,7	60	62,2	9,6	52,1
Käufer, Hiller	1973	179	23	6	44	65	23	7
Kern	1974	301	11,6	13,9	44,9	36,1	22,9	40
Ranke	1974	142	38	49	30	75	25	59
Vieweg, Daniel	1974	142	42,9	9,8	33	46,8	9,2	23,1
Dinstl et al.	1975	186	39,7	41,6	39,7	39,2	22,3	23
Tera, Aberg	1975	121	24,7	13,3	44,9	38,5	19	17,4
Streicher, Schorn	1982	87	14,9	0	66,7	36,2	18,4	18,8
		[Gesamt] 2082	[Ø] 28,8	[Ø] 36	[Ø] 46,3	[Ø] 47,9	[Ø] 17	[Ø] 30,8

Der postoperative *Ileus* wird um den 7. bis 9. Tag manifest. Frisch entstandene oder belassene Adhäsionen, entzündliche Konglomerattumoren, intraabdominelle und retroperitoneale Hämatome, Volvulus, Invagination oder Peritonitis, ebenso wie falsch plazierte und zu lange belassene Drainagen können die Ursache sein.

Bekanntlich kommt es physiologisch bedingt postoperativ zu einer Adynamie. Diese Immobilität kann unmerklich in eine Atonie übergehen. Der Tonusverlust, den man tunlichst vom Mobilitätsverlust unterscheiden sollte, führt zur Aufblähung des Darms. Dies ist ebensowenig physiologisch wie eine völlige, über den 3. Tag anhaltende Darmparalyse [4, 13]. Intraoperative Traumatisierung, bakterielle Kontamination und extraabdominelle Ursachen wie Stoffwechselstörungen, Störungen des Wasser-, Elektrolyt- und des Säure-Basen-Haushalts können die Ursache sein. Kardiopulmonale Insuffizienz und Pharmaka müssen als Ursache ausgeschlossen werden. Ist das „milieu interne" ausgeglichen, kann durch rektalen Einlauf, Postigmin usw., auch durch Anbieten von Nahrung durch eine Duodenalsonde die regelrechte Darmtätigkeit früh in Gang kommen [10]. Dramatische Symptome wie Widerstandsperistaltik und Erbrechen fehlen beim postoperativen Ileus, außer wenn die Darmtätigkeit schon richtig in Gang gekommen war und er erst in der 2. und 3. postoperativen Woche zur Manifestation kommt. Die Differenzierung zwischen mechanischem und funktionellem Ileus ist postoperativ noch schwieriger als sonst. Das Vorhandensein von Spiegeln auf der Abdomenübersichtsaufnahme im Stehen ist kein Beweis für ein mechanisches Hindernis [5]. Die Gabe von Gastrografin, bei Verdacht auf tiefen Dünndarmileus von Solutrast, trägt gelegentlich zur Klärung bei. Mehrere Abdomenübersichtsaufnahmen in zeitlichem Abstand lassen den Transport des Kontrastmittels und die Zunahme der Darmdilatation beurteilen. Tritt das Kontrastmittel ins Kolon über, so ist ein Dünndarmileus ausgeschlossen [14].

Die Prognose der frühen Relaparotomie ist relativ günstig. Die Letalitätsquote steigt aber steil an, wenn es erst zur Durchwanderungsperitonitis nach Distension des Darms gekommen ist [12]. Intraoperativ ist bei den meist als Notfalloperation durchgeführten Relaparotomien ein sicheres, schonendes, aber zügiges Vorgehen und große Erfahrung des Operateurs ausschlaggebend für den Erfolg.

Literatur

1. Farthmann EH, Lehberger FJ (1978) Postoperativer mechanischer Ileus. Langenbecks Arch Chir 347:379–385
2. Herfurth KP, Sengupta R, Streicher HJ (1979) Der Ileus. – In: Rehn J (Hrsg) Der alte Mensch in der Chirurgie. Springer, Berlin Heidelberg New York, S 189–194
3. Hüttl T (1964) Angaben zur Indikation und Mortalität der unmittelbaren Relaparotomie. Zentralbl Chir 89:1883–1888
4. Kern E (1970) Zur Chirurgie des postoperativen Ileus. Chirurg 41:130–134
5. Kern E (1980) Postoperativer Ileus – Grundsätzliches zu Pathophysiologie und Klinik. Chirurg 51:193–197
6. Meffert O, Buse H (1974) Der postoperative Frühileus. Zentralbl Chir 99:609–613
7. Oehlert W (1978) Ileus-Ursachen aus der Sicht des Pathologen. In: Richter H, Eckert P (Hrsg) Ileus. Thieme, Stuttgart, S 60–69
8. Pichlmayr R, Ziegler H (1974) Die Relaparotomie bei Infektionen. Chirurg 45:208–216

9. Ranke E (1970) Probleme der frühen Relaparotomie. Zentralbl Chir 95:73–77
10. Scheibe O (1974) Relaparotomie bei Intensivpatienten. Chirurg 45:216–221
11. Schriefers KH, Gök Y (1974) Die Relaparotomie bei Nachblutungen. Chirurg 45:202–207
12. Schriefers KH, Gerometta P, Döbler L (1980) Postoperativer Ileus – Klinik und chirurgische Therapie. Chirurg 51:202–206
13. Seidel W (1978) Differentialdiagnose zwischen postoperativer Darmatonie und postoperativem Ileus. In: Richter H, Eckert P (Hrsg) Ileus. Thieme, Stuttgart, S 80–86
14. Siewert JR, Peitsch W (1981) Prinzipien der Frührelaparotomie. In: Allgöwer M, Harder F, Hollender LF, Peiper H-J, Siewert JR (Hrsg) Chirurgische Gastroenterologie. Springer, Berlin Heidelberg New York, S 243–252
15. Siewert JR, Schulz G, Cassau D (1970) Die Frührelaparotomie. Chirurg 41:76–81
16. Streicher H-J (1971) Chirurgische und eitrige Komplikationen nach Eingriffen am Dünn- und Dickdarm, vorzugsweise bei chirurgischen Primärerkrankungen. Langenbecks Arch Chir 329:1086–1095

Kolon, Rektum

M. Reifferscheid und T. Raguse

Einleitung

Kein Abdominalorgan konfrontiert den Chirurgen mit so vielen Risiken wie das Kolorektum. Die hieraus resultierenden hohen Komplikationsraten lassen sich primär auf folgende allgemeine Gegebenheiten zurückführen (Tabelle 1).

Die *Dickdarmdurchblutung* weist im Gegensatz zu anderen Abdominalorganen *nur wenige Kollateralen* mit den bekannten tragenden Säulen auf.

Das Kolorektum ist das einzige Hohlorgan mit *schon primär hoher Bakterienbesiedlung*, und zwar zu 90% des anaeroben Keimspektrums. Zusätzlich tangieren uns die Keimzunahme wie auch -änderung mit Virulenzsteigerung durch chronisch entzündliche Läsionen, Obstruktionen und Karzinome.

Komplikationssteigernd kommt hinzu, daß längst nicht in allen Fällen der Elektiveingriff die Regel ist. Das hier hohe intra- wie auch postoperative Komplikations-

Tabelle 1. Relation zwischen Operations- und durch allgemeine Faktoren bedingter Letalität bei Kolon- und Rektumeingriffen. (Abtlg Chirurgie RWTH Aachen, n = 1812)

Todesursache	n	%
Allgemeine Faktoren	94	5,2
Operationsbedingt	35	1,9 = 26,8%
Gesamt	129	7,1 ← von

ausmaß läßt sich nicht nur auf *präoperative diagnostische Unwägbarkeiten* zurückführen. Allein schon Elektrolytstörungen, der präexistente Schock oder auch nur die Anämie und die Hypovolämie einschließlich des Eiweißmangels sind schon Wegbereiter lokaler wie auch allgemeiner Komplikationen. Als gravierendster Störparameter erweist sich hier jedoch der Faktor Zeit im Sinne der Latenz oder der diagnostischen Pause (Tabellen 2a und 2b).

Erschwerend wiegt die Tatsache, daß wir in einem *hohen Prozentsatz* auf den *älteren Kranken* treffen. Divertikulitis, Neoplasma und Durchblutungsstörungen mit ihren hohen Operationsfrequenzen sind vornehmlich Leiden des alten

---

Den Herren J. Faß und R. Hartung sei an dieser Stelle für die Literatursichtung gedankt

Tabelle 2a. Letalität nach Operation eines Volvulus

Eingriff	n	Letalität (%)
Notfall	} 356[a]	27,3
Elektiv		6,2

[a] Sammelstatistik nach Hines et al., Shepherd, Botsford u. Heley; Wuepper et al.; Sutcliffe, Drapanis u. Steward; Wilson u. Dunavant; Wertkin et al.

Tabelle 2b. Letalität nach Notfalloperation des Volvulus, Einfluß des Zeitfaktors. (Durchschnittsalter der Patienten 67 Jahre)

	n	Letalität (%)
Vital	} 217[a]	12,5
Avital		49,2

[a] Sammelstatistik nach Shepherd, McDonald u. Boggs; Arnold u. Nance; Sutcliffe, Wilson u. Dunavant; Gulati et al.; Wertkin et al.

Menschen. Unbestritten geht der Eingriff in diesem Alter per se schon mit einer erhöhten Morbidität und auch Letalität einher. Zusätzlich sind es die lokalen sklerotischen Gefäßveränderungen, die der ohnehin problematischen Blutversorgung entgegenstehen.

Auf der anderen Seite haben wir es mit einem großen Kontingent jüngerer Patienten zu tun, allerdings mit *chronisch-rezidivierenden entzündlichen Erkrankungen wie M. Crohn und Colitis ulcerosa.* Neben schon bestehenden systemischen Komplikationen, langdauernder Kortisonmedikation und möglicher Nebenniereninsuffizienz sowie ausgeprägter Malnutrition finden wir zusätzlich die lokalen Komplikationen wie Ileus, Fisteln und Peritonitis. Gerade das Peritoneum ist nun bei vorbestehender Entzündung ganz besonders aufnahmefähig für hochvirulente Keime, v. a. für Toxine. Zusätzlich wissen wir, daß ein entzündlich vorgeschädigtes Peritoneum im Infekt beispielsweise 4–12 l Flüssigkeit pro 24 h sequestrieren kann. Beides führt letztlich, unabhängig von möglichen Blutungen, in Verbindung mit der Nebenniereninsuffizienz zum frühen und häufigen Schock.

Für die zahlreichen Komplikationsmöglichkeiten in der Kolon- und Rektumchirurgie zeichnen somit mehrere spezifische Gegebenheiten verantwortlich, ja, prädisponieren geradezu zu intra- und postoperativen Zwischenfällen; denn im Gegensatz zu den anderen Abdominaleingriffen werden wir hier zusätzlich noch die engen anatomischen Berührungspunkte zu fast allen übrigen Bauch- und Beckenorganen einkalkulieren müssen. Letztlich scheint die Tatsache von Bedeutung, daß die für die Nahtinsuffizienz entscheidende Kollagenaseaktivität im Intestinaltrakt von oral nach aboral zunimmt und somit im Kolon- und Rektumbereich am höchsten ist. Unter Berücksichtigung der aufgezeigten Gegebenheiten lassen sich daher aus dem Spektrum der Stör- und Komplikationsmöglichkeiten die folgenden 4 Schwerpunkte herausstellen.

Kolon-Rektum-Chirurgie
Störeinflüsse/Komplikationen

1) **Anatomie** (Gefäße)	1) **Blutung**	
2) **Bakterien**	2) **Ileus**	
3) **Grundkrankheit** (Zeitfaktor-Vorbereitung)	3) **Lokale u. allgemeine septische Komplikationen**	**Morbidität + Letalität**
4) **Alter**	4) **Stomakomplikationen**	
5) **Operationsart/-ausmaß Operationstaktik/-technik**	5) **Urogenitalsystem**	

Blutungen

Angaben zur *intraoperativen Blutungshäufigkeit und -ausmaß* werden in der Literatur seltsamerweise geflissentlich übergangen. Offensichtlich sind solche Blutungen jedoch nicht häufig und rühren in der Regel von präparatorisch bedingten Verletzungen größerer Gefäße her.

Postoperative Blutung bei kolorektalen Eingriffen
Sammelstatistik n = 20 730
Frequenz: 2,95%

Die Blutungen konzentrieren sich auf bestimmte Gefahrenpunkte. So kennen wir nach Transversumresektion die Gefahr der Mesenterialgefäßverletzung und im Bereich des Rektosigmas die der Iliakalgefäße. In unserem Krankengut sahen wir sie in 0,8% der Koloneingriffe (Tabelle 3).

Ein besonderes Problemfeld weisen immer wieder die Adnexbereiche auf, da sie leicht instrumentellen Verletzungen ausgesetzt sind. Blutstillende Maßnahmen können sich mitunter als äußerst schwierig erweisen. Bei uns hat es sich daher bewährt, bei Rektosigmaeingriffen die Adnexe präliminar durch kräftige Nähte an der Bauchwand zu fixieren.

Anders liegen die Verhältnisse bei Kolitis und M. Crohn. Da sie mit einer entzündungsbedingten verstärkten Vaskularisierung einhergehen, finden wir hier häufiger die diffusen Blutungen bei der Präparation entzündlicher Verklebungen, besonders auch bei Proktokolektomien (Tabelle 4). Durch gestörte Thrombozytenfunktion können sie darüber hinaus eine Potenzierung erfahren. An unserer Klinik konnten bei 50 Crohn-Patienten schwerste Plättchenfunktionsstörungen nachgewiesen werden. Daher sorgen wir nach Crohn- und Kolitis-Operationen für ausgedehnte Drainagen. Die Drains werden zudem bis zum 8. postoperativen Tag belassen. Daß Blutungen aus dem präsakralen Plexus bei Verfehlen des gefäßarmen Raums bis zu 15% häufig und ernster Natur sind, gilt nicht nur für die entzündlichen Erkrankungen (Tabelle 4).

Weder Naht noch Koagulation können hier immer zum Ziel führen. Nach frustranen Hämostaseversuchen sind wir nach Rektumexstirpation dann auf das Packing der Sakralhöhle angewiesen.

Ungleich seltener, jedoch ebenso folgenschwer sind Verletzungen der Milz bei Mobilisierung der linken Flexur. Durch kurze Ligamente und dadurch bedingte präparatorische Schwierigkeiten oder zu starken Zug am Kolon kann leicht ein Kapselriß entstehen. Er läßt sich mit der Infrarotkoagulation beherrschen. Bei Parenchymeinrissen sind wir hingegen zur Splenektomie gezwungen. In unserem Krankengut war das bei 3 Patienten erforderlich.

---

[a] Autoren: Auguste 1982, Debas 1972, Deucher 1975, Enker 1979, Evans 1978, Hell 1976, Holtz 1982, Joffe 1981, Schriefers 1980, Voitk 1974, Welch 1967

Tabelle 3. Blutungen bei Koloneingriffen. (Abtlg Chirurgie der RWTH Aachen, n = 1124)

Eingriff	Blutungen				
	Intraoperativ		Postoperativ (Relaparotomie)		
	n	%	n	%	
Splenektomie	2	0,2	17	1,5	Frühphase < 10 Tage
			4	0,4	Spätphase > 10 Tage
Gesamt	9	0,8	21	1,9	

Postoperative Blutungen haben abhängig vom Zeitpunkt vielfältige Ursachen, wie das schon aus der großen Schwankungsbreite der mitgeteilten Häufigkeit mit 0,8 bis 15% zu vermuten ist. In unserem Krankengut betrug sie für die Koloneingriffe 1,9% (s. Tabelle 4 und Sammelstatistik S. 56).

In der Frühphase stehen die chirurgisch bedingten Blutungen im Vordergrund. Zu nennen sind die übersehenen Gefäßstümpfe, die insuffiziente oder abgerutschte Ligatur und die Blutung aus den Schleimhauträndern. Letztere lenken immer den Verdacht auf eine Nahtinsuffizienz. Zur Einschränkung unmittelbar postoperativer Blutungen scheint uns ferner von Bedeutung, daß der Anästhesist zur Minimierung der intraoperativen Blutung häufig unter hypotensiven Bedingungen arbeitet. Mit Blutdrucknormalisierung können dann intraoperativ nicht-evidente Blutungen entstehen, die zur Relaparotomie zwingen. Noch vor Verschluß der La-

Tabelle 4. Blutungen nach Rektum- und Koloneingriffen bei chronischen und entzündlichen Erkrankungen, nach Proktolektomie und nach Rektumexstirpation. (Abtlg Chirurgie der RWTH Aachen)

	Eingriffe nach chronischen entzündlichen Erkrankungen		Proktolektomien		Rektumexstirpationen	
	n	%	n	%	n	%
Anzahl der Eingriffe	258	100	34	100	108	100
Blutungen						
– Intraoperativ > 2000 ml	4	1,6	1	2,9	3	2,8
– Postoperativ (Relaparatomie)	?	2,7	2	5,9	3	2,8
– Gesamt	1	4,3	3	8,8	6	5,6

parotomiewunde sollte daher der Anästhesist routinemäßig nach dem Kreislaufbefund befragt werden.

Blutungen im späten postoperativen Verlauf stellen dagegen – abgesehen von Gerinnungsstörungen bei den entzündlichen Erkrankungen – Raritäten dar. Nach Exstirpation rühren sie gelegentlich von infiziertem Granulationsgewebe der Sakralhöhle her. Malt u. Nundy [9] machen hierfür den primären Peritoneal- und Höhlenverschluß verantwortlich. Papaioannow [10] fordert daher, das Peritoneum nicht zu verschließen, damit der Dünndarm so den zur Blutung neigenden präsakralen Totraum ausfüllen kann. Wir können uns dieser Forderung allerdings nicht anschließen, zumal solche Komplikationen in unserem Krankengut mit Peritonealisierung sowie schichtweisem Verschluß des Beckenbodens nur in 0,3% zu verzeichnen waren. Bewährt hat sich hier vornehmlich auch das Ausfüllen der Sakralhöhle mit einem gestielten Netzlappen. Für wichtig halten wir zudem den Peritonealverschluß zur Verhütung eines paralytischen Ileus [1, 2, 3, 9, 10].

Ileus

Mit einer Verschlußkrankheit werden wir häufiger zu rechnen haben. Auf der einen Seite finden wir die mechanische Komponente, auf der anderen Seite das große Spektrum der zur Paralyse führenden Ursachen.

Mechanische Ileuszustände werden mit 0,9–22% angegeben. Sie treten auffallend oft in der unmittelbaren postoperativen Phase, seltener im 1.–2. Folgejahr auf (Tabelle 5). In ca. 6–8% zwingen sie zur Relaparotomie.

Tabelle 5. Postoperativer Ileus nach Koloneingriffen. (Abtlg Chirurgie der RWTH Aachen) n = 1124

	Mechanisch		Paralytisch	
	n	%	n	%
Frühphase < 30 Tage	14	1,3		
Spätphase > 30 Tage	24	2,1		
Gesamt	38	3,4	33	2,9

Ileus (mechanisch) nach Kolon- und Rektumeingriffen

Mechan. Ileus: 5,6% (0,9–22). Sammelstatistik [a]: n = 21 218

---

[a] Autoren: Altemeier 1979, Auguste 1982, Beall 1970, Debas 1972, Deucher 1975, Enker 1979, Evans 1978, Holtz 1982, Hughes 1979, Joffe 1981, Jünemann 1976, Löhr 1976, Slanetz 1972, Strauss 1976, Terry 1981, Voitk 1974, Wilson 1976, Welch 1967, Allgöwer 1976

Häufige Ausgangspunkte stellen Kolostomien mit Dünndarmkarzerationen oder Volvuluszustände dar, die durch nicht verschlossene Lücken gebahnt wurden. Als typische Ursachen findet man ferner die abgeknickte Schlinge, aber auch die Herniation bei insuffizienter Naht des Beckenperitoneums. Die Ursachen können darüber hinaus sowohl in Adhäsionen durch mechanische, thermische und auch infektiöse Irritation der Serosa liegen. Unverzichtbar erscheint daher der subtile Verschluß des Retroperitoneums, v.a. des paraduodenalen Raums nach Mobilisierung der linken Flexur, wobei darauf zu achten ist, daß keine falsche Treitz-Lücke entsteht. Aber auch die einengende Naht, vorwiegend nach Anwendung mehrreihiger Techniken, kann Ausgangspunkt des Passagehindernisses sein. Gelegentlich bilden sich dagegen nur stenosierende Schwellungen im Anastomosenbereich aus. Wir haben dies in inkompletter Form einige Male nach Durchzugsoperation und nach maschineller Naht gesehen. Ihre Beseitigung gelingt problemlos durch behutsame digitale Entrierung oder durch instrumentelle Aufweitung.

Auf der anderen Seite tangiert uns mit 1 bis 9% der *paralytische Ileus* (Tabelle 5). Seine schwerwiegendste Ursache liegt in der vom Chirurgen gefürchteten Nahtinsuffizienz mit lokaler aber auch diffuser Peritonitis [12, 13].

Lokale und allgemeine septische Komplikationen

Hierzu zählen wir die Wundinfekte einschließlich der der Kreuzbeinhöhle, die Abszedierungen, die lokale wie auch die diffuse Peritonitis und die diesen Komplikationen häufig zugrundeliegende Nahtinsuffizienz.

Septische Komplikationen der Wunde und der Kreuzbeinhöhle

Mit 3–70% nehmen Bauchwundinfekte in der Kolon- und Rektumchirurgie einen breiten Raum ein. Hierdurch bedingte Wundrupturen werden mit 25% ausgewiesen

Tabelle 6. Wundinfektionsrate bei Kolon- und Rektumeingriffen

Klinik/Autoren	Eingriffe n	Wundinfektionsrate %
Abtlg Chirurgie der RWTH Aachen	1 812	10,3
Sammelstatistik[a] (Notfall- u. Elektiv)	18 416	17,2 (0,5 – 64)

[a] Autoren: Aldrete 1970; Altemeier 1974; Auguste 1982; Beall 1970; Berne 1972; Bokey 1980; Deban 1972; Drapanas 1973; Enker 1979; Evans 1978; Floyd 1971; Gennaro 1978; Fikri 1975; Hell 1972/76; Holtz 1982; Howe 1978; Joffe 1981; Scott 1973; Schrock 1973; Sharefkin 1978; Slanetz 1971; Strauss 1976; Terry 1981; Voitk 1974; Wara 1980; Wenzel 1977; Deucher 1975; Welch 1967

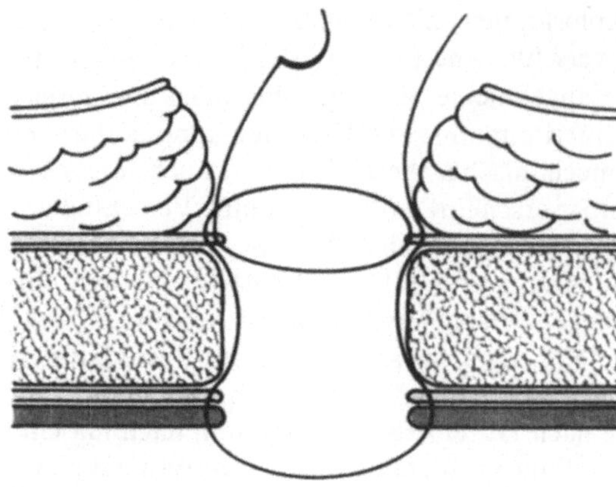

Abb. 1. Peritoneal- und Faszien-
verschluß durch Flaschenzugnaht

(Tabelle 6). Naturgemäß gehen auch hier alle Faktoren ein, die für jede Laparotomie zum Tragen kommen. Von zentraler Bedeutung bei Kolon- und Rektumeingriffen ist somit die primär hohe Keimbesiedlung des Darms oder, im Rahmen des
Noteingriffs, die mehr oder weniger diffuse Besiedlung der Bauchhöhle. Daher sind
die Gebote der Noninfektion besonders zu beachten. Zur Vermeidung von infektionsgefährdeten Faszientaschen hat sich uns zudem der einschichtige Verschluß
mittels Flaschenzugnaht bewährt (Abb. 1). Der entscheidende Durchbruch in der
Reduzierung der Sekundärheilungsrate wurde jedoch erst mit Einführung der kom-
binierten mechanischen und lokalen antibiotischen Darmreinigung erzielt, ferner
durch die simultane perioperative Antibiotikagabe mit aerob- wie auch anaerob
wirksamen Substanzen.

Vorbereitung in der Kolon-Rektumchirurgie

1) *2 Tage präoperativ*
   Orthograde Spülung ohne Antibiotikazusatz
2) *1 Tag präoperativ*
   8–9 Uhr 4 mal 1 g Neomycin
           250 mg Erythromycin
   Dann 4stdl. 1 g Neomycin
           6stdl. 250 mg Erythromycin
3) *Operationstag*
   Perioperative Antibiotikagabe
   Parenteral
   Präoperativ   500 mg Metronidazol
                  60 mg Gernebcin
   Intraoperativ 500 mg Metronidazol
                  60 mg Gernebcin
   Postoperativ 500 mg Metronidazol
                  60 mg Gernebcin

Tabelle 7. Wundinfekte und allgemeine septische Komplikationen nach Kolon- und Rektumeingriffen. Sammelstatistik, kontrollierte Studien[a] (n = 2118)

Vergleich Mechanische Darmreinigung	
+	+
Plazebo	Lokale/systematische Antibiotika
37,6%	7,0%
(17 – 70)	(0 – 20)

[a] Autoren: Clarke 1977; Cohn 1970; Codon 1979/82; Gutmann 1982; Hojer 1978; Hoffmann 1981; Jostarndt 1981; Nichols 1973; Nowak 1982; Stone 1976; Washington 1974

Ähnliche Erfahrungen werden im Schrifttum sowohl anhand von retro- wie auch von prospektiven Studien mitgeteilt, nämlich, daß heute unter diesen Maßnahmen nur noch eine Sekundärheilungsquote von 7 gegenüber 20–70% zu verzeichnen ist (Tabelle 7). Diese Gesichtspunkte gelten auch für die Infektionsrate der Sakralhöhle, die mit 14% ausgewiesen wird. Dennoch gehen hier weitere Faktoren ein, wie z. B. das Problem der Resthöhle mit der infektionsgefährdeten Sekretansammlung. Die Infektionsverhütung mit den oben angegebenen Maßnahmen allein kann hier kaum zum Tragen kommen.

Mit der Technik des primären schichtweisen Verschlusses sowie des Ausfüllens des Totraums durch locker heruntergeführtes Kolon sowie durch Netz und des Einbringens gezielter Saugdrainagen mit hierüber durchgeführter antibiotischer Instillation für 5–7 Tage konnte an unserer Klinik die Infektionsrate auf ein Minimum reduziert werden.

Instillation in die Kreuzbeinhöhle

12stündlich	1) 25 mg Metronidazol	$\triangleq$ 5 ml Lösung
	2) 25 mg Neomycinsulfat	$\triangleq$ 5 ml Lösung
	3) 1250 E Bacitracin	

Das Problem der Frühinfektion reduziert sich daher u. E. nur noch auf die chronisch entzündlichen Erkrankungen wie M. Crohn und Kolitis, die all diesen Maßnahmen durch schon präexistente Abszedierungen mit Fistelungen äußerst hartnäckig widerstehen. Das mündet darin, daß wir hier zu 10–40% mit infektionsverursachten persistierenden Fisteln zu rechnen haben. Sie sind gegen einfache Kürettagen äußerst resistent und erfordern nicht selten die sorgfältige chirurgische Intervention.

Nahtinsuffizienz

Bei gleichem technischen und taktischen Vorgehen schwanken die Zahlen zur Nahtinsuffizienzquote zwischen 3% und 50% für den Rektumbereich und zwischen

1,1 und 38,9% für die reine Kolonanastomose. Diese Diskrepanzen lassen sich durch den Interpretationsspielraum zwischen klinisch manifester und nur radiologisch nachgewiesener Undichtigkeit erklären.

Nahtinsuffizienz der tiefen Rektumanastomose
Sammelstatistik
n = 1526
Frequenz: 45,1%

Nahtinsuffizienz der Kolonanastomose
Sammelstatistik
n = 14 669
Frequenz: 11,7% (1,1–38,9)

Letztlich spiegeln sie die Aktualität dieser gravierenden Komplikationen wider. In der Tat ist die Anastomoseninsuffizienz einer der Hauptfaktoren, die die Erfolgsrate nach Kolon- und Rektumeingriffen limitieren. Sie hat immerhin einen Anteil von etwa 30–100% an der Gesamtsterblichkeit von 6,4% (Tabelle 8) der anterioren Resektion. Folgende wesentliche Störeinflüsse der Anastomosenheilung lassen sich aufzeigen:

1) biologische,
2) operationstaktische und
3) präoperativ taktische

Zentralproblem ist die Aufrechterhaltung der Kollagenhomöostase. Nahtbrüche auch der scheinbar sicheren Anastomose lassen sich auf die postoperativ erhöhte Kollagenaseaktivität an der Naht und in ihrer Umgebung zurückführen. Ihre Schrittmacher sind nahezu immer die Infektion an der Anastomose selbst oder die sie begünstigenden Faktoren.

Da der Kollagenanbau und mit ihm die Festigkeit der Naht durch die Submukosa garantiert wird, kommt dem intakten Serosaüberzug eine mitentscheidende Bedeutung zu. Durch rasches Verkleben schützt er vor der Keiminvasion und beugt so der Kollagenaseaktivität vor. Wir wissen heute, daß die Naht nicht so sehr aus dem Lumen, sondern vielmehr von außen, also aus ihrer Umgebung infiziert wird. Das ist der Grund, warum wir bei Rektumanastomosen mit 27% gegenüber nur 11%

---

[a] Autoren: Clark 1972, Deucher 1973, Dorricott 1981, Everett 1975, Fain 1975, Goligher 1970/77/79, Hoier-Madson 1975, Localio 1978, Leicester 1980, Matheson 1975, Morgenstern 1972, Quill 1978, Slanetz 1972, Sharefkin 1978, Tagart 1981, Thiede 1981, RWTH Aachen

[b] Autoren: Akwari 1979, Auguste 1982, Botsford 1971, Drapanas 1973, Enker 1979, Evans 1978, Gennaro 1978, Hell 1972/76, Joffe 1981, Morgenstern 1972, Sharefkin 1978, Terry 1981, Wara 1980, Deucher 1975, Welch 1967

Tabelle 8. Nahtinsuffizienz und Letalität nach anterioren Resektionen, (Abtlg Chirurgie der RWTH Aachen), n = 312

Grad	Nahtdehiszenz		Letalität	
	n	%	n	%
I/II	20	6,4	0	0
III/IV (klinisch relevant)	6	1,9	6	1,9 = 30%
Gesamt	26	8,3	20	6,4 ← von

bei Kolonnähten eine Insuffizienz sehen. Daß dagegen die Nahttechnik selbst eine tragende Rolle spielt, glauben wir hingegen nicht. Wichtig erscheint es vielmehr, einen ausreichenden Sekretabfluß durch Drainagen zu gewährleisten. Wir tun das mit Silikondrains, die oberhalb oder unterhalb der Anastomose plaziert und durch das Peritoneum an den Flanken herausgeführt werden. Über die Kollagenaseaktivität erklärt sich aber auch, warum wir bei vorgeschädigtem Intestinum wie bei M. Crohn, bei Kolitis und dem Bestrahlungsdarm oder bei schon bestehender Peritonitis mit einer erhöhten Insuffizienzrate zu rechnen haben.

Zur Verhütung dieser Störungen werden sich somit alle Maßnahmen bewähren, die die Kollagenaseaktivität herabsetzen oder sie zumindest einkalkulieren.

Neben diesen Faktoren ist auch die infektionsbegünstigende gestörte Mikro- und Makrozirkulation von Bedeutung. Jedem Chirurgen sind die Schwachpunkte der arteriellen Kolonversorgung, wie auch der altersbedingte verminderte Blutfluß geläufig. Intraoperative Überreaktionen des Anästhesisten oder postoperative durch den Intensivarzt mit rascher und häufiger Blutsubstitution sollten daher eingeschränkt und vielmehr den Gesetzen der Rheologie damit gefolgt werden, daß wir den Blutfluß durch Hämodilution verbessern. Andererseits finden wir mit zunehmendem Blutverlust, also abhängig vom Blutersatz eine Erhöhung der Nahtbruchrate infolge lokaler hypoxischer Gewebeschäden.

Hieraus folgt, daß eine ungestörte Anastomosenheilung nur zu erzielen ist, wenn die Naht zwischen gut durchbluteten Darmenden erfolgt. Hierzu ist die ausreichende Mobilisierung zwingend erforderlich, so daß die Naht vorwiegend bei der insuffizienzgefährdeten tiefen Rektumanastomose spannungsfrei bleibt (Abb. 2). Ferner müssen die Nähte exakt gelegt und die Fäden subtil geknüpft werden. Die Wasserdichtigkeit sollte gewährleistet sein, um die ohnehin hohe Infektionsrate im Nahtbereich primär gering zu halten. Daher werden alle hohen wie auch tiefen Rektumanastomosen intraoperativ mit Farbstofflösungen auf Dichtigkeit überprüft. Mitentscheidende operative Maßnahme zur Insuffizienzverhütung ist somit die unbedingt zu fordernde ausreichende arterielle Gefäßversorgung, speziell bei Rektumresektionen.

Hier gilt es z.B., bei hoher Ligatur der A. mesenterica inferior die Arkade von der Sigmoidea zur Colica sinistra zu beachten, ebenso aber auch nach Ligatur der

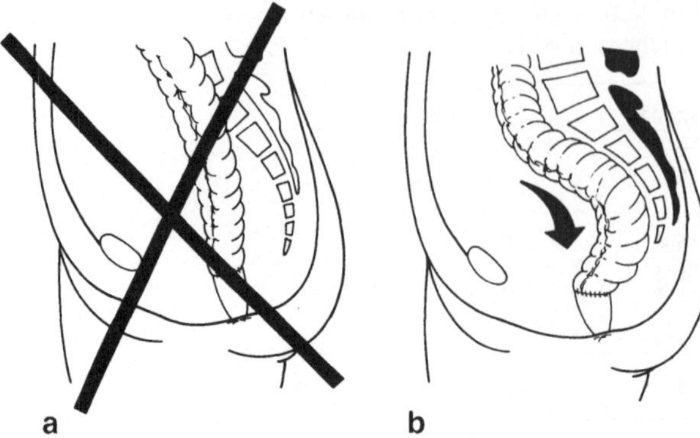

Abb. 2a, b. Spannungsfreie Rektumanastomose durch ausreichende Kolonmobilisierung. **a** falsch, **b** richtig

Rectalis media ausreichend tief zu resezieren, um so die nötige Blutversorgung aus der Rectalis inferior zu gewährleisten.

Häufiger Ausgangsort für allgemein septische Komplikationen ist somit die Nahtinsuffizienz, eine gefürchtete Folge der peritonealen Infektion. Umschriebene wie auch diffuse Peritonitiden stellen immer ernste Situationen dar. Die präexistente und auch die postoperative, nahtabhängige Peritonitis haben zusammen immerhin eine Letalität von 40–70%. Hiervon machen allein die insuffizienzbedingten ca. 43% aus. Zur Abwendung dieser schwerwiegenden Verläufe sind daher in einem hohen Maß Reinterventionen erforderlich. Hierin nimmt die Kolostomie ihren festen Platz ein [1, 4, 5, 7, 8, 11, 14, 15].

Kolostomie

Ihre *Anlage* wird schlechthin als kleiner Eingriff verstanden. Geradezu konträr hierzu stehen die außerordentlich hohen Morbiditätsangaben mit 21%–37%, mit ferner gut definierten Letalitätsziffern von immerhin 0,3%–1% (Tabelle 9). Daß trotz subtiler Technik Komplikationen nicht gänzlich vermeidbar sind, mag allen bewußt sein. Dennoch sind technische Mängel wie fehlerhafte Anlage und das Nichtbeachten der Noninfektion für die bekannten Komplikationen wie Prolaps, Hernie, Fistel, Nekrose und Hautirritation durch falsche Plazierung verantwortlich.

Beim endständigen Stomata verschlimmern sie das ohnehin schon durch den Verlust des Kontinenzorgans große Leiden unserer Patienten.

Ebenso wie die Anlage ist auch der *Stomaverschluß* mit einer *hohen Mißerfolgsrate* wie Sekundärheilung, Nahtbruch mit Fistelungen und Peritonitis mit letalem Ausgang behaftet. Global kann die Komplikationsrate hier mit 10%–44% angegeben werden; die Letalität beträgt bis zu 3% (Tabelle 10). Daher ist die Forderung berechtigt, den Eingriff nicht vom jüngsten, sondern vielmehr vom erfahrenen Operateur durchführen zu lassen.

Als wichtigstes Element für eine komplikationslose Heilung beim Verschluß hat sich uns bei der Anlage des Stomas die Vornähung des Peritoneums an die Haut

Tabelle 9. Komplikationen bei Anus-praeter-Anlagen, Sammelstatistik: n = 894[a]

	[%]
Infektion	9,9
Hautirritation	7
Blutung	9,6
Nekrose	4,4
Retraktion	3,1
Prolaps	4

[a] Autoren: Welch 1967; Wara 1981; Zanolla 1979; Stone 1979; Stothert 1982

Tabelle 10. Komplikationen bei Kolostomieverschluß, Sammelstatistik: n = 2272[a]

	[%]
Wundinfekte	15,3
Nahtinsuffizienz	8,4
Obstruktion	2
Letalität	1,55
Spätere Morbidität	21,7

[a] Autoren: Adeyemo 1975; Anderson 1979; Beck 1975; Dolan 1978; Finch 1976; Garnyobst 1979; Henry 1979; Hines 1977; Holder 1976; Holtz 1982; Knox 1971; Michell 1977; Rosen 1980; Samhouri 1971; Schwemmle 1975; Sulivan 1970; Todd 1979; Wheeler 1977

erwiesen. Ohne Dissektion der Subkutis und der Muskelloge kann das Stoma nämlich so recht leicht aus der Bauchdecke ausgelöst und die Bauchwunde verschlossen werden. Mit dieser Technik haben wir im Gegensatz zu früher nur noch vereinzelt die Sekundärheilung beobachtet. Wichtig erscheint ferner für die Darmnahtheilung die subtile Beseitigung des vorwölbenden Reitersporns oder -sattels. Bei Unmöglichkeit seiner Beseitigung mit unsicherer Durchgängigkeit ist die Resektion vorzuziehen anstatt eine die Lichtung einengende Übernähung zu versuchen [6, 12].

Literatur

1. Artz CP, Hardy JD (eds) (1975) Management of surgical complications, 3rd edn. Saunders, Philadelphia London Toronto
2. Bartizal J, Glosberg PA (1977) Combined abdominoperineal resection. Surg Clin North Am 57:1253–1261
3. Block GE, Giuliano AE (1977) Operations for inflammatory bowel disease. Surg Clin North Am 57:1235–1251
4. Hawley PR, Fanch WP (1970) A circulatory colagenase inhibitor. Br J Surg 57:900–904
5. Herfarth C (1978) Akute Gastrointestinalblutung. Allgemeine Pathophysiologie. In: Bartelheimer H, Horatz K, Schreiber HW (Hrsg) Gastrointestinale Blutung. Bibliomed, Melsungen, S 21–32
6. Hines JR, Harris GD (1977) Colostomy and colostomy closure. Surg Clin North Am 57:1379–1392
7. Kupczyk D (1981) Zur Problematik der Nahtdehiszenz in der Chirurgie des Mastdarmkrebses – Klinische und literaturanalytische Studie. – Med. Dissertation, RWTH Aachen
8. Langer S (1979) Die lokale Insuffizienz-Peritonitis – Frühdiagnose und Therapie –. In: Häring H (Hrsg) Peritonitis. TM-Verlag, Bad Oeynhausen, S 199–203
9. Malt R, Nundy R (1974) Rectal carcinoma, abdominal and anterior resection. Surg Clin North Am 54:741–750
10. Papaioannow A (1969) Abdominperineal resection of the rectum: Preliminary experience with a simplified technique. Am J Surg 118:417–421

11. Raguse T, Kupczyk D, Braun J (im Druck) Kontinenzverhalten nach Dehiszenz tiefer Rektum- und Analanastomosen. Aktuel Chir 17
12. Reifferscheid M (1962) Darmchirurgie. Thieme, Stuttgart
13. Reifferscheid M (1975) Störungen der Darmwegsamkeit. In: Zenker R, Deucher F, Schink W (Hrsg) Verdauungsorgane. Urban Schwarzenberg, München Berlin Wien (Chirurgie der Gegenwart, Bd 2, S. 1–49)
14. Reifferscheid M, Langer S (Hrsg) (1980) Der Mastdarmkrebs. Thieme, Stuttgart New York
15. Tagart REB (1981) Colorectal anastomosis: Factors influencing success. J R Soc Med 14:111–118

Analregion

F. Stelzner

Die Komplikation, das Unglück bei Eingriffen in der Regio analis, entsteht oft dann, wenn der Heilplan dem Wesen der Krankheit nicht gerecht wird; wenn sich Vorstellung und Wirklichkeit widersprechen, – und sie widersprechen sich immer noch.

Die häufigste Krankheit der Regio analis sind die Hämorrhoiden. Was liegt dieser Krankheit zu Grunde? Was ist ihr Wesen? Warum gibt es Mißerfolge? Nach unseren Untersuchungen mit Staubesand sind Hämorrhoiden eine Hyperplasie des Corpus cavernosum rekti. Mit Venen haben sie nichts zu tun. Die Hyperplasie eines Organs, eines Blutschwamms also, der ein wichtiges Teilstück des Kontinenzorgans ist. Von der Natur her wurde er zur Vollendung des Abschlusses oberhalb der Sphinkteren eingelassen. Er wird von 3 Arterien mit Blut aufgepumpt und so gespannt gehalten, denn seine Abflüsse ziehen durch den Sphincter ani internus, der die meiste Zeit kontrahiert ist. Dieser vergessene aganglionäre Muskel steht im Mittelpunkt der Kontinenz. Lockert sich der Sphinkter, so öffnen sich die Abflüsse. Der Schwellkörper entleert sich und der Weg für den Darminhalt ist frei.

Dieser Schwellkörper wird durch den M. canalis ani in situ gehalten. Der Schwellkörper bleibt an seinem Platz bei einer Hyperplasie 1. Grades. Diese Hämorrhoiden 1. Grades bluten, – schmerzlos. Sie prolabieren nicht, und man kann sie weder tasten noch in Narkose aus dem After herausziehen. Wir sollten sie deshalb nicht operieren, sondern nur injizieren. Uns hat sich die Injektion von 5%igem Phenolmandelöl an die 3 Arterien sehr bewährt. Dauerheilungen über 90%.

Bei der Hyperplasie 2. Grades unterwandern die Hämorrhoiden den hochsensiblen Teil der trockenen Analkanalhaut. Der M. canalis ani ist in diesem Fall überdehnt, es kommt zu einem passageren Vorfall. Neben der Blutung stellen sich Schmerzen ein.

Nach einem meist vergeblichen Injektionsversuch sollten wir operieren. Nur das in Narkose leicht luxierbare Segment wird exzidiert und am Arterienstiel unterbunden und abgetragen. Mindestens die Hälfte des Schwellkörpers wird so sicher geschont. Es ist peinlich darauf zu achten, daß zwischen den hyperplastischen Segmenten alle Anteile des Kontinenzorgans, die Muskulatur und die Analkanalhaut absolut unberührt bleiben.

Für die sog. drittgradigen Hämorrhoiden ist der permanente Prolaps kennzeichnend. Der M. canalis ani ist in diesem Fall zerrissen –, hier müssen wir operieren. Bisweilen ist es schwierig, gesundes Schwellkörpergewebe zwischen den Segmenten bei einem fortgeschrittenen Fall zu erhalten. Aber bei sorgfältigem Vorgehen gelingt dies immer. Unter Verkennung der Bedeutung des Schwellkörpers ist es ein Unglück, wenn der Versuch unternommen wurde, den Schwellkörper ganz zu exzidieren.

Bei Hämorrhoiden 1. Grades, die man gar nicht luxieren kann, kommt es nach einer erzwungenen Resektion unter einer falschen Vorstellung in der Regel zu einer hohen Analstenose. Dies ist eine schmerzhafte Komplikation. Man kann sie nur durch radiäre Inzision und durch Bougierung bessern.

Bei Hämorrhoiden 2. und 3. Grades aber kommt es nach der Exzision zu großer Teile des Schwellkörpers, wenn die Rektumschleimhaut an die äußere Haut herausgenäht wird oder herauswächst, zu einem chronischen Analekzem, meist verbunden mit einer mehr oder weniger starken Inkontinenz. Bei diesen Exzisionen oder Exzisionsversuchen wird oft der aganglionäre Sphincter internus verschmächtigt. Nach einem Autor unseligen Angedenkens nennt man sie die „Whitehead deformity".

Uns hat sich zur Therapie eine zirculäre Inzision bewährt, die die Rektummukosa von der äußeren Haut ablöst. Die Mukosa zieht sich dann in den Analkanal zurück, und im Analkanal wächst wieder trockene Haut. Leider ist diese nur wenig dehnbar. Sie ist eine Narbenhaut. Aber solche Patienten sind dann wenigstens gebessert. Eine Inkontinenz durch Internusverschmächtigung ist jedoch irreparabel. Jeder von uns kennt Unglückliche, die sich dann lebenslang mit einer Kolostomie abfinden mußten.

Gott sei Dank, blutet es bei dem Versuch, das Corpus cavernosum rekti zu exzidieren so stark, daß dieser Versuch, zum Heil des Patienten, nur ganz selten einmal gelingt.

Meine Untersuchungen über diesen Blutschwamm und seine Bedeutung für die Kontinenz liegen schon Jahrzehnte zurück [1]. Niemand hat bei einer Hämorrhoidenoperation auch nur einen Tropfen schwarzen, venösen Bluts gesehen, und trotzdem habe ich erst kürzlich in einer renommierten Zeitschrift die Hämorrhoiden wieder blau gezeichnet vorgefunden, und der Analkanal war leuchtend rot. Beides ist unrichtig. Der Schwellkörper ist rot und der Analkanal ist weiß. Mukosa im Analkanal –, das bedeutet eine schwere Komplikation. Sie ist vermeidbar.

Diese Situation ist der Beweis, daß das Wesen dieser Krankheit heute immer noch mißverstanden wird, und dies Mißverständnis ist die Quelle mancher Übel.

Leider läßt sich die postoperative Behandlung nach einer Hämorrhoidektomie nicht schmerzlos gestalten, aber je weniger Sie postoperativ tun, desto weniger Schmerzen erlebt der Patient. Das grausame Stopfrohr sollte endgültig der Vergangenheit angehören und ebenso das Opium. Oberflächliche Verbände und Laxantien am 2. postoperativen Tag erleichtern einem Operierten das Leben sehr.

Englische Autoren haben umfangreiche Untersuchungen unternommen und die verschiedenen operativen Methoden verglichen. Alle Methoden, denen die heute allein vertretbare Segmentresektion zugrunde liegt, zeigen keine wesentlichen Unterschiede [4].

Auch nach einer subkutanen Hämorrhoidektomie stellen sich trotz kleinerer Wunden in dem so sensiblen Analkanal die gleichen Schmerzquantitäten ein. Die genannten Autoren versuchten durch maximale Analdehnung am Schluß des Eingriffs (4-Finger-Methode), die postoperativen Schmerzen zu beeinflussen –, vergeblich. Ja, nicht wenige der so Behandelten waren bis zu einem Jahr inkontinent. So wurde dieser Versuch wieder eingestellt.

Eine Komplikation ist bei dieser Segmentresektion sehr selten, aber unvermeidlich. Bis zum 14. Tag kann es aus einer der 3 ligierten Schwellkörperarterien zu einer schweren arteriellen Nachblutung kommen. Besser als die Tamponade mit einem Ballonkatheter, der unter Zug gehalten wird, ähnlich einer Sengstaken-Sonde, ist die Darstellung der Blutungsquelle und ihre Umstechung in Narkose.

Nach der subkutanen Hämorrhoidektomie blutet es oft gleich am Abend postoperativ erheblich, und manchmal müssen wir auch hier wieder eingreifen.

Bei akuten Entzündungen sollten wir keinen Eingriff am Schwellkörper vornehmen, sondern konservativ behandeln. Die Übersicht im entzündungsfreien Gebiet ist für eine Segmentresektion sehr viel besser und damit für zu schonende Anteile sicherer. Es gibt aber auch andere Empfehlungen, die anerkannt sind.

Auch nach einem technisch einwandfrei durchgeführten Eingriff kann es postoperativ zu einer störenden Inkontinenz kommen. Das individuell unterschiedlich sich entwickelnde Entzündungsfeld lähmt den Sphincter ani internus und auch die externen Sphinktere sind lasch. Diese Inkontinenz restituiert sich aber meiner Erfahrung nach in jedem Fall von selbst.

Während wir bei dem hervorragend arteriell durchbluteten Schwellkörper keine fortschreitenden Infektionen kennen, vermittelt die wenige Millimeter unterhalb in den engen Sphincter internus eingelassene winzige Proktodaldrüse einen folgenschweren Infekt, der schließlich zur anorektalen Fistel führt.

Die Vorstellung von Unheilbarkeit und Inkontinenz, die mit ihrem Wesen und ihrer Therapie verbunden sind, trifft heute nicht mehr zu. Ich bin aber weit davon entfernt, die Kompliziertheit dieses Problems zu unterschätzen.

Auch hier ist die Voraussetzung dafür, Schäden zu vermeiden, die Kenntnis des Wesens der Erkrankung. Nur der Operateur wird das Kontinenzorgan schonen, der dessen komplizierte chirurgische Anatomie kennt. Diese Schonung steht im Mittelpunkt der Therapie der Fisteln, und diese kann nur eine chirurgische sein.

Über 90% aller anorektalen Infekte entstehen in den Proktodaldrüsen. Diese stammesgeschichtlichen Relikte penetrieren den Sphincter internus und führen die Infektion nicht selten auch durch das System der externen Sphinkteren, ja durch den Beckenboden. Jede vergebliche Operation zwingt dieser Fistel immer verzweigtere Wege auf, und jeder vergebliche Eingriff bedeutet einen Schritt näher zur Inkontinenz. Viele Fisteln durchbohren beide Sphinkteren, den vegetativen unwillkürlichen und glattmuskeligen, aganglionären Schließmuskel und den animalischen somatischen, den willkürlichen Sphincter ani externus. Es gibt fast keine subkutanen Fisteln. Nahezu alle sind intermuskulär angelegt. Mit anderen Worten, sie durchdringen die Sphinktere mehr oder weniger umfangreich. Alle diese Fisteln kann das Messer in einer Sitzung im Sphinkterbereich von ihrem Anfang, von ihrer Quelle in der Proktodaldrüse bis zu ihrem Ende an der Haut vollständig freilegen und so der Heilung zuführen. Dabei werden beide Sphinktere bis zur Fistel in einem Zug durchtrennt. Eine Inkontinenz ist deshalb unmöglich, weil die Fistelquelle, der Fistelanfang, das ist die Proktodaldrüse, immer im Sphinktersystem verläuft, und oberhalb der zur Heilung durchschnittenen Sphinktermasse alle Elemente des Kontinenzorgans unversehrt erhalten bleiben. Sie garantieren die Abschlußfähigkeit, wenn auch manchmal etwas eingeschränkt, aber das ist der Preis für die Heilung.

Eigentümlicherweise neigen nur perineale oder kokzygeale Proktodaldrüsen zu akuten und chronischen Infektionen. So teilen sich Abszesse und Fisteln in perineale oder anteriore sowie kokzygeale oder posteriore. Beider Gangmuster kann im Einzelfall verwirrend sein. Es gibt so viele Varietäten; ich habe 14 Grundspielarten

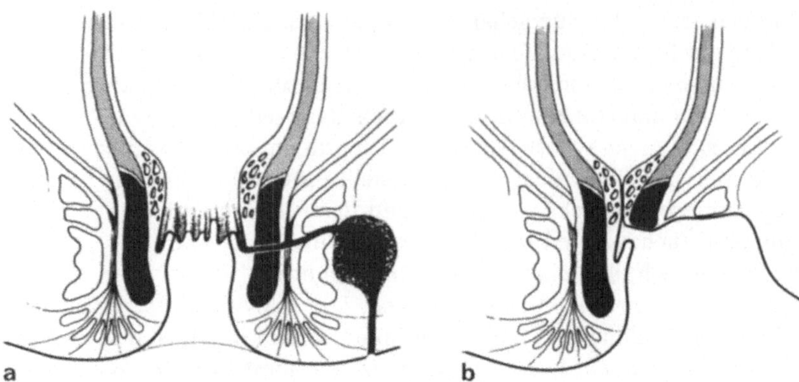

Abb. 1a,b. Fast alle Analfisteln sind intermuskuläre. Sie können vom Anfang bis zum Ende freigelegt werden, wenn oberhalb der Fistelquelle – der Proktodaldrüse – alle Elemente des Kontinenzorgans erhalten bleiben (**a**). Die Fistel ist eine Dermatopathie, die nach Freilegung und Heilung (**b**) wieder zur äußeren Haut geworden ist

gezählt. Das Gesetz der Infektion der vorderen und rückwärtigen Proktodaldrüsen ist aber unumstößlich. Die allermeisten Infekte sind auf eines dieser eben zitierten Quellareale zurückzuführen. Dort ist auch die Fistelquelle zu suchen, und sie wird gefunden werden.

Die Gesetzmäßigkeit gilt auch für die Heilung der freigelegten Fisteln. Theoretisch bewegt sich unser Messer, und dränge es noch so tief ein, bei einer durch Freilegung operativen Fistel immer vom Ektoderm im Bereich des Mesoderms zum Ektoderm zurück. Jede anorektale Fistel ist eigentlich eine Dermatopathie. Sie ist geheilt, wenn die Wundkluft vom Epithel der äußeren Haut überzogen ist. Das ehemalige Fistelsystem ist dann bei der Heilung zur äußeren Haut geworden. Das kann monatelang, bei Ischiorektalfisteln über 8 Monate und länger dauern, Jahre, wenn eine Enteritis granulomatosa eine operable und korrekt operierte Fistel begleitet (Abb. 1).

Selten entspringen spontane anorektale Infekte vom Mastdarm oder erreichen ihn. Diese sog. pelvirektalen Abszesse und Fisteln liegen oberhalb und damit außerhalb des ganzen Sphinktersystems. Sie dürfen nicht, auch nicht mehrzeitig wie alle anderen Fisteln, grabenförmig zum Analkanal oder zum Rektum hin aufgeschnitten werden. Der ganze Sphinkterapparat würde durchtrennt und eine totale Inkontinenz wäre die Folge. Ich warne davor, solche Fisteln durch einen Faden, den man langsam anzieht, aufzupflügen. Sie lassen sich so nicht überlisten. Auch dann folgt eine Inkontinenz. Diese Aufpflügung mit einem Faden, den man langsam zuschnürt oder an den man gar ein Gewicht hängt, ist abzulehnen, denn dies Vorgehen ist schmerzhaft und es kann auch bei sonst operablen Fisteln zu einer Inkontinenz führen, da sich um den Faden allzu intensive Narben bilden, die die Abschlußmöglichkeit schwer behindern können.

Wie soll man nun eine pelvirektale Fistel behandeln? Wir können sie bis zum Rektum freilegen und dann der Wundkontraktion vertrauen. Bei diesen großen Wunden ist im Wettlauf der Gewebe bei der Wundheilung das Bindegewebe immer der Sieger über die winzige Öffnung im Epithel. Sie verschließt sich dann von selbst.

Manchmal muß man allerdings die Fistelquelle nähen. Diese Naht beim Rezidiv
z. B. ist sicher, wenn wir eine vorübergehende Kolostomie am Bauch anlegen.

Sehr selten gibt es Fisteln, die, von einer Proktodaldrüse ausgehend, intermuskulär verlaufen und den ganzen Sphincter internus unterminieren, um hoch im
Mastdarm zu enden. Sie können unter Durchtrennung des ganzen Sphincter internus zum Anorektallumen hin aufgeschnitten werden und heilen dann. Cave
Schwellkörper, er wird durchschnitten, er blutet und muß deshalb umstochen werden. Es folgt einer solchen Operation deshalb keine Inkontinenz, weil der intakte
somatische Sphinkterapparat mit dem vegetativen Internus so verwoben ist, daß er
sein Zurückgleiten nach seiner Durchtrennung begrenzt.

Eine zweite, sehr seltene Spielart, zieht von einer Proktodaldrüse um das ganze
Externussystem einschließlich des M. puborektalis, also des Beckenbodens, herum.
Ich habe Fälle gesehen, die dann in die Scheide perforierten. In einem solchen Fall
dürfen Sie über Monate schrittweise das Externussystem total durchschneiden. Hier
verhindert der intakt bleibende Internus die Retraktion dieser erheblichen Muskel-
masse und die Kontinenz bleibt zureichend erhalten. Der Restgang zur Scheide ver-
ödet in dieser langen Zeit (Abb. 2).

Beachten Sie vor all diesen Eingriffen, daß manche Menschen schon vor einer
Fisteloperation kontinenzschwach oder gar inkontinent sind, ohne es recht zu wissen, besonders wenn sie viele vergebliche Eingriffe erdulden mußten. Wir schätzen
die Kontinenzbeeinträchtigung, die dem Menschen nicht zum Bewußtsein kommt,
auf etwa 10%. Schumann, mein Mitarbeiter in Frankfurt, hat nachgewiesen, daß die
gesunde Frau eine signifikant schwächere Kontinenzkraft entwickelt als der gesunde Mann. Das ist durch die unterschiedliche Sphinkteranatomie bei den Geschlech-
tern bedingt. Der weibliche Sphinkter ist perineal nur halb so mächtig entwickelt
wie der äußere Sphinkter des Mannes. Deshalb können Frauen, besonders nach der
Freilegung rezidivierender perinealer Fisteln, inkontinent werden, auch wenn Sie
richtig vorgehen. In einem solchen Fall müssen wir das Sphinktersystem wieder nähen. Die Voraussetzung für eine Fistelheilung und damit für einen zufriedenen kon-
tinenten Patienten ist m. E. die richtige prä- und intraoperative Beurteilung jedes
einzelnen Falls, und dies ist manchmal schwierig. Aufklärung vor dem Eingriff ist
bei der Absicht, eine Fistel zu spalten, unbedingt zu empfehlen. Jede Fistelopera-

Abb. 2a, b. Die hohe intermuskuläre Fistel **(a)** kann nach totaler Durchtrennung des Sphincter internus freigelegt
werden. Die den ganzen Sphincter externus umgreifende Fistel **(b)** kann unter monatelanger schrittweiser Durch-
schneidung der ganzen äußeren Sphinktermasse freigelegt und so der Heilung
zugeführt werden. Von 1131 anorektalen Infektionen waren 5 (=0,4%) den
ganzen vegativen (internus) oder den
ganzen animalischen (externus + leva-
tor) Sphinkter umgreifende Varianten

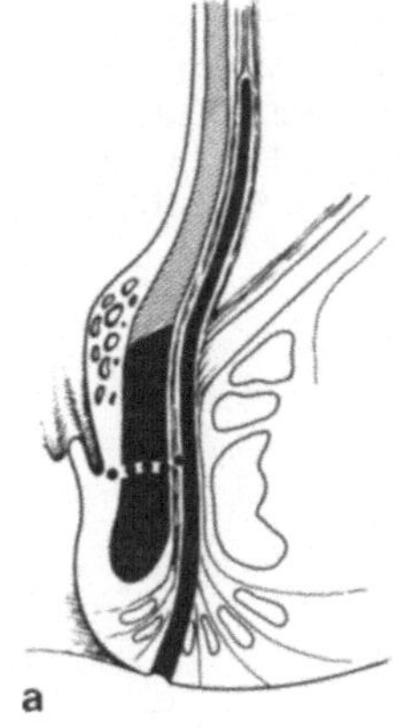
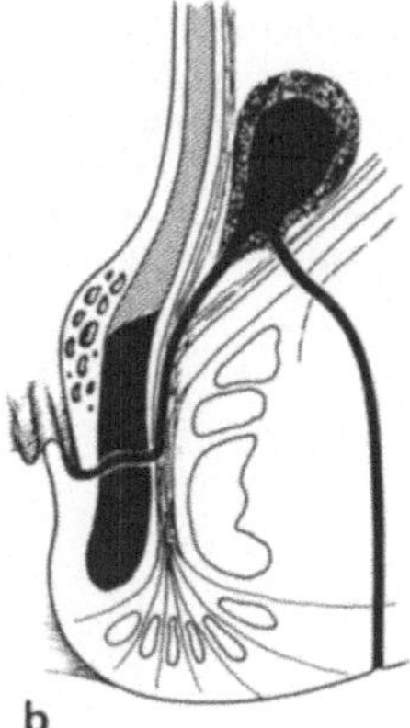

tion wird mit einer trichterförmigen Wunde abgeschlossen. Es ist unnötig, daß wir diese Großwunden tamponieren. Das ist schmerzhaft und induziert eine Narbenbildung, die bei tiefen und hochreichenden Fisteln die Kontinenz erheblich stören kann. Ich empfehle Ihnen also, keine Tamponade und keine Drainage anzulegen. Der postoperative Verlauf ist dann schmerzlos, und wenn Sie die Gesetzmäßigkeiten beachten, die ich Ihnen dargelegt habe, werden Sie keine Kontinenzstörung erleben.

Sollte es bei Rezidivoperationen postoperativ zu einer Inkontinenz kommen, ich verweise auf die perinealen Fisteln der Frau, so weiß der Erfahrene, daß er nicht zu bald zu einer Naht des Sphinkters raten sollte. Ein Teil dieser Fälle gewinnt seine Kontinenz nach Monaten zurück, wenn die Narben etwa in Jahresfrist wieder weich geworden sind. Bleibt der Schaden aber bestehen, fühlt sich die Patientin unsicher und belästigt, so ist bei weichen Narben nach dieser langen Zeit die Sphinkternaht sehr viel einfacher und v. a. nahezu sicher erfolgreich. Wir sollten nie versäumen, den Patienten darüber zu unterrichten, daß auch eine gelungene Sphinkternaht nie mehr eine 100%ige Abschlußkraft erreichen läßt, aber eine wesentliche Besserung ist in jedem Fall möglich.

Ich fasse noch einmal zusammen: Das Aufpflügen einer Fistel durch einen durchschnürenden Faden ohne Rücksicht auf die Anatomie ist ebenso abzulehnen wie das wochen- und monatelange Tamponieren einer freigelegten Fistel. Schlußendlich möchte ich noch betonen, daß Sie bei diesen anorektalen Fisteln, einer gutartigen Krankheit, die ja nur sehr selten zu einem Krebs degeneriert, im Zweifel lieber einmal nicht operieren sollten, oder Sie sollten, wenn Sie Zweifel haben, im Eingriff innehalten.

Für alle Eingriffe in der Anorektalregion gilt der Satz: Mißerfolge und Komplikationen sind vermeidbar, wenn Sie sich die Devise „so wenig wie möglich und so viel wie nötig" zu eigen machen, und wenn sie das Wesen der Krankheit kennen.

Literatur

1. Staubesand J siehe bei Stelzner F (2)
2. Stelzner F (1958) Über die Haemorrhoiden. Dtsch Med Wochenschr 83:569
3. Stelzner F (1971) Eingriffe am Mastdarm und am After. In: Brandt G, Kunz H, Nissen R (Hrsg) Intra- u. postoperative Zwischenfälle Bd II. Thieme, Stuttgart, S 313
4. Stelzner F (1982) Die Anorektalen Fisteln. Springer, Berlin Heidelberg New York
5. Watts JM, Bennet R, Duthie HL (1964) Healing and pain after different forms of haemorrhoidektomy. Br J Surg 51:88

Angioradiologie

R. Giessler

Die Angiographie ist nach wie vor Basis für die Behandlungsfortschritte der Gefäßchirurgie, wenn auch neue, bildgebende Verfahren wie die transvenöse Xeroradiographie, die digitale Subtraktionsangiographie sowie das nichtinvasive Ultraschallbild den Anbruch einer *risikoarmen Epoche der morphologischen Gefäßdiagnostik* versprechen.

Mit der zunehmenden Verbreitung der Angiographie, v. a. durch die *Liberalisierung der Indikation* zur Gefäßdarstellung, wächst auch die Erwartungswahrscheinlichkeit ihrer Komplikationen.

Hinzu kommt das neue, noch unüberschaubar weite Anwendungsgebiet der *interventionellen therapeutischen Radiologie* in Form der selektiven Embolisation, der selektiven Chemotherapie [1] und besonders der perkutanen transluminalen Angioplastik, die, aufbauend auf der konventionellen Angiographie, auch ihre Risiken teilen, wenn nicht erhöhen.

Wie häufig sind Komplikationen?

Die *globale Inzidenz* angioradiologischer Zwischenfälle wird mit 1–3% aller Arteriographien sowie mit 1–9% nach PTA angegeben.

Die *Analyse* läßt als pathogene Faktoren die angewandte Technik, ihre Durchführung, ferner die superselektive Darstellung sowie die Lokalisation des Zugangs bzw. der Punktionsstelle hervortreten [1, 2, 5, 6, 9, 11, 12]. Kontrastmittelzwischenfälle, die noch in den früheren, oft zitierten Sammelstatistiken [7] eine große Rolle spielten, sind mit Verbesserung der Kontrastmittel in den Hintergrund getreten. Komplikationsmindernd wirkt sich offensichtlich der *Faktor Spezialisierung* aus, wie Rau [10] an der Abnahme tödlicher Zwischenfälle bei translumbalen Aortographien mit zunehmender Erfahrung zeigen konnte (Abb. 1).

Als leider nicht ganz seltene, aber selten angesprochene angiographische Komplikation in gefäßchirurgischer Hinsicht sollte hier die *mangelnde Qualität* als Ursache von Fehlentscheidungen erwähnt werden.

Die relative Seltenheit operationsbedürftiger Komplikationen birgt die Gefahr der mangelnden Vertrautheit des nichtspezialisierten Chirurgen mit dieser *Sonderform des Gefäßtraumas.*

Im chirurgischen Krankengut nehmen die angioradiologischen Zwischenfälle unter den iatrogenen Gefäßverletzungen einen der vorderen Plätze ein. In einer Aufstellung zusammen mit Eisenhardt [3] waren derartige Komplikationen mit über

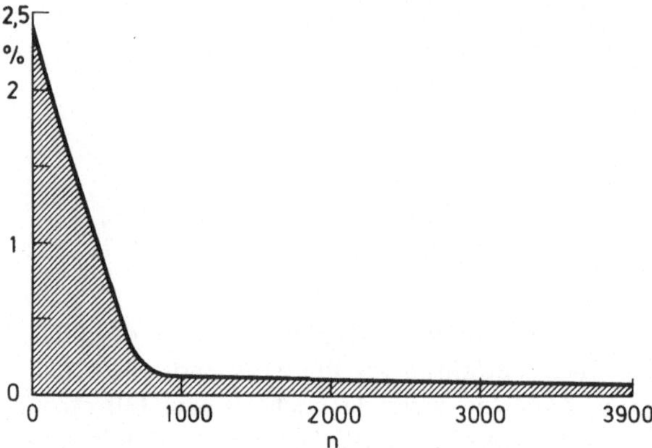

Abb. 1. Tödliche Komplikationen bei translumbaler Nadelaortographie. (Nach Rau [10])

der Hälfte der Fälle vertreten (Tabelle 1). An der Aggertalklinik wurden seit 1970 30 Operationen wegen angioradiologischer Zwischenfälle erforderlich ([4], Abb. 2, Tabelle 2 a, b). Nicht darin enthalten sind Fälle, die wegen Mißlingens oder Mißerfolg der PTA unter elektiven Bedingungen operiert oder konservativ behandelt werden konnten. Auch auf die Spätfolgen angioradiologischer Maßnahmen, wie Narbenkompression, Durchblutungsminderung, Wachstumsstörungen, Aneurysmata spuria und arteriovenöse Fisteln soll hier nicht eingegangen werden.

Die Anzahl chirurgisch versorgter Komplikationen mit 2 nach 7718 Angiographien und 3 nach 1774 PTA in den 5 Jahren von 1977 bis 1981 (0,26‰ bzw. 1,7‰) ist zwar sehr niedrig (Roth, 1982, Angioradiologie Aggertalklinik, persönliche Mitteilung). Dabei darf aber nicht übersehen werden, daß es sich bei den PTA-Pa-

Tabelle 1. Iatrogene Gefäßverletzungen
(Chir. Univ. Klinik Köln 1958–15. 6. 1973,
Aggertalklinik 1970–15. 6. 1973. Aus [3])

Fachgebiet	n	
Chirurgie	12	
Kardiologie	2	
Traumatologie	3	
Urologie	2	
Orthopädie	3	
Gynäkologie	2	
HNO	3	
Radiologie	51	
Diagnostik		39
PTA		9
Aktinisch		3
Hämodialyse	6	
Fehlinjektion	2	
Katheterbruch	1	
Gesamt	87	

Tabelle 2a. Angioradiologische Komplikationen, Operation nach Angiographie.
(Aggertalklinik 1. 3. 1970–19. 9. 1982)

n	Patient (Geschlecht)	Alter	Blutung	Verschluß	Operation
1	WJ	48		×	TE, TEA, N
2	SF (w)	51	×	×	TE, N
3	RH	49	×	×	TEA, N
4	LH	57		×	TEA, N Reop.
5	HE	43	×		N
6	EB	61		×	TE, TEA, N
7	SH	58	×		Evac.
8	RH	52		×	TE, TEA OSA †
9	SH	52	×		TE, N †
10	SA	68		×	TEA, N
11	SE (w)	60	×	×	TE, N
12	SP	70		×	TE, N
13	BE (w)	77		×	TE, N
14	SP	65		×	TE, N
		57,9	6	11	

Tabelle 2b. Angioradiologische Komplikationen, Operation nach PTA.
(Aggertalklinik 1. 3. 1970–19. 9. 1982)

n	Patient (Geschlecht)	Alter	Blutung	Verschluß	Operation
1	KF	63	×		N
2	DL	58	×	×	TE, N
3	PF	60	×	×	N
4	SH	64	×		TEA, N
5	HA	62	×	×	TE, N; Reop. OSA
6	PB	64	×		Evac.
7	JJ	50	×	×	FP-BP
8	DE (w)	67	×		N
9	DR (w)	55	×	×	N
10	AJ	74	×		N
11	LA	62	×		TE, N
12	TÄ (w)	66	×		N (LSE)
13	FJ	79		×	FF-BP †
14	ZS (w)	78	×		N
15	KK	51		×	TE
16	WE	60			Extract.
		63,3	13	7	

PTA	Perkutane transluminale Angioplastik	*FP-BP*	femoropoplitealer Bypass
TE	Thrombektomie	*FF-BP*	femorofemoraler Cross-over-bypass
TEA	Thrombendarteriektomie	*LSE*	lumbale Sympathektomie
N	direkte Naht	*Extract.*	Fremdkörperentfernung
Evac.	Hämatomausräumung	*Reop*	Reoperation
OSA	Oberschenkelamputation		

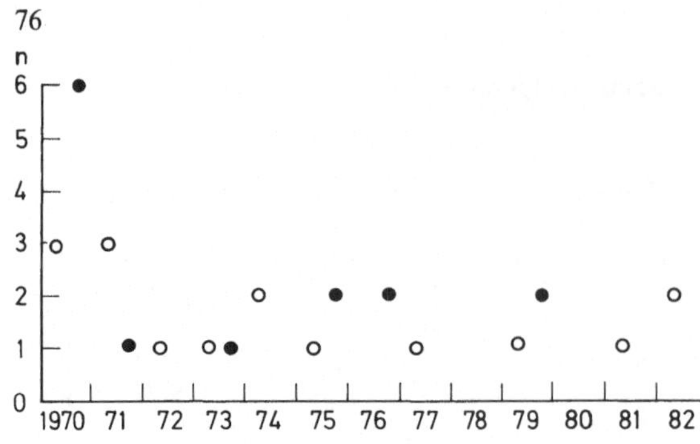

Abb. 2. Angioradiologische Komplikationen: Noteingriffe und Operationen mit aufgeschobener Dringlichkeit. ●= PTA, ○= Angiographie, (Aggertalklinik, 1. 3. 1970 –19. 9. 1982)

tienten um ein nach gefäßchirurgischen Kriterien eher negativ selektiertes Kollektiv mit eingeschränkter Erfolgsaussicht und erhöhtem Risiko handelt, was bei einer Notoperation gravierend ins Gewicht fällt.

Wie entstehen Komplikationen?

Pathogenetisch lassen sich 4 Gruppen unterscheiden, die auch für die Therapie von Bedeutung sind.

Verletzungen am Ort der Punktion, die zu einem Hämatom, zur Dissektion mit und ohne intramuralem Kontrastmitteldepot, zur Stenose oder Thrombose infolge Stagnation, zur Intimaschädigung durch den Druckstrahl, ferner außerhalb des Gefäßes zum Paravasat und zur Penetration angrenzender Strukturen (Niere, Pankreas, Darm, Pleura, Lunge, sogar Ductus thoracicus) führen.

Komplikationen auf dem Gleitweg in Form der Via falsa mit langstreckiger Dissektion, der Perforation durch Führungsdraht oder Katheter, der Ablösung muraler Thromben oder der unbeabsichtigten Intubation von Organgefäßen mit der Gefahr der Bolusinjektion. *Prädisponierende Faktoren* für die beiden genannten Gruppen sind technische Fehler bei der Punktion und bei der Manipulation von Nadel und Katheter, ferner die Konsistenz zerklüfteter Gefäße sowie Anomalien bzw. Elongationen.

Komplikationen von Seiten des Instrumentariums, wie Bruch von Guide und Katheter, schließlich die schon erwähnten

Kontrastmittelzwischenfälle. Von den zahlreichen speziellen Fragen im Zusammenhang mit der Genese angioradiologischer Komplikationen können hier nur 2 angeschnitten werden:

– Wie gefährlich ist die *Punktion von Gefäßprothesen?* Hierüber liegen bisher nur wenige Berichte vor [8], vermutlich deshalb, weil voroperierte Regionen in

Kenntnis der Prothesenbiologie bzw. -pathologie i. allg. gemieden werden, um die vulnerable Außen- bzw. Innenschicht zu schonen.
- Wie riskant ist die *Angiographie des Bauchaortenaneurysmas?* Wenn auch die rupturbelastete infrarenale TLA heute weitgehend aufgegeben wurde und die Kathetermethode von ihren Befürworten als risikoarm dargestellt wird, sollte doch jedes potentielle Risiko durch eine Maßnahme, sofern sie keine unverzichtbare Zusatzinformation gegenüber den nichtinvasiven Untersuchungsmethoden liefert, ausgeschlossen werden.

Wie wird die Komplikation erkannt?

Nicht immer weisen Hämorrhagie, komplette Ischämie oder Katheterbruch eindeutig den therapeutischen Weg [13]. Für die Früherkennung der meisten Komplikationen ist die *Verlaufsbeobachtung,* präziser: der kontinuierlich dokumentierte Verlauf im Verdachtsfall von entscheidender Bedeutung. So bleiben auch massive retroperitoneale Hämatome nach Femoralispunktion anfangs nicht selten symptomarm. Paraaortale Hämatome lassen sich heute computertomographisch nachweisen. Wie in der Unfallchirurgie gibt die Rekonstruktion des Hergangs, zusammen mit allen Beteiligten, Hinweise auf den Verletzungsmechanismus, wodurch weitere belastende und verzögernde Untersuchungen sich erübrigen.

Wer muß wann operiert werden?

Nicht jede angioradiologische Komplikation stellt eine Indikation zur Operation dar. Intramurale Kontrastmitteldepots, Paravasate, Intimaverletzungen, Hämatome – u. U. sogar pulsierende – verschwinden meist spontan. Im Gegensatz hierzu fällt die Entscheidung zur Operation bei *inkompletter Ischämie* einer Extremität gelegentlich schwer, weil Gefäßspasmen in den ersten Stunden ein irreversibles thromboembolisches oder disseziertes Hindernis vortäuschen können. Umgekehrt kann sich hinter einer angiographisch als Spasmus fehlgedeuteten segmentalen Enge eine zirkuläre Disruption mit erhaltenem Adventitiamantel verbergen. Bei unzureichender Kollateralisation, z. B. bei Verdacht auf Nierenarterienverschluß, ist die unverzügliche Operation geboten.

Bewährt hat sich auch hier die Klassifizierung nach 3 *Dringlichkeitsstufen* mit dem Ziel der Risikominderung durch adäquate Operationsvorbereitung.

Dringlichkeitsstufen bei angioradiologischen Komplikationen

- Noteingriffe
- Operation mit aufgeschobener Dringlichkeit
- Operation unter elektiven Bedingungen

Auch kann bei aufgeschobener Dringlichkeit ein gefäßchirurgisches Konsil durchgeführt werden. Die meisten obliterativen angioradiologischen Komplikationen wurden im eigenen Krankengut unter elektiven Bedingungen korrigiert.

Was ist bei der Operation zu beachten?

Hämatomausräumung, Blutstillung und Wiederherstellung der Arterienkontinuität folgen den bekannten gefäßchirurgischen Regeln. Gefäßinstrumentarium und -nahtmaterial dürften heute überall verfügbar sein. Zu warnen ist vor übereiltem Anlegen von Klemmen bei sklerotischen Arterien wie auch bei großen Venen, da dies eher Probleme schaffen als lösen kann. Schonender ist die digitale Tamponade der Blutungsquelle, bis Übersicht herrscht. Zu achten ist auf eine stromaufwärts von der ventralen Punktionsstelle gelegene Perforation der Hinterwand, die sowohl bei Nadel- als auch bei Kathetertechnik entstehen kann. Die größte Schwierigkeit für den weniger Erfahrenen dürfte wohl in der *intraoperativen Entscheidung bei unerwartet schwierigem Befund* liegen, wie weit die Rekonstruktion ausgedehnt werden darf ohne einerseits die Hämodynamik bzw. Permeabilität der wiederhergestellten Strecke, andererseits das Leben des Kranken im Streß zu gefährden.

Den *Empfehlungen* zur Komplikationsverhütung sei deshalb die einer gefäßchirurgischen Weiterbildung angefügt.

Verhütung angioradiologischer Komplikationen, chirurgische Aspekte

Voruntersuchung	Quasichirurgische Vorbereitung
Allgemein	Technik
Angiologisch	Punktionsort
Indikation	Minimaltrauma
Information?	Nadellage
Ausdehnung	Kurze Dauer
Zugang	Manuelle Hämostase
Programmwahl	Nachbeobachtung
Risiko?	Bei Suspekt: kontinuierlich
Aufklärung (Operation?)	dokumentierter Verlauf

Literatur

1. Antonovic R, Rösch J, Dotter CT (1976) Complications of percutaneous transaxillary catheterization for arteriography and selective chemotherapy. AJR 126:386
2. Bourassa MG, Noble J (1976) Complication rate of coronary arteriography: A review of 5250 cases studied by a percutaneous femoral technique. Circulation 53:106
3. Eisenhardt HJ, Giessler R (1973) Chirurgische Aspekte iatrogener Gefäßschäden. In: Judmaier F (Hrsg) Iatrogene Gefäßschäden-Rekonstruktive Venenchirurgie-Experimentelle Gefäßchirurgie. Karger, Basel S 2–6

4. Giessler R (1978) Surgical aspects of vascular reconstruction after PTR. In: Zeitler E, Grüntzig A, Schoop W (eds) Percutaneous vascular recanalization. Springer, Berlin Heidelberg New York, S 167–171
5. Hagen B, Honemeyer U, Meier-Duis H (1982) Translumbale Aortographie mittels Kathetertechnik. ROEFO 136:189
6. Hessel SJ, Adams DF, Abrams HL (1981) Complications of angiography. Radiology 138:273
7. Lang EK (1963) A survey of the complications of percutaneous retrograde arteriography: Seldinger technic. Radiology 81:257
8. Lipoff JI, Killam HA (1979) Catheter tip entrapment with avulsion of tip: A potential complication of percutaneous transfemoral catheterization through aortofemoral bypass grafts. Cathet Cardiovasc Diagn 5:389
9. Mani RL, Eisenberg RL, McDonald EJ, Pollock JA, Mani JR (1978) Complications of catheter cerebral arteriography: Analysis of 5000 procedures. I. Criteria and incidence. AJR 131:861
10. Rau G (1967) Indikation und Durchführung der Arteriographie in den verschiedenen Gefäßbereichen. Therapiewoche 17:1570
11. Sigstedt B, Lunderquist A (1978) Complications of angiographic examinations. AJR 130:455
12. Szilagyi DE, Smith RF, Elliot JP, Hageman JH (1977) Translumbar aortography: A study of its safety and usefulness. Arch Surg 112:399
13. Zeitler E (1978) Complications in and after PTR. In: Zeitler E, Grüntzig A, Schoop W (eds) Percutaneous vascular recanalization. Springer, Berlin Heidelberg New York, S 120–125

Supraaortische Rekonstruktionen

W. Sandmann

Einleitung

Zerebrovaskuläre Operationen sind durch das Bewußtsein um die präventiven Möglichkeiten der Gefäßchirurgie bei zunehmender Verbreitung nichtinvasiver Diagnostik erheblich häufiger geworden und machen heute knapp ⅓ der gefäßchirurgischen Eingriffe an unserer Klinik aus (Abb. 1).

Im Hinblick auf Komplikationsmöglichkeiten stellen die meisten dieser Rekonstruktionen nur eine geringe allgemeine Belastung für den Patienten dar [5]. Schwierigkeiten und Komplikationen gehen aus von vielen kleineren Details, welche überwiegend die chirurgische Technik und Indikationsstellung, aber auch Anästhesie und Patientenüberwachung betreffen (Tabelle 1).

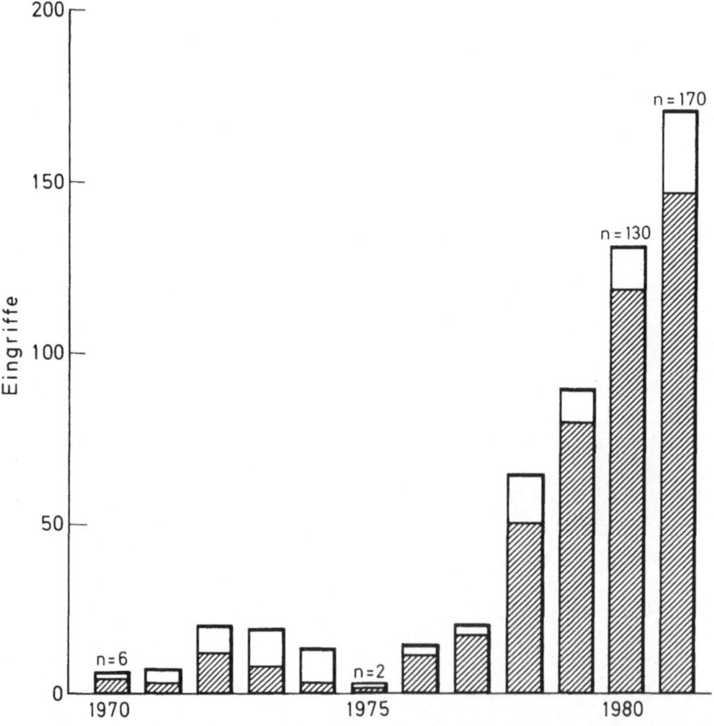

Abb. 1. Gefäßchirurgische Eingriffe an der chirurgischen Klinik A der medizinischen Einrichtungen der Universität Düsseldorf. ☐ Aortenbogenarterien, ▨ Karotis

Tabelle 1. Komplikationen bei Supraaortischen und Halsarterien

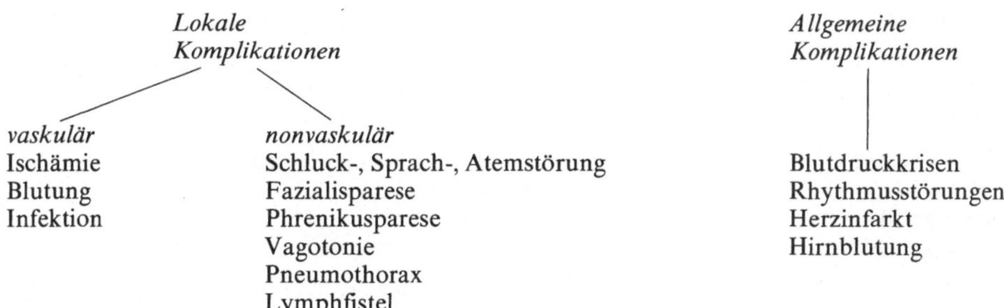

Material und Methodik

Die schwerwiegendste Komplikation nach Eingriffen an den hirnversorgenden Arterien ist der ischämische Insult, also das Ereignis, zu dessen Vorbeugung der Patient eigentlich operiert wird. Theoretisch kann eine längere Unterbrechung des Karotis- oder Vertebralisblutstroms bei fehlender Kollateralisationsmöglichkeit die Ursache sein, in der Praxis dürfte dieser Umstand aber extrem selten vorkommen, da selbst bei Mehrgefäßerkrankung der hemisphärische kollaterale Blutfluß ausreichend ist, wenn Kreislauf- und Atembedingungen angepaßt sind.

Ischämieprotektive Maßnahmen sind eine gute Überwachung in Allgemeinanästhesie, ein ausreichender Kollateralfluß, eine Verbesserung der Ischämietoleranz mit Barbiturat und ganz besonders eine technisch und hämodynamisch optimale Rekonstruktion (Tabelle 2).

Die Indikation zum Shunt stellt sich u. E. nicht durch Stumpfdruck oder durch EEG, da ersterer nicht mit der hemisphärischen und fokalen Hirndurchblutung korreliert [3] und letzteres nur über Oberflächenaktivität des Gehirns informiert (Hennerici, 1982, persönliche Mitteilung). Die Indikation zur Shuntverwendung stellt sich nach unseren Erfahrungen nach dem neurologischen und kardialen Befund (Tabelle 3). Ist die morphologische Symptomatik progredient und akut fluktuierend, besteht aufgrund präoperativer angiographischer oder hämodynamischer Untersuchungen der Verdacht auf unzureichende Kollateralversorgung; ist der Ge-

Tabelle 2. Zerebrale Ischämie – Protektive Maßnahmen

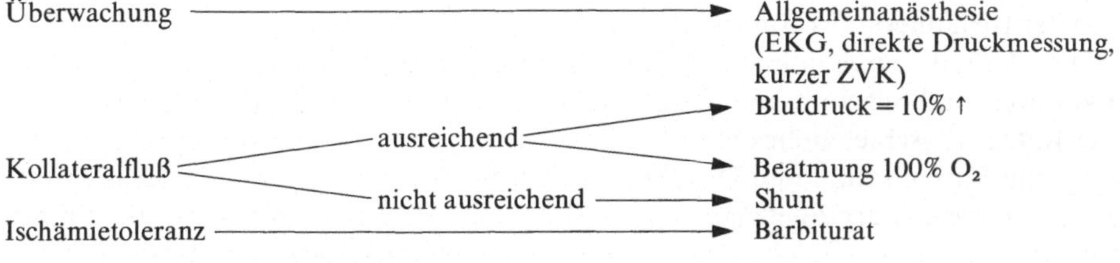

Chirurgische Technik → Optimale Rekonstruktion + Kontrolle

Tabelle 3. Shuntindikation

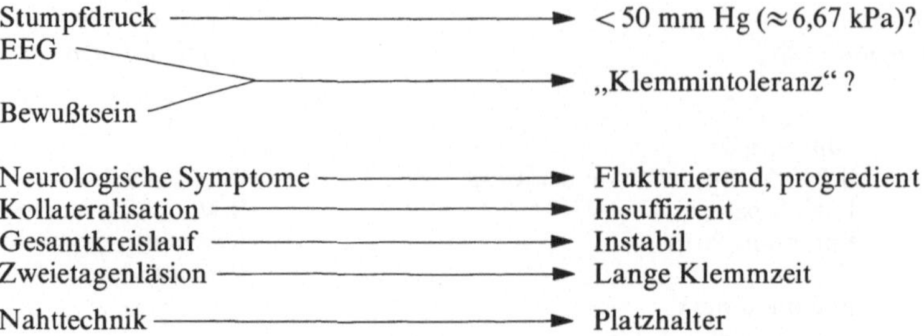

Tabelle 4. Technische Komplikationen

Shunttechnik	– Embolisation, Dissektion
Klemmtechnik	– Wandbruch, Embolisation, Blutung
Desobliteration	– Distale Stufe, Knickstenose, Restplaque, Perforation, Dissektion
Nahttechnik	– Stenose (direkte Naht, distale Naht, zirkuläre Naht)
Flushtechnik	– Embolisation, Thrombose

Morphologie → Kontrolle ← Hämodynamik

Tabelle 5. Karotisstenose – Kürzungsoperation.
(1. 1. 1977 – 15. 9. 1982)

Indikation	Gesamt	Kürzung	
	n	n	[%]
Primär	466	30	6,4
Nachkontrolle		16	3,6
Gesamt	466	46	10,0

samtkreislauf infolge Rhythmusstörung oder Herzinsuffizienz mit Narkosebeginn
bereits instabil oder ist aus technischen Gründen mit einer sehr langen Abklemm-
zeit zu rechnen, so legen wir einen Shunt unmittelbar nach Gefäßeröffnung vor der
Desobliteration ein. Der nützliche Effekt des Shunt bei routinemäßiger Verwendung ist wohl eher in einer Platzhalterfunktion zur Vermeidung einer Nahtstenose
als in der Ischämieprotektion zu sehen.

Die häufigsten ischämischen Komplikationen in der Karotischirurgie sind bedingt durch Embolisation und Thrombose als Folge unzureichender Technik (Tabelle 4). Das Einschieben des Shunt muß vorsichtig und zunächst nach proximal erfolgen, um Embolisation und Dissektion zu vermeiden (Abb. 2). Zur Fixierung sind
statt Klemmen Tourniquetzügel aus Silikon mit Muffen empfehlenswert. Ohne
Shunt werden weiche Gefäßklemmen benutzt, um Wandschäden und Embolisation
zu vermeiden. Ausschälung und Nahttechnik müssen so angelegt sein, daß eine di-

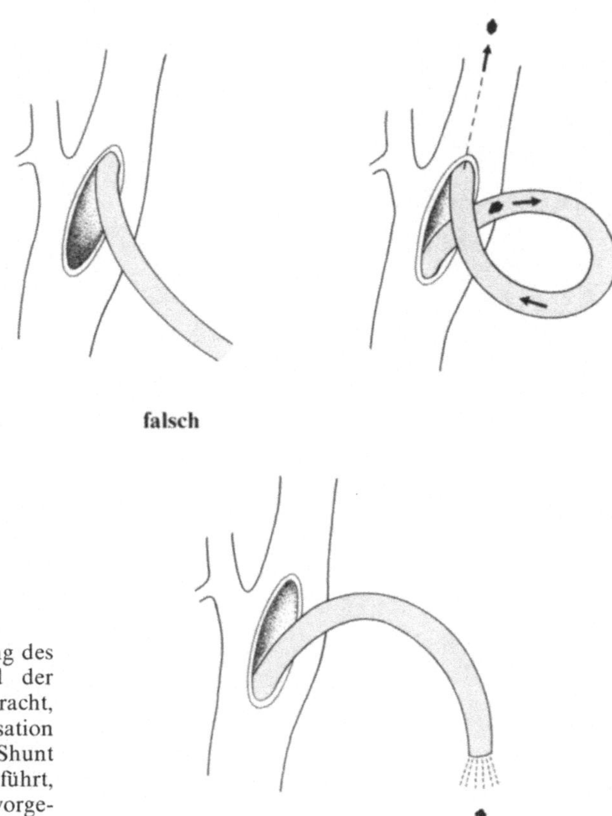

Abb. 2. Technik der Einführung des intraluminären Shunts. Wird der Shunt zunächst distal eingebracht, besteht die Gefahr der Embolisation (*X*). Ungefährlicher wird der Shunt zunächst proximal eingeführt, durchgespült und dann distal vorgeschoben (*V*). (In Anlehnung an Eastcott [1])

stale Intimastufe entweder fixiert oder gar vermieden wird. Gerät man mit der Desobliteration in die Ebene der Membrana elastica externa, entsteht ein proximal überelastisches Segment, welches gegen die wandverdickte distale A. carotis interna abknicken kann, so daß ein Kinking oder eine Knickstenose entsteht. Dies Phänomen kann auch nicht allein durch ein Overpatch ausgeglichen werden, die Korrektur erfolgt durch eine Kürzungsoperation, welche z. B. in der Technik von Imparato als Plikatur oder nach unserem Verfahren mit Resektion und autologem Arterienpatch erfolgen kann [2, 4], (Abb. 3).

Im eigenen Krankengut hatten 6,4% der Patienten mit einer Karotisstenose außerdem eine Elongation oder ein Kinking, so daß primär eine Kürzung mit eingeplant wurde. 3,6% zeigten erst nach der Rekonstruktion turbulente Strömung als Folge von Knickstenose bzw. Kinking im Rekonstruktionsbereich und wurden aufgrund dieser Kontrollmethode mit einer Kürzungsoperation versorgt (Tabelle 5).

Unzureichende Rekonstruktion findet sich häufiger bei direktem Arteriotomieverschluß als durch Patchplastik. Man erkennt, daß mit Hilfe der von uns benutzten Ultraschallmethode zur Kontrolle der Rekonstruktion 12% der Eingriffe mit direktem Verschluß und nur die Hälfte (6%) der Fälle mit Patchplastik eine unzureichen-

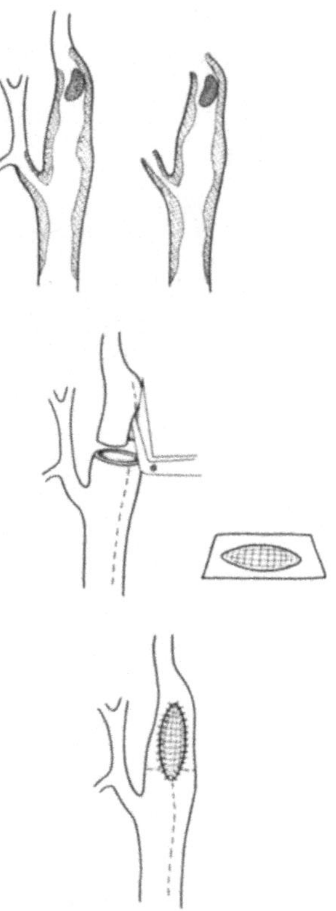

Abb. 3. Kürzungsoperationen nach Ausschälplastik. Das resezierte Arteriensegment wird als Erweiterungsstreifen verwendet. (Aus [4])

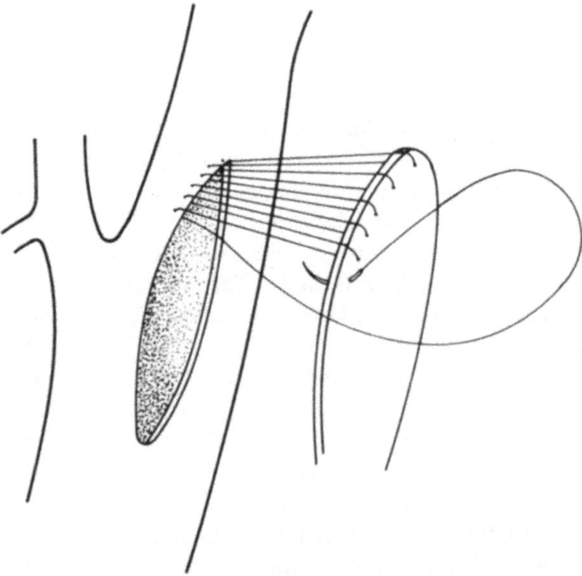

Abb. 4. Technik der Patcherweiterung. Die Nahtabstände sind an der Arterie im apikalen Winkel enger, am Patch weiter zu wählen. Der Patch muß über die distale Stufe hinausreichen

Tabelle 6. Karotisstenose – Patchplastik. (1. 1. 1977 – 15. 9. 1982)

Technik	Gesamt	Korrektur nach Hämodynamik	
	n	n	[%]
Ohne Patch	161	19	*12*
Mit Patch	305	17	*6*
Gesamt	466	36	8

de Strömung hatten, und deshalb mit Patch bzw. neuerlichem Patch, Kürzungsoperation etc. korrigiert wurden (Tabelle 6, Abb. 4). Die z. Z. beste und empfindlichste Methode zum Auffinden technischer Mängel ist die Pertubationsmessung. Druck- und Flußmessung sind zu wenig empfindlich, Stenosierung von weniger ab 70% Querschnittseinengung wird bei den letztgenannten Methoden nicht mit Sicherheit erfaßt. Ist der Patient am Ende des Eingriffs auf dem Operationstisch nicht wach und zeigt er Halbseitensymptomatik, so muß sofort reinterveniert werden, soweit nicht mit anderen Methoden ausgeschlossen wurde, daß die Ursache außerhalb des Rekonstruktionsbereichs gelegen ist.

In einem früheren Kollektiv mit Druckmessung als intraoperativer Kontrolle betrug die Rate ischämischer neurologischer Komplikationen 7,5%, welche überwiegend (6,6%) auf lokale technische Unzulänglichkeiten zurückzuführen waren. Durch die Pertubationsmessung als sensitives Kontrollverfahren wurde die neurologische Komplikationsrate auf 0,8% gesenkt. Von 360 Eingriffen kam es bei einem Patienten postoperativ zum akuten Karotisverschluß. Allerdings war die Durchführung und Interpretation der Pertubationsmessung nicht korrekt vorgenommen worden (Tabelle 7).

Schwellungen im Halsbereich entstehen durch Blutungskomplikationen im Zusammenhang mit überreichlicher Heparingabe oder Nahtinsuffizienz.

Arterienchirurgie – Blutungskomplikationen

Unübersichtlicher Zugang
Ungünstige poximale/distale Blutungskontrolle
Gerinnungsstörungen
Technisch (Naht/Prothese/Patch)
Drainagekomplikationen
Instrumentell
Infektion/Nekrose/Thrombolyse

Blutungskomplikationen entstehen außerdem unter Restwirkung von Thrombozytenaggregationshemmern. Patienten mit Eingriffen an den hirnversorgenden Arterien sind ausdrücklich nach diesen Medikamenten präoperativ zu befragen. Halshämatome verdrängen die Halsorgane, können die Trachea komprimieren und zum hypoxischen Herzstillstand führen (Tabelle 8). Sofortige Hämatomentleerung kann lebensrettend sein. Die Intubation ist durch die Trachealverdrängung und durch

Tabelle 7. Neurologische Komplikationen – Hämodynamische Kontrolle. (1. 1. 1977 – 15. 9. 1982)

Methode	Eingriffe	Neurologisches Defizit	Stenose/ Thrombose	Embolie/ Ischämie
	n	%	%	%
*Druck*messung	106	7,5	6,6	0,9
*Perturbations*messung	360	0,8	0,3	0,5
Gesamt	466	2,3	1,7	0,6

Tabelle 8. Blutung

Hämatom ⟶ Kompression ⟶ Hypoxie

    Cave:
    – Atemdepressive Analgetika
    – Antikoagulantien
    – Antiaggregantien

das häufig vorhandene Begleitödem erschwert, so daß die chirurgische Hämatomentleerung zunächst vorgenommen und dann intubiert wird. Um bei eventuellem Halshämatom nicht noch zusätzlich eine Atemdepression durch Medikamente zu riskieren, werden Schmerzmittel vom Morphintyp von uns abgelehnt und statt dessen Metimazolderivate verabreicht. Hämatome im supraaortischen Bereich sind auf der Röntgenthoraxaufnahme zu erkennen, welche routinemäßig am Ende der Operation nach supraaortischen Eingriffen anzufertigen ist.

Die Desobliteration von Abgangsstenosen und Verschlüssen der Aortenbogenarterien erfordert bei direktem Angehen die tangentiale Ausklemmung des Aortenbogens. Die Perfusion über eine Hirnhälfte ist sicherzustellen. Glatte Abtrennung des Thrombus gegen die verdickte Aortenintima ist erforderlich, um Embolien in das rekonstruierte oder ein benachbartes Gefäß im Aortenbogen zu vermeiden. Bei Verkalkung des Aortenbogens ist die Ausschälplastik kontraindiziert. Prothesenbypass zwischen den supraaortalen Arterien oder von der Aorta ascendens sind die Methoden der Wahl. Zerebral und brachial ischämische Komplikationen nach extrathorakalen Eingriffen an der A. subclavia gehen auf Reststenosen und Embolisation zurück (Tabelle 9). Dies gilt sowohl für die transzervikale Desobliteration als auch für die Subklavia-Karotis-Transposition. Letzteres Verfahren hat sich uns wegen der geringen Morbidität und Mortalität gut bewährt (Tabelle 10). Falls eine Ausdehnung der Desobliteration nach distal nicht möglich ist, empfiehlt sich das Einnähen eines Erweiterungsstreifens. Um ausreichende Mobilisation für die Subklaviatransposition zu erreichen, können im Einzelfall die A. mammaria interna und der Truncus thyreocervicalis durchtrennt werden.

Funktionsausfälle von Halsnerven sind nicht selten und führen zu Schluck- und Sprachstörungen. Meistens handelt es sich um intraoperative, mechanische Schäden durch Zug und Druck mit guter Rückbildung innerhalb von Tagen und Wochen. Bleibende Rekurrens- und Hypoglossusschäden sind sehr selten (< 1%). Simultane beidseitige Karotiseingriffe sollten jedoch besser unterbleiben, da doppelseitige

Funktionsausfälle der Halsnerven u. U. Intubation und Sondenernährung langfristig erforderlich machen.

Blutdruckschwankungen nach Karotiseingriffen sind Folge gestörter Autoregulation. Sie bergen in Zusammenhang mit koronarer Herzerkrankung das Problem des Herzinfarkts und der koronarbedingten Rhythmusstörung in sich. Exzessive Blutdruckstörungen sind mit der Gefahr des Hirnödems verbunden. Die Behandlung des Hypertonus wird, wie sonst auch, mit Vasodilatantien und Antihypertensiva durchgeführt; Intensivüberwachung ist unbedingt erforderlich.

Infektionen nach transzervikalen und transthorakalen Eingriffen an den hirnversorgenden Arterien sind extrem selten (< 0,2%). Infizierter alloplastischer Gefäßersatz im Halsbereich muß entfernt werden und die Wiederherstellung in situ mit Vena saphena magna oder autologer Arterie (A. hypogastrica, A. iliaca externa) durchgeführt werden. Infizierter Gefäßersatz im supraaortalen Bereich wird komplett entfernt, nachdem die Hirnversorgung durch extraanatomische Rekonstruktion sichergestellt wurde.

Hirnblutung ist zu erwarten, wenn eine späte Rekonstruktion nach akutem Karotisverschluß durchgeführt wird. Rhexisblutung in den ischämischen „weichen" Herd ist die Folge. Klinisch tritt nach anfänglicher Halbseitensymptomatik eine erheblich zunehmende Bewußtlosigkeit bis zum Koma ein.

Die Komplikationsmöglichkeiten bei rekonstruktiven Eingriffen an den supraaortischen und hirnversorgenden Halsarterien sind zahlreich, jedoch überwiegend auf chirurgische und anästhesiologische Technik und Taktik sowie auf eine unpassende Indikation zurückzuführen. Bei ausgefeilter chirurgischer Technik, sensitiver intraoperativer Kontrollmethode und Maßnahmen zur Ischämieprotektion lassen sich die Komplikationen in den allermeisten Fällen vermeiden. Entsprechende Aus- und Weiterbildung des Chirurgen und des Anästhesisten ist dazu unbedingt erforderlich.

Tabelle 9. Aortenbogenarterien – Komplikationen (1. 1. 1970 – 15. 9. 1982)

	n	Neurologisches Defizit n	Arm-Hand-ischämie n	Blutung	Infektion	†
A. subclavia	103	0	2	1	0	0
Truncus	21	1	0	1	0	0
A. carotis communis	2	0	–	0	0	0
Aortenbogensyndrom	6	0	0	0	0	0
Gesamt	132	1	2	2	0	0

Tabelle 10. Subklavia-Karotis-Transposition – Komplikationen.
(1. 1. 1977 – 15. 9. 1982)

Gesamt n	Zerebrale Ischämie n	Handischämie n	Sonstige n
44	0	2	6

Literatur

1. Eastcott HHG (1979) Carotid endarterectomy in the symptomless patient: The case against. In: Courbier R, Jausseran JM, Reggi M (eds) Arteriopathies cerebrales extracraniennes asymptomatiques. Documentation Medicale Oberval, Lyon Montrouge, p 241
2. Imparato AM, Lin JPT (1967) Vertebral arterial reconstruction: Internal plication and vein patch angioplasty. Ann Surg 166:213
3. McKay RD, Sundt TM, Michenfelder JD, Gronert GA, Messick JM, Sharbrough FW, Piepgras DG (1976) Internal carotid artery stump pressure and cerebral blood flow during carotid endarterectomy. Anesthesiology 45:390
4. Sandmann W, Peronneau P, Kremer K (1980) Carotischirurgie und Perturbationsmessung. Angio 2:277
5. VanDongen RJAM (1977) Chronische Verschlußprozesse der Karotisgabel; Chirurgische Therapie. Thorac Cardiovasc Surg 25:246

Aortoiliakale Rekonstruktionen

R. J. A. M. van Dongen

Die lokalen Komplikationen, welche nach aortoiliakalen Rekonstruktionen auftreten können, werden am besten in 2 Kategorien untergebracht: die intra- und frühpostoperativen sowie die spätpostoperativen Komplikationen.

Komplikationen im aortoiliakalen Abschnitt

Lokal	*Allgemein*
Intra- und frühpostoperativ	Kardial
Blutung	Pulmonal
(Re)thrombose	Renal
Ischämische Kolitis	Gastrointestinal
Sexualstörungen	Urologisch
Infektion	Wunde
Spätpostoperativ	
Reverschluß	
Anastomosenaneurysma	
Aortointestinale Fistel	
Ureterobstruktion	
Degeneration der Prothese	
Infektion	

Intra- und frühpostoperative Komplikationen

Eine der am häufigsten vorkommenden intra- und frühpostoperativen Komplikationen ist die *Blutung.* Die Ursache einer Blutung läßt sich häufig mit Sicherheit feststellen. In Frage kommen Gerinnungsstörungen und Einreißen einer brüchigen Gefäßwand als Folge einer Blutdruckerhöhung. Meistens jedoch sind solche Blutungen technisch bedingt, ohne daß man von technischen Fehlern reden kann.

Hämatome kleineren Ausmaßes entgehen meist der Diagnose. Größere Blutungen verursachen das Bild eines hämorrhagischen Schocks mit Vergrößerung des Bauchumfangs, Rückenschmerzen, evtl. peritonealer Symptomatik, und verraten sich meistens (nicht immer) durch eine Zunahme der Saugmenge in den Redon-Drainagen. Später kann sich die Haut verfärben.

Jede Nachblutung erfordert eine große Wachsamkeit. Ob und wann man zur Relaparotomie übergehen wird, soll von Fall zu Fall entschieden werden. Im allgemeinen ist eine frühe Reintervention, solange der Patient noch in einem guten Zustand ist und noch keine Gerinnungsstörungen aufgetreten sind, zu empfehlen. Ein zu langes Zögern gefährdet manchmal das Leben des Operierten.

Dasselbe gilt für *akute Verschlüsse und Reverschlüsse,* die während oder kurz nach einer Operation auftreten. Nach einer Gefäßoperation müssen die Pulsationen der peripheren Arterien geprüft werden. Nach einseitigen iliakalen Rekonstruktionen darf man nicht versäumen, das andere Bein zu kontrollieren, denn als Folge der erforderlichen Abklemmung der kontralateralen A. iliaca kann dort eine Gerinnung auftreten, die eine akute Ischämie des nichtoperierten Beins zur Folge hat.

Blässe und Kälte der operierten Extremität, fehlende Pulsationen, Bewegungsunfähigkeit deuten auf eine akute Verlegung der Strombahn hin. In Zweifelsfällen können einfache Hilfsmittel aus dem Gefäßlaboratorium, wie ein Ultraschall-Doppler-Gerät, nützlich sein. Wenn man einen Reverschluß festgestellt hat, ist eine sofortige operative Revision erforderlich, wobei es in der Mehrzahl der Fälle gelingt, das Strombahnhindernis mit einem Fogarty-Ballonkatheter von der Leiste aus zu beseitigen. Selbstverständlich soll man nicht versäumen, einem eventuellen technischen Fehler als Ursache des Reverschlusses auf die Spur zu kommen. Eine intraoperative Kontrollangiographie leistet in dieser Hinsicht gute Dienste.

Besser ist es selbstverständlich, einer Rethrombose zuvorzukommen durch sorgfältiges Arbeiten, eine gewissenhafte Nahttechnik und eine gute örtliche oder allgemeine Heparinisierung oder präoperativ angefangene Antikoagulation mit einem Kumarinpräparat.

Eine gefürchtete Komplikation nach Operationen im aortoiliakalen Abschnitt ist die *ischämische Kolitis,* die v. a. auftritt als Folge der Durchtrennung des A.-mesenterica-inferior-Stamms. Der Gefäßchirurg muß, wenn er bei einer Rekonstruktion im Aortoiliakabereich die A. mesenterica inferior durchtrennt, nicht nur darauf achten, daß er diese Durchtrennung aortennah durchführt, so daß die Verbindung zwischen den Verzweigungen dieser Arterie unberührt bleibt, sondern er muß sich anhand der präoperativen Angiogramme oder, wenn die arteriographische Untersuchung in dieser Hinsicht unvollständig war, während der Operation von der einwandfreien Durchgängigkeit der A. mesenterica superior überzeugen und dafür sorgen, daß mindestens eine A. iliaca interna durchströmt bleibt. Außerdem sollte er nach der Unterbindung der A. mesenterica inferior grundsätzlich die Pulsationen im Mesosigmoid und die Farbe des Sigmoids kontrollieren. Wenn er eine insuffiziente Durchblutung des linken Dickdarms befürchtet – z. B. wenn die A. mesenterica superior oder die Aa. iliacae internae stenosiert oder verschlossen sind –, sollte er die A. mesenterica inferior in die Prothese reimplantieren.

Falls in den Tagen nach der Operation Schmerzen im linken Unterbauch auftreten oder blutige Diarrhö beobachtet wird, soll man nicht zögern, eine Koloskopie durchzuführen und eine Abdominalleeraufnahme anzufertigen, ggf. eine Kolonkontrasteinlaufuntersuchung durchzuführen, um die Diagnose sicherzustellen und geeignete Behandlungsmaßnahmen, wozu sicher auch eine Kolostomie gehört, einzuleiten.

Für eine normale *Sexualfunktion* ist nicht nur eine ausreichende Perfusion der Aa. pudendae internae, sondern auch ein intaktes sympathisches Nervengeflecht erforderlich.

Bei der Frage, welches Rekonstruktionsprinzip bei einem aortoiliakalen Verschluß den Vorzug genießt, kommt man immer in ein Dilemma. Sowohl Bypass als auch Endarteriektomie werden oft eine postoperative Sexualdysfunktion zur Folge haben.

Obwohl der Bifurkationsbypass bei entsprechend schonendem Vorgehen eine Beschädigung vegetativer Fasern vermeidet, wird es zu einer unvollständigen oder gar fehlenden Erektionsfähigkeit kommen, weil die eingeengte oder teilweise verschlossene A. iliaca interna nicht mitbehandelt wird, ja sogar durch den nun stagnierenden Fluß im überbrückten iliakalen Gefäßabschnitt komplett thrombosiert oder zumindest insuffizient wird.

Die offene Endarteriektomie bis über den Iliaca-interna-Abgang hinaus hat den Vorteil, daß – wenn nötig – eine zusätzliche Ausschälung der A. iliaca interna vorgenommen werden kann. Es kommt jedoch zur Beschädigung des Plexus präaorticus und des Plexus hypogastricus, wodurch Ejakulationsstörungen, v. a. im Sinne einer retrograden Ejakulation auftreten können. Eine solche Schädigung ist jedoch zu vermeiden, wenn man den retromesenterialen Zugang zu den aortoiliakalen Arterien wählt. Aus diesen Gründen bevorzugen wir bei kurzstreckigen Verschlußprozessen im aortoiliakalen Bereich die offene Endarteriektomie mit Y-Streifenplastik.

Eine *Infektion* nach Implantation einer Prothese kommt in 1–6% der Fälle vor. Es ist eine der meistgefürchteten früh- und auch spätoperativen Komplikationen.

Schon die Diagnose kann problematisch sein. Meistens besteht ein Verdacht auf eine Infektion, wenn postoperativ ein längerdauerndes Fieber vorliegt. Es wird dann eine Reihe von Untersuchungen in Gang gesetzt, wobei die ^{111}In-markierte Granulozytenszintigraphie zweifellos die zuverlässigste ist.

Infektion nach Gefäßrekonstruktion

Diagnostik
- Fieber, Leukozytose, Blutsenkung
- Intravenöse Pyelographie
- Echographie
- CT-Szintigraphie
- ^{111}In-markierte Granulozytenszintigraphie
- Angiographie
- Probelaparotomie

Wenn die Diagnose sichergestellt ist, muß man entscheiden, welche therapeutischen Maßnahmen notwendig sind. Falls noch keine Blutung auftritt und die Prothesenschenkel noch nicht thrombosiert sind, besteht eine gute Chance, daß man mit einer Umhüllung der Prothese und der Anastomosen mit Omentum, in Kombination mit Spülsaugdrainage, eine vollständige Ausheilung erreicht. Wenn jedoch die Prothese Anlaß zu einer ernsthaften Blutung gegeben hat oder wenn ein Prothesenschenkel verschlossen ist, ist die Entfernung der Prothese oder des Prothesenschenkels mit synchroner oder nachfolgender extraanatomischer Umleitung erforderlich.

Der übergroße Teil der Infektionen findet seinen Ursprung in der Leiste. Deshalb ist es ratsam, wenn irgend möglich, das Einbringen einer Prothese in die Leiste

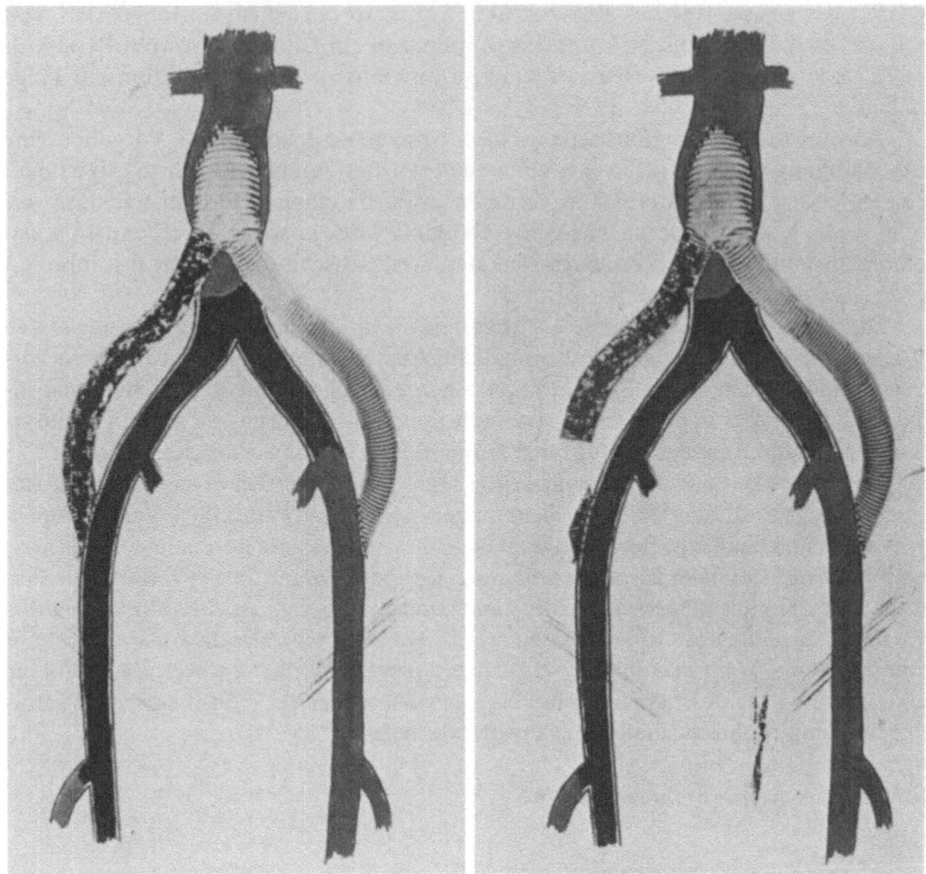

Abb. 1a–d. Behandlung eines thrombosierten Bifurkationsprothesenschenkels nach dem
Over-Bypass-Prinzip. **a** Verschluß des rechten Schenkels einer aortoiliakalen Bifurkationsprothese. Der Verschluß hat sich nach distal in die A. femoralis fortgesetzt. Die A. profunda femoris ist durchgängig. **b** Aufheben der distalen Anastomose und Resektion des distalen Teiles
des Schenkels. **c** Thrombektomie des proximalen Prothesenschenkels unter Anwendung des
Rififi-Verfahrens. **d** Verlängerung des Prothesenschenkels und neue Anastomosierung, weiter
distalwärts, mit der A. femoralis communis. Außerdem Verbesserung der Ausstrombahn mittels Profundaexzisionsplastik

zu vermeiden. Wir bevorzugen deshalb den suprainguinalen Anschluß der Prothesenschenkel an die distalen Aa. iliacae externae. Falls notwendig, werden die Strek-
ke hinter dem Leistenband und die A. femoralis communis mit offener oder halbge-
schlossener Endarteriektomie behandelt. Seitdem wir auf diese Weise vorgehen, hat
sich unsere Infektionsrate auf 0,2% gesenkt.

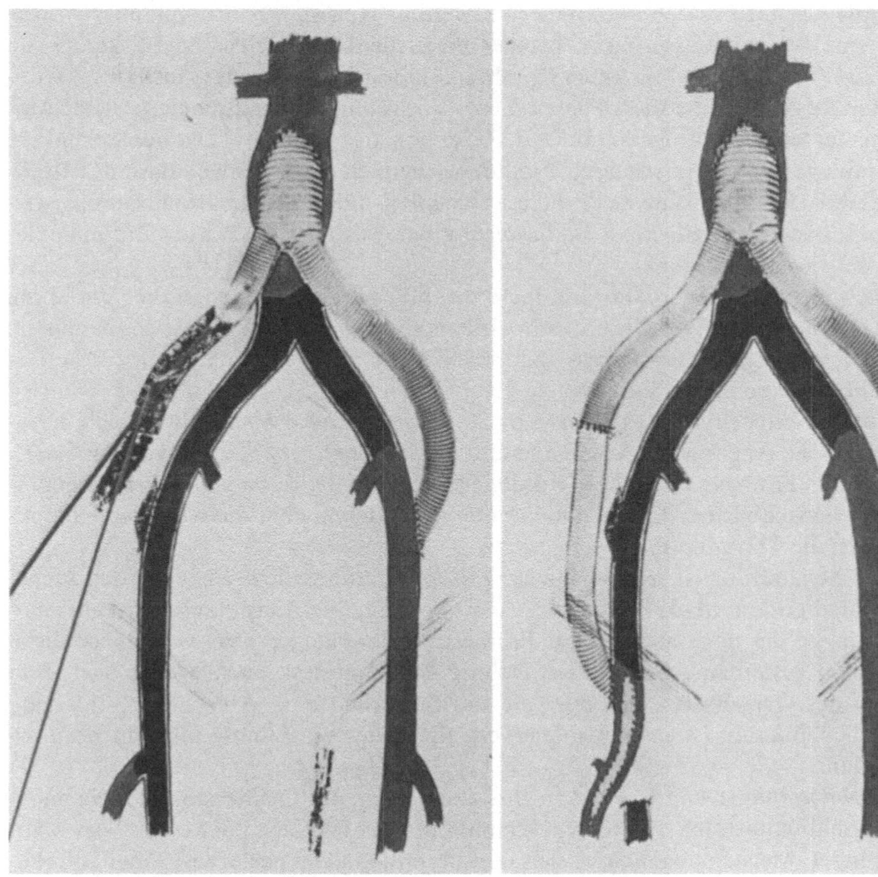

c

d

Spätpostoperative Komplikationen

Als häufigste spätpostoperative Komplikation muß der *Reverschluß* genannt werden, der in den wenigsten Fällen akute Durchblutungsstörungen verursacht, so daß man meist Gelegenheit und Zeit hat, die Ursache des Reverschlusses zu ergründen und die Ausdehnung des Reverschlusses angiographisch zu untersuchen.

Die Art des operationstaktischen Vorgehens bei der Behandlung ist nicht nur von der Ursache des Reverschlusses, dem Zustand der Ein- und Ausstrombahn, sondern v. a. auch von der Art der Erstoperation abhängig.

War die erste Operation eine halbgeschlossene Endarteriektomie, so ist es sinnlos, diese zu wiederholen. In solchen Fällen kommt eigentlich nur eine Over-Bypass-Prothese in Frage. Der ganze behandelte Abschnitt wird überbrückt mit Anfertigung der proximalen und distalen Anastomosen, weit vom ursprünglichem Desobstruktionsgebiet entfernt. Auch wenn bei der ersten Operation eine offene Endarteriektomie durchgeführt wurde, genießt das Over-Bypass-Prinzip den Vorzug.

Falls bei der Erstoperation eine unilaterale Bypassprothese implantiert wurde oder eine Bifurkationsprothese, bei der ein Schenkel verschlossen ist, kann man auch das Over-Bypass-Prinzip, in Kombination mit Korrektur des Ausflußtrakts anwenden. In Abb. 1 sind die 4 Phasen dieses Vorgehens schematisch dargestellt: Aufheben der distalen Anastomose und Resektion des distalen Teils des Schenkels, Thrombektomie des proximalen Prothesenschenkels unter Anwendung des Rififi-Verfahrens, Verlängerung des Prothesenschenkels und neue Anastomosierung weiter nach distal. Anschließend Verbesserung der Ausflußbahn mittels Profundaplastik oder Femoralisbypass.

Falls die ganze Bifurkationsprothese thrombosiert ist, kann man dies Verfahren beidseitig anwenden, oder man kann eine neue Bifurkationsprothese implantieren, die auch wieder als Over-Bypass angebracht wird, also das ganze erstoperierte Gebiet überbrücken muß.

Für das Entstehen eines *Naht- oder Anastomosenaneurysmas* gibt es viele Ursachen. Falsche Aneurysmen können überall vorkommen, unabhängig von der Frage, welche Art Prothese verwendet wurde. Sie verursachen Kompressionserscheinungen der benachbarten Organe und können rupturieren, aber die häufigste Komplikation ist die Thrombose.

Die Behandlung ist relativ einfach. Zu- und abführende Gefäße werden freigelegt und abgeklemmt, das Aneurysma wird geöffnet, die Anastomose wird aufgehoben, falls sie das noch nicht ist, die Prothese wird verlängert und weiter nach distal mit einem gesunden Abschnitt der Arterie anastomosiert, auch wieder nach dem Prinzip des Over-Bypass. Da man nie mit Sicherheit eine „Low-grade"-Infektion ausschließen kann, ist es empfehlenswert, die neue Anastomose mit Omentum zu umhüllen.

Eine *aortointestinale Fistel* kann entstehen, wenn das Duodenum oder ein anderer Darmabschnitt sich in direktem Kontakt mit der Prothese oder einer Anastomose befindet. Meistens handelt es sich um die proximale Anastomose einer Bifurkationsprothese. Es ist eine ernsthafte Komplikation, die zu lebensbedrohenden Blutungen in den Gastroduodenaltrakt Anlaß geben kann. Duodenoskopie ist dann angezeigt. Die Fistel kann auch angiographisch nachgewiesen werden.

Die Behandlung ist nicht einfach, v. a. weil meistens auch ein falsches Aneurysma vorhanden ist. Die Fistel wird aufgehoben, die Öffnung im Duodenum wird geschlossen, die Anastomose wird reseziert, die Prothese wird verlängert und es wird dann eine neue Anastomose mit dem Aortenstumpf hergestellt. Schließlich wird Omentum auf die Duodenumnaht fixiert und um die neue Anastomose gelegt.

Ureterstrikturen nach Operationen im Aorta-Iliaca-Abschnitt werden meistens durch Bildung von Bindegewebe verursacht, dort, wo direkter Kontakt zwischen Ureter und Prothese besteht. Es entwickelt sich dann eine Hydronephrose, manchmal von einer Harnweginfektion begleitet. Diese Komplikation kommt öfter vor, als man vermutet. Man soll daran denken, wenn der Patient postoperativ über Schmerzen in der Nierengegend klagt oder wenn eine subfebrile Temperaturerhöhung besteht, für die man keine sonstige Erklärung hat.

Die Behandlung besteht darin, daß man den Ureter sorgfältig von der Prothese oder der Gefäßplastik abpräpariert und mit Peritoneum oder Omentum umhüllt.

Degenerative Veränderungen der Prothese kommen selten vor. Es entstehen falsche Aneurysmen, die angiographisch nachgewiesen werden können. Prothesenauswechseln ist hier die Methode der Wahl.

Schließlich die *späten Infektionen*, manchmal Monate oder Jahre nach Implantation einer Prothese. Der Verlauf ist chronisch, und Blutungen treten meist in einem sehr späten Stadium auf. Solche späten Infektionen können dann auch immer erfolgreich durch Omentumumhüllung zur Heilung gebracht werden.

Allgemeine Komplikationen

Was die *allgemeinen Komplikationen* nach Gefäßoperationen anbelangt, sei nur kurz auf eine einzige postoperative Maßnahme zur Verhütung einiger postoperativer Komplikationen hingewiesen. Die Magensonde ist postoperativ notwendig, weil immer eine Magen-Darm-Paralyse droht. Eine solche Sonde ist jedoch unangenehm für den Patienten; sie erschwert das Aufhusten und verursacht eine Kardiainsuffizienz mit einer Aspirationspneumonie als Folge. Seitdem wir bei allen Patienten, die eine Gefäßoperation im Bauch- oder Retroperitonealraum erfahren, eine Magenfistel nach Witzel anlegen, ist die pulmonale Komplikationsrate nur noch ein Bruchteil der vorherigen.

Komplikationen nach rekonstruktiven Eingriffen an den aortoiliakalen Gefäßen können mit Erfolg behandelt werden, aber ich brauche kaum darauf hinzuweisen, daß diese Korrekturoperationen mit einer höheren Letalitäts-, Morbiditäts- und Amputationsrate belastet sind als die primären Operationen. Man muß also auch hier bedenken, daß Vorbeugen besser ist als Heilen.

Femoropopliteale Rekonstruktionen

H. Müller-Wiefel

Unter den intra- und postoperativ zu beobachtenden Zwischenfällen nehmen auch im femoropoplitealen Abschnitt die *Blutung,* der *Reverschluß* und der *Infekt* wegen ihrer meist schwerwiegenden Konsequenzen eine zentrale Stellung ein. Daneben kommt der Läsion von Nachbarstrukturen in enger topographischer Beziehung zu der zu rekonstruierenden Arterie eine gewisse Bedeutung zu.

Allgemeine Komplikationen, wie sie bei jedem chirurgischen Eingriff möglich sind und dann oft auch in Beziehung zur Narkose stehen, sollen hier nicht mitbesprochen werden.

Blutung

Bereits beim Zugang zur femoropoplitealen Arterienstrecke können Läsionen gesetzt werden. Durch degenerative oder entzündliche Wanderkrankung sind Arterie und Vene oftmals stärker miteinander verwachsen oder verklebt, so daß die präparatorische Trennung erschwert ist und die Gefahr einer – dann meist venösen – *Wandperforation* besteht. Gegebenenfalls wird man hier die Isolierung des Arterienrohrs zunächst weiter proximal oder distal versuchen, um nach Anzügelung der Arterie ihre Mobilisation schrittweise voranzutreiben.

Bei der Auslösung der Arterie aus der Gefäßscheide und beim späteren Unterfahren geht man zweckmäßigerweise von der der Vene zugewandten Seite aus vor, da andernfalls die Gefahr besteht, daß die Spitze der gebogenen Klemme die Venenwand perforiert.

Aber auch die Arterie selbst kann lädiert werden – beispielsweise beim Unterfahren an ihrer Hinterwand oder bei der Präparation im Narbengewebe während eines Zweiteingriffs. Hier empfiehlt es sich, auf stumpfes Vorgehen und den Einsatz der Präparierschere weitgehend zu verzichten und statt dessen die Trennung der Strukturen ausschließlich mit scharfem Skalpell vorzunehmen.

Venöse Blutungskomplikationen entstehen gerne, wenn bei der Korrektur eines arteriellen Aneurysmas dasselbe präparatorisch von der Begleitvene getrennt werden soll. Sie sind vermeidbar, wenn man beispielsweise im Popliteabereich das Aneurysma in situ beläßt und hier eine mediale Bypassumgehung vorsieht.

Immer ist mit einer Venenläsion zu rechnen, wenn ein Bypass orthotop durch die Kniekehle laufen soll. Hier ist es ratsam, den Gewebetunnel, von proximal und distal kommend, in schrittweiser, verhaltener bidigitaler Präparation zu schaffen und auf eine instrumentelle Tunnelierung zu verzichten.

Auch *Nervenläsionen* sind bei der Freilegung der zu rekonstruierenden Arterienstrecke möglich, beispielsweise in der Leistenregion im Rahmen einer ausgedehnten Profundaplastik oder in Form einer Fibularisschädigung bei der Präparation der proximalen A. tibialis anterior. Sind Nervendurchtrennungen sehr selten, so sehen wir doch häufiger unterschiedlich schwere Neuralgien, besonders auch im Saphenusgebiet [1].

Eine *intraoperative Arterienwandläsion* mit nachfolgender Blutung kann durch instrumentelle Desobliteration ausgelöst werden, z. B. mit dem Ringstripper. Begünstigend hierfür wirkt eine vermehrte Kalkeinlagerung in die Gefäßwand. Vollmar [7] gibt für den Ringstripper eine Perforationsrate von 2,7% an.

Aber auch mit dem weicheren und flexibleren Ballonkatheter lassen sich Schäden setzen durch zu starke Aufblähung des Ballons, zu brüskes Zurückziehen des Katheters oder die Wahl eines zu großen Kalibers. Dabei fallen derartige intraoperative Wandberstungen v. a. im Unterschenkelbereich zunächst gar nicht auf. Auch die Fragmentierung arteriosklerotisch verhärteter Intima und nachfolgende Ablösung entgehen durchweg der Erkennung, verraten sich dann aber später durch raschen Wiederverschluß.

Das von Fogarty [2] beschriebene Zurückbleiben einer abgebrochenen Katheterspitze mußten wir im Jahre 1969 selbst einmal erleben.

Nach Wiederfreigabe des Blutstroms einsetzende Blutungen gehen zurück auf weite Stichkanäle bzw. Lecks innerhalb der Nahtreihe. Eine fehlerhafte Fadenführung kann beispielsweise zu einem Einreißen der Stichkanäle führen und das Entstehen solcher Lecks begünstigen. Sistieren derartige Blutungen nach einigen Minuten unter heißen Kochsalzkompressen oder Tabotamp-Tupfern nicht, so werden zusätzliche Umstechungen erforderlich. Hierbei ist darauf zu achten, daß nicht durch eine nahtbedingte Lumeneinengung zusätzliche Komplikationen geschaffen werden.

Frühe postoperative Blutungen sind im Extremitätenbereich meist rasch zu erkennen und verraten sich durch vermehrte Blutförderung von Saugdrainagen oder zunehmende Weichteilschwellung. Sie gehen u. a. zurück auf Leckstellen insuffizienter Nähte, die intra operationem wegen erniedrigtem Blutdruck oder durch andersartige Extremitätenlagerung und damit Gewebeanspannung nicht erkennbar waren. Sie können des weiteren zurückgehen auf abgerutschte Ligaturen von Seitenästen, z. B. beim Vena-saphena-Bypass, auf übersehene und nicht versorgte Abgänge an einem Venentransplantat, auf Läsionen von kleinen Gefäßen bei der Herstellung eines subsartoriellen Weichteiltunnels für den Durchzug eines Transplantats.

Im *späteren postoperativen* Verlauf zu beobachtende *Blutungen* gehen dann auf eine Anastomosen- bzw. Nahtkomplikation in Form des Aneurysma spurium oder auf einen Infekt zurück. Daneben sind Aneurysmabildungen in mechanisch minderwertigen Prothesenmaterialien mit nachfolgender Ruptur denkbar. Hier sind in erster Linie die heterogenen Biotransplantate gefährdet.

Auch wenn nach Linder u. Encke [4] Gefäßeingriffe eine 2- bis 3mal so hohe Blutungskomplikation haben wie allgemeinchirurgische Operationen, so sind derartige Ereignisse aus unserer täglichen Erfahrung im femoropoplitealen Abschnitt außerordentlich selten.

Reverschluß

Kommt es unmittelbar nach Fertigstellung der Arterienrekonstruktion bzw. in den folgenden Tagen zu einem Reverschluß, so ist diese Komplikation meist einer operationsbedingten Durchflußstörung anzulasten, wobei die Häufigkeit des Auftretens je nach gewähltem operativem Vorgehen differiert. Zunächst ist nach *technischen Unzulänglichkeiten* bei der Durchführung des Eingriffs zu fahnden. Oftmals handelt es sich hier um Verstöße gegen gefäßchirurgische Grundregeln wie Lumeneinengung durch zu straffe Nahtreihe, ungenügende Sicherung einer distalen Intimastufe mit nachfolgender Ablösung durch den auftreffenden Blutstrom, Ablösung einer Intimapartie durch die Spitze einer von außen ins Arterienlumen geführten Nadel usw.

Auch das Anlegen einer Gefäßklemme kann durch Intimafragmentierung oder Wandquetschung ein iatrogenes Stromhindernis und damit eine Verschlußkomplikation bewirken. Es ist daher bei allen mittleren und kleinen Gefäßkalibern empfehlenswert, vor Beendigung der Naht die abführende Gefäßstrecke mit einer flexiblen Olivensonde zart auszutasten und damit Klemmeneffekte aufzuheben.

Weitere technische Fehler, die zum Frühverschluß führen, können bei der Anlage eines Venenbypasses angetroffen werden, wie Belassen einschnürender Adventiastränge, unbemerkte Transplantatverdrehung bei Durchzug durch den Weichteiltunnel am Oberschenkel oder in der Kniekehle oder zu geringe Bypasslänge, die nach Streckung des Kniegelenks zu einer Selbstkompression des Transplantats führt.

Außerdem müssen in der Ursachenreihe genannt werden: Embolisierung intraoperativ entstandener Gerinnsel, unbemerktes Zurücklassen von Intimalefzen (dies besonders beim halbgeschlossenen Ringstripping, das als Rekonstruktionstechnik heute allerdings in den Hintergrund getreten ist), ungenügende Berücksichtigung von vor- und nachgeschalteten Stenosen im Zustrom- und Abflußgebiet, fehlerhaftes Einfügen eines Patch, der beim Entstehen einer distalen Intimastufe nicht genügend weit über diese hinaus nach peripher geführt wurde und schließlich das Zurücklassen von Gerinnselresten nach Katheterembolektomie.

Verschwinden Fußpulse nach Embolektomie bald wieder, so ist seltener ein Embolierezidiv, häufiger eine von verbliebenen Resten ausgehende Appositionsthrombose schuld daran. Eine intraoperative Abschlußangiographie auch nach Embolektomie hilft, eine Verschlußkomplikation infolge inkompletter Lumenausräumung zu verringern.

Postoperativer Blutdruckabfall und Koagulopathie sind als Ursachen für den Wiederverschluß einer rekonstruierten Arterienstrecke von vergleichsweise untergeordneter Bedeutung.

Der *sog. indikatorische Fehler,* wie wir ihn genannt haben [3], führt zu frühen wie auch späten Verschlußkomplikationen. Er ist kein Fehler im eigentlichen Sinne, sondern er besteht vielmehr darin, daß bei der Indikationsstellung und taktischen Planung der Lokalbefund am Gefäß, wie er sich aus dem Angiogramm ergibt, falsch, d.h. zu gut eingeschätzt wurde, – also z.B. die Aufnahmefähigkeit der Unterschenkelstrombahn bei kruralen und plantaren Stenosen und Verschlüssen überschätzt wurde.

In einem Kollektiv des eigenen Krankenguts [3] waren bei 17 Patienten im Zeitraum 1975–1979 frühe femoropopliteale Reinterventionen wegen erneuten Verschlusses vorzunehmen. Nur in 2 Fällen lag ein technischer Fehler vor. Bei 15 Patienten führte ein derartiger indikatorischer Fehler zu den Verschlußrezidiven, und er war als solcher oftmals erst nach mehrfacher Revision der operierten Strombahn voll abzuschätzen.

Dies verwundert nicht, wenn man bedenkt, daß die routinemäßige Durchführung intraoperativer Abschlußangiogramme eben vor dem banalen technischen Fehler schützt. Für uns etwas überraschend ist daher eine Angabe von Whittemore et al. aus Boston [8], die in 18% technische Fehler als Verschlußursache sahen.

Darf man aber davon ausgehen, daß ein einfach zu korrigierender technischer Fehler meist nicht gegeben ist, wenn eine angiographische oder eine andere objektivierende Kontrolle erfolgt ist, so ist auch das Ergebnis von Frührevisionen mit Zurückhaltung zu prognostizieren. Wir selbst [3] sahen bei den erwähnten 17 Fällen nur 4mal eine erfolgreiche Revision.

In solchen Fällen wird man fallweise zu prüfen haben, ob nicht an Stelle einer prognostisch zweifelhaften Reintervention eine gewisse Besserung durch medikamentöse Behandlung erreicht werden kann, beispielsweise mit Dusodril, welches neben einer Erhöhung der Herzleistung und einer Steigerung des Herzminutenvolumens vor allem auch spasmolytisch auf die glatte Muskulatur der Arterien wirkt und damit den peripheren Gefäßwiderstand reduziert. Besonders aber wird auch die energetische Gesamtbilanz der Zelle durch die vermehrte Bereitstellung der Energieträger ATP und Phosphokreatin durch Dusodril verbessert.

Ursächlich für eine *Verschlußkomplikation im postoperativen Spätverlauf* können zunächst all jene bereits erwähnten technischen Unzulänglichkeiten sein, die vorrangig auch den Sofort- bzw. Frühverschluß auslösen. Je mehr Zeit aber seit der Operation verstrichen ist, desto stärker rücken in der Ursachenskala der Verschlußkomplikationen operativtechnische Faktoren in den Hintergrund, und es wirken sich statt ihrer vermehrt *transplantatspezifische Komplikationen* sowie das *Fortschreiten der Grundkrankheit* im vor- und nachgeschalteten Arterienabschnitt aus.

An Hand angiographischer Verlaufskontrollen konnte Szilagyi [5] für den Venenbypass beispielsweise feststellen, daß mit einer fibrösen Intimaproliferation im Transplantat in 8% der Fälle zu rechnen ist. Atheromatöse Intimaveränderungen sah er in 7,5%, Fibrosierung in Höhe von Venenklappen in 5,7%, Nahtstenosen in 3%, aneurysmatische Dilatation bei 3,8% und schließlich Strikturen an der Stelle früherer Klemmenanlagen in 4,2% seiner Fälle.

Fragen der Spätergebnisse hinsichtlich Durchgängigkeitsraten bzw. zwischenzeitlich aufgetretener Reverschlüsse sind dann auch in erster Linie unter dem Aspekt der verwendeten Bypassmaterialien oder der eingesetzten Technik interessant und weniger als eine Komplikation der Operation im weitesten Sinne.

Sonstige Komplikationen

Rekonstruktionen der arteriellen Strombahn im femoropoplitealen Abschnitt sind mit einer Häufigkeit von 20–50% von vorübergehenden oder auch einmal längeranhaltenden *Ödembildungen* der Extremität, vorwiegend des Unterschenkels, gefolgt.

Hier spielen Schädigungen der Lymphbahnen – vorwiegend des ventromedialen Bündels in Höhe des Kniegelenks –, ebenso eine Rolle wie unbemerkt auftretende tiefe Venenthrombosen oder eine Gewebeschädigung durch längeranhaltende und höhergradige Ischämie.

Neuralgien, Lymphfistel und *Wundheilungsstörung* sind als weitere Komplikationen kurz zu nennen. Problematisch ist der *tiefe Wundinfekt,* der in etwa 1–2% Häufigkeit auftritt und dann entsprechend anspruchsvolle lokale und allgemeine Maßnahmen erfordert.

Atraumatisches Operieren und die Umgehung des inguinalen Lymphknotenpakets bei der Freilegung der Femoralisgabel seien hier als Hinweise zur Prophylaxe angesprochen. Eine generelle Antibiotikatherapie halten wir nicht für gerechtfertigt, wohl aber eine indizierte Prophylaxe bei Einzelfällen, die dann ihre erste Injektion innerhalb einiger Stunden vor dem Hautschnitt erhalten.

Das *Aneurysma spurium* ist zum einen ein mechanisches Problem, zum anderen Folge eines Infekts. An gefährdetsten sind die inguinale Anastomose und eine implantierte Kunststoffröhre [6]. Verzicht auf eine Endarteriektomie der Anschlußstellen eines Bypass kann helfen, die Frequenz von Anastomosenaneurysmen zu senken.

Es liegt auf der Hand, daß die Erfahrung des Operateurs, die Subtilität des chirurgischen Vorgehens und die peinliche Beachtung oft belanglos anmutender technischer Details sich maßgeblich auf die Häufigkeit unerwünschter Zwischenfälle auswirken. Die femoropopliteale Gefäßetage ist auch in dieser Hinsicht für die Gefäßchirurgie ein Prüfstein geblieben.

Literatur

1. Adar R, Meyer E, Zweig A (1979) Saphenous neuralgia – A complication of vascular reconstructions below the inguinal ligament. Ann Surg 190:609
2. Fogarty TJ (1973) Complications of arterial embolectomy. In: Beebe HG (eds) Complications in vascular surgery. Lippincott, Philadelphia Toronto p 95–102
3. Haug M, Hungerbühler H, Müller-Wiefel H (1980) Arterielle Re-Interventionen bei Verschlußrezidiven im femoro-poplitealen Bereich. Actuel Chir 15:63
4. Linder F, Encke A (1966) Die postoperative Nachblutung in der allgemeinen Chirurgie. Langenbecks Arch Chir 316:50
5. Szilagyi DE (1982) Vascular substitutes, 1981. Achievments, disappointments, prospects. J Cardiovasc Surg 23:183
6. Szilagyi DE, Smith RF, Elliott JP et al. (1975) Anastomotic aneurysms after vascular reconstructions. Surgery 78:800
7. Vollmar J (1975) Rekonstruktive Chirurgie der Arterien. Thieme, Stuttgart
8. Whittemore AD, Clowes AW, Couch NP, Mannick JA (1980) Complications of vascular repair below the inguinal ligament. In: Bernhard VM, Towne JB (eds) Complications in vascular surgery. Grune Stratton, New York, p 97–105

Sympathikus

H. A. J. Lemmens

Die lumbale Sympathektomie war die erste Operation, die zur Behandlung von Vasospasmen der unteren Extremität durchgeführt wurde, und zwar 1923 von Royle [19] in Australien. Ob sie aber auch die letzte zur Erhaltung der unteren Extremität im Falle einer extremen Ischämie sein wird, steht zur Diskussion.

Die zahllosen, widersprüchlichen Beurteilungen in der Literatur sind zurückzuführen auf einen Mangel an kontrollierten Studien, Mangel an objektiven Beurteilungskriterien, große Variationsbreite der anatomischen Verhältnisse des Sympathikus und auf die willkürliche Indikationsstellung.

Die einzige gute prospektive Studie in der Literatur stammt von Waibel [25]. Er befaßt sich aber mehr mit den Resultaten als mit den Komplikationen.

Jedenfalls ist der Literatur [16, 25] zu entnehmen, daß die lumbale Sympathektomie keinen signifikanten Einfluß auf die Claudicatio oder die Amputationsrate ausübt.

Frühkomplikationen

Die Frühkomplikationen der lumbalen Sympathektomie sind trotz des sog. harmlosen Eingriffs nicht zu unterschätzen.

Die Literaturangaben der primären Operationsmortalität schwanken zwischen 0,5% und 7% in Serien von über 100 Patienten. Nur in den kleinen Serien findet man 0%. Wir selbst haben bei einer Nachkontrolle 2 Todesfälle auf 120 Sympathektomien zu verzeichnen gehabt (Tabelle 1).

Tabelle 1. Literaturübersicht der primären Operationsmortalität bei lumbaler Sympathektomie

Autoren	n	Mortalität [%]	Komplikationen (in absteigender Häufigkeit)
Goldstein (1966 – 1975)	791	0,5	1) Kardiale Insuffizienz
Erichsen (1967 – 1976)	241	2,1	2) Pulmonale Embolie und
Szilagyi (1954 – 1966)	243	2,5	Pneumonie
Berardi (1964 – 1974)	185	4,3	3) Organfehler
Tonak (1956 – 1975)	404	0,5	– Niere
Koikkalainen (1970 – 1975)	110	7	– Gehirn
Gédéon (1971 – 1974)	202	3,5	– Leber
Waibel (1968 – 1970)	90	0	4) Hämorrhagie
Collins (1966 – 1979)	40	0	

Tabelle 2. Literaturübersicht der postoperativen Morbidität nach lumbaler Sympathektomie

Autoren		Lungen u. Herz- insuffizienz	Ileus	Hämorrhagie	Wunde	Ureter
	n	n	n	n	[%]	n
Goldstein et al. [13] (1966 – 1975)	791	2	3	1 + 1	–	–
Erichsen [9] (1967 – 1976)	241	–	–	–	4	–
Postlethwaite [18] (5 Jahre)	142	–	4	–	12,6	2
Berardi u. Siroospour [3] (1964 – 1974)	185	3	7	–	±2	–
Gédéon et al. [11] (1971 – 1974)	202	9	–	–	–	–

Die Todesursachen sind hauptsächlich auf kardiales und pulmonales Versagen zurückzuführen. Auch Organfehler wie Niereninsuffizienz, zerebrovaskuläre Attakke und Leberschaden werden als Todesursache angeführt. In dieser Literaturübersicht sind auch 2 tödliche Hämorrhagien zu verzeichnen, die auf technischem Versagen beruhen (Tabelle 2).

Postoperative Morbidität

Die postoperative Morbidität ist im Frühstadium nach der Operation zwar nicht dramatisch, aber doch ernst zu nehmen. Der verständliche Einwand, daß diese Ergebnisse logische Folge von Alter, Allgemeinzustand und präexistierendem Leiden sowie Diabetes sind, entlastet uns nicht von einer strengeren präoperativen Selektion und Indikationsstellung, um so mehr, als Spätkomplikationen und postoperative Beschwerden – oft von permanenten Charakter – katastrophal sein können oder den Patienten mit erheblichen zusätzlichen Beschwerden belasten können.

Spätkomplikationen

Die häufigste Spätkomplikation ist die postoperative homolaterale Neuralgie (s. Tabelle 3). Ihre Ursache ist bislang unbekannt. Es sei hingewiesen auf perineurale Reize im Gebiet des N. femoralis infolge der Manipulationen, doch eine konkrete Ursache hierfür ist nicht bekannt. Die Möglichkeit von Postsympathektomieschmerzen als Ausdruck eines sympathischen Schmerzes soll in Betracht gezogen werden. Bei der thorakalen Sympathektomie gibt es deutliche Anzeichen dafür, daß ein sog. sympathischer Schmerz besteht, ohne daß dafür spinale Nerven verantwortlich zu sein brauchen. Postoperative Ejakulationsstörungen sind ziemlich häufig. Viele Autoren erwähnen sie aber nicht in ihren Serien; es sind jedoch bis zu 15% nachweisbar. Die Ursache sehen wir im Entfernen des ersten lumbalen Ganglions, aber auch

Tabelle 3. Literaturübersicht der Spätkomplikationen nach lumbaler Sympathektomie

Autoren	n	Neuralgische Beschwerden n	Sexuelle Beschwerden n	Kombinierte Beschwerden n	Venen-thrombose n
Goldstein et al. [13]	791	41	22		
Erichsen [9]	241	44	22	24	
Postlethwaite [18]	142	18			1
Fontaine u. Leonard [10]		(15%)		→ (20%)	
Lavorato et al. [16]	839	23			

in Variationen der individuellen Sympathikusanatomie. Auf jeden Fall soll man bei doppelseitiger lumbaler Sympathektomie das erste lumbale Ganglion in situ belassen.

Das paradoxe Gangrän oder der negative Effekt

Als dramatische Spätkomplikation werden noch immer der paradoxe Effekt und das paradoxe Gangrän beschrieben. Balas et al. [2] melden eine Frequenz von 1%, Lavorato et al. [6] 3% und Sarnoff u. Arrowood [20] und Smith et al. [22] sogar 4%. Wahrscheinlich wird der paradoxe Effekt öfter auftreten als das paradoxe Gangrän, weil es öfter vorkommt, daß nach einer Sympathektomie der Effekt gerade nicht so negativ ist, daß deshalb innerhalb kürzester Zeit ein Gangrän auftritt. Die Ursache dieser dramatischen Entwicklung wird von verschiedenen Autoren in der Eröffnung der arteriovenösen Anastomosen gesehen, wie z. B. von Atlas [1] und Coller et al. [5]. Dies Konzept wird aber völlig widerlegt von Moore u. Hall [17], die mit Hilfe von Xenon 133 nachgewiesen haben, daß der kapillare Fluß nach Sympathektomie deutlich zunimmt trotz der Eröffnung der arteriovenösen Fistel; dabei ist der kapillare Fluß der Ernährungsfluß, nicht der arteriovenöse. Also, eine Perfusionsverbesserung müßte eigentlich immer stattfinden. Leider ist dies nicht so.

Kleitsch u. Kehne [14] schreibt dies Phänomen dem thrombogenen Einfluß der Operation an sich zu. Auf Grund der bestehenden Arteriosklerose mit ausgedehnten Intimaschäden und bereits präexistierenden Thromben wird durch die postoperativ erhöhte Koagulabilität die Thrombose propagiert. Wenn diese Erklärung stichhaltig wäre, dann ist es nicht ganz zu verstehen, daß der negative Effekt – in casu der paradoxe Effekt – nicht viel öfter auftritt. Bergan u. Trippel [4] gibt eine gute Analyse von 7 Fällen mit paradoxem Effekt und kommt zu folgenden Schlußfolgerungen:

– Größere arterielle Verschlüsse finden während der Operation statt.
– Ganz besonders ist dies gültig in den Fällen, wo ein zwar beeinträchtigtes aortofemorales Trajekt noch offen ist, und durch Manipulation Kalk oder Gerinnselembolien ausgelöst werden.
– Eine sehr weit fortgeschrittene Arteriosklerose ist ein zwangsläufig progressiver Prozeß, und wird durch eine Sympathektomie nicht aufgehalten.

– Hypotension während und direkt nach der Operation kann als Mitursache für einen ungünstigen Effekt angesehen werden.

Auf jeden Fall ist es bisher deutlich, daß eine Amputation nie durch eine Sympathektomie hinausgeschoben werden kann, wie früh oder wie spät diese auch in die Behandlung eingeschaltet wird. Dies geht deutlich aus den Studien von Waibel [25] und Gillespie [12] hervor.

Einfluß auf die Mikrozirkulation

Die Ischämie, d. h. die Insuffizienz der Mikrozirkulation im Kapillarbereich, ist das Resultat von herabgesetztem Perfusionsdruck, von Blutgefäßverengung, abnormalen Verhältnissen im Fließverhalten des Bluts oder von einer Kombination dieser Faktoren.

Die Versorgung der Endstrombahn – d. h. der kapillare Fluß –, ist von Druckgradienten abhängig, soweit dieser proximal von den Arteriolensphinktern stattfindet. Distal davon aber spielt das Fließverhalten des Bluts eine viel größere Rolle. Durch Sypathektomie kann zwar das Angebot von Blut in den Arteriolen und sogar im Kapillargebiet zunehmen, doch das Kapillarblut ist nur nutritiv, wenn es fließt. Dieser Fluß wird bestimmt durch die „evidente Viskosität", die Summe aller Faktoren – geometrischen und dynamischen –, die dem Strom von Erythrozyten entgegen wirken [21]. Das heißt, daß der Erythrozytentransport mitbestimmt wird von Scherkräften, Aggregationstendenz der Erythrozyten, Scherwiderstand der Aggregate, Plasmaviskosität und Rigidität der Erythrozyten (sog. Erythrosklerose), Faktoren, die mitbestimmend sind für die Vollblutviskosität. Aus der Literatur [7] und aus eigener Erfahrung wissen wir, daß bei Patienten mit extremer Ischämie – und bei Diabetikern noch mehr als bei Nichtdiabetikern – stark erhöhte Vollblutviskosität nachgewiesen werden kann auf Grund von:

– systemischer Disproteinämie,
– Fehlverhalten in der mikrovaskulären Rheologie.

Druckabfall und gestörte Rheologie führen zu einem Zustand von „Minimalstrom" oder „low flow state". In diesem Zustand soll man Druckgradienten – d. h. im Kapillarbett ‚Scherkräfte' – möglich machen, aber nicht durch Sympathektomie, sondern durch Beeinflußung der Fluidität des Bluts selber. In diesem Zustand, wo der Druck in den Arteriolen schon sehr niedrig ist, ist die Vasomotorreserve schon weitgehend rekrutiert durch saure Metaboliten aus dem ischämischen Gewebe, wird die Perfusion weitgehend von der Vollblutviskosität bestimmt und kann eine Sympathektomie einen weiteren Druckabfall verursachen. Dieser könnte katastrophale Folgen haben.

Ob der Druck nun als Folge eines additiven Gefäßverschlusses abfällt oder durch länger andauernde Hypotension oder, wie von Dornhorst u. Sharpey-Schafer [7] nachgewiesen wurde, infolge eines starken lokalen arteriellen Druckabfalls nach Sympathektomie, – der Effekt bleibt der gleiche. In der Endstrombahn findet von da ab die Perfusion nur auf Grund der Fluiditätsverhältnisse statt. Sind diese Verhältnisse, d. h. sind Aggregationstendenz, Scherwiderstand, Plasmaviskosität und Erythrosklerose zu hoch, dann wird es zum kompletten Stillstand kommen. Dauert der Druckabfall zu lange, kann in marginalen Fällen das Blut nicht mehr in Bewegung gebracht werden. Möchte man der extremen Ischämie überhaupt entgegentreten in den Fällen, wo eine Gefäßrekonstruktion nicht mehr möglich ist, dann sollte man die Fluidität in der Endstrombahn sinngemäß behandeln. Letzteres heißt nicht, daß man wahllos Mittel verabreichen soll, von denen behauptet wird, daß sie mehr oder weniger Effekt auf einem ischämischen Zustand ausüben, sondern man sollte die verschiedenen Komponenten, die mitbestimmend sind für die Vollblutviskosität und das Fließverhalten des Bluts, messen und – wenn möglich – ihr individuelles pathologisches Verhalten korrigieren. Als solches kann die Beeinflussung der Hämorrheologie der Endstrombahn sowohl als eine eigenständige Behandlung an sich als auch als eine präoperative Vorbehandlung bei Sympathikuschirurgie und sogar bei Gefäßrekonstruktionen im marginalen Indikationsbereich angewandt werden. An der Reichsuniversität Limburg verwenden wir die lumbale Sympathektomie als Einzeleingriff immer weniger, wie aus Tabelle 4 hervorgeht. Dagegenüber aber versuchen wir den „low flow state" in der Endstrombahn günstig zu beeinflussen. Wir hoffen, hierüber später berichten zu können.

Tabelle 4. Anzahl der Rekonstruktionsgefäßoperationen (RGO) und der lumbalen Sympathektomien (LS) an der Reichsuniversität Limburg 1978 – 1981

Jahr	RGO	LS
1978	118	8
1979	139	6
1980	150	4
1981	135	2

Literatur

1. Atlas LN (1942) Lumbar sympathectomy in the treatment of peripheral arteriosclerotic disease. Am Heart J 23:493–497
2. Balas P, Plessas S, Segditsas T et al. (1970) Post lumbar sympathectomy gangrene. Angiology 21:552–556
3. Berardi RS, Siroospour D (1975) Lumbar sympathectomy in the treatment of peripheral vascular occlusive disease. Am J Surg 130:309–314
4. Bergan JJ, Trippel OH (1962) Arteriograms in ischemic limbs worsened after lumbar sympathectomy. Arch Surg 85:643–650
5. Coller FA, Campbell KN, Bradley MH et al. (1949) The early results of sympathectomy in far advanced arteriosclerotic peripheral vascular disease. Surgery 26:30
6. Collins G, Rich NM, Clagett GP et al. (1981) Clinical results of lumbar sympathectomy. Am Surg 47:31–36
7. Dormandy JA, Yates CJP, Berent GE (1981) Clinical relevance of blood viscosity and red cell deformability including newer therapeutic aspects. Angiology 32/4:236–243
8. Dornhorst AC, Sharpey-Schafer EP (1972) Editorial. Lancet I:241
9. Erichsen HG (1979) Lumbar sympathectomy in obliterative arteriosclerosis (should it still be performed?). Scand J Thorac Cardiovasc Surg 13:333–337

10. Fontaine J-L, Leonard P (1979) Indikationen und Grenzen der Sympathikuschirurgie. MMW 121:413–419
11. Gédéon A, Barret A, Guitard J (1975) La sympathectomie lombaire. Communication à la Société Française de Phlébologie Séance du 8 Novembre 1974. Phlébologie 28/3:467–472
12. Gillespie JA (1973) The current status of lumbar sympathectomy in the management of the ischaemic leg. Scand J Clin Lab Invest Suppl 128 31:67–70
13. Goldstein M, Ectors P, Dereume JP et al. (1977) Les complications de la sympathectomie lombaire (Etude retrospective de 791 malades). Acta Chir Belg 1:73–80
14. Kleitsch WP, Kehne JW (1950) Paradoxical gangrene following lumbar sympathectomy. Am Heart J 40:150–153
15. Koikkalainen K, Luosto R, Jokinen T (1980) Lumbar sympathectomy in the treatment of severe lower limb ischaemia in old people. Ann Chir Gynaecol 69:92–96
16. Lavorato F, Longoni F, Mori G et al. (1977) Le role de la sympathectomie lombaire. Acta Chir Belg 1:119–122
17. Moore WS, Hall AD (1973) Effects of lumbar sympathectomy on skin capillary blood flow in arterial occlusive disease. J Surg Res 14:151–157
18. Postlethwaite JC (1973) Lumbar sympathectomy, retrospective study on 142 operations on 100 patients. Br J Surg 60:878–880
19. Royle ND (1924) Operations of sympathetic ramisection. Med J Aust 1:587
20. Sarnoff SJ, Arrowood JG (1946) Differential spinal block: Preliminary report. Surgery 20:150–159
21. Schmid-Schönbein H, Fischer T, Driesen G et al. (1979) Microcirculation. In: Hwang NMC, Gross DS, Patel PJ (eds) Quantitative Cardiovascular Studies. Clinical and Research Applications of Engineering Principles. University Park Press, Baltimore, p 353–417
22. Smith RG, Gullickson M, Campbell DA (1952) Some limitations of lumbar sympathectomy in arteriosclerosis obliterans. AMA Arch Surg 64:103–107
23. Szilagyi DE, Smith RF, Scerpella JR et al. (1967) Lumbar sympathectomy. Arch Surg 95:753–762
24. Tonak J, Raithel D (1977) Indications and results of lumbar sympathectomy. Acta Chir Belg 1:127–130
25. Waibel P (1977) Prospektive Studie über den Einfluß der lumbalen Sympathektomie im Stadium II der arteriellen Verschlußkrankheit. Vasa 6:15–25

Venen

K. Balzer

Einleitung

Wenn von der Chirurgie der Venen gesprochen wird, denkt jeder in erster Linie an die Krampfaderoperation. In unserem eigenen Krankengut wurden in 20 Jahren mehr als 15 000 Varizenoperationen, meist nach der Methode von Babcock, durchgeführt. Demgegenüber stehen rekonstruktive Venenoperationen bei traumatischen Läsionen und beim postthrombotischen Syndrom sowie die venöse Thrombektomie stark im Hintergrund. Der Gesamtanteil dieser Operationen beträgt mit etwa 150 Eingriffen knapp 1% (Tabelle 1).

Tabelle 1. Anzahl der Venenoperationen an der Chirurgischen Klinik des Evangelischen Krankenhauses Mülheim-Ruhr. (1. 2. 62 – 31. 8. 82)

Eingriff/Erkrankung	n
Varizen	15 378
Venöse Trombektomien	72
Venenverletzungen	42
Operation nach Palma	32
Ulkuschirurgie	456
Sonstige	37

Die Venenchirurgie ist über Jahrzehnte ein Stiefkind der Chirurgen gewesen, und ist es eigentlich bis heute geblieben. Vielleicht hat die Tatsache, daß die Varizenchirurgie ein ungeliebtes Kind der Chirurgen ist, mit dazu beigetragen, daß sich andere Fachdisziplinen vermehrt um dieses Krankengut gekümmert haben: Innere Medizin, Dermatologie, Orthopädie, praktische Ärzte, ja sogar die Gynäkologie. Fast jeder junge Chirurg hat in seinem Operationskatalog einige Eingriffe nach Babcock stehen, oft wird diese Operation als erste selbständig durchgeführt, weil sie als leicht und wenig risikoträchtig gilt.

Ergebnisse (Komplikationshäufigkeit)

Betrachten wir unsere Komplikationen aus 20 Jahren im Bereich der Varizenchirurgie, so stellen wir fest, daß diese mit 0,2% sehr niedrig sind. Nur einmal war ein To-

Tabelle 2. Komplikationen nach Venenoperationen an der Chirurgischen Klinik des Evangelischen Krankenhauses Mühlheim-Ruhr. (1. 2. 1962 – 31. 8. 1982)

Varizenchirurgie (n = 15 378)		Venöse Thrombektomien (n = 72)		Palma-Operationen (n = 32)	
Komplikation	n	Komplikation	n	Komplikation	n
Lungenembolie,	3	Blutungsschock,	2	Sofort- bzw. Frühverschluß	2
davon tödlich 1		davon tödlich 1		Verschluß der arteriovenösen Fistel	1
Blutungsschock	3	Nachblutung	5	Infektion	1
Durchtrennung A. femoralis	2	Rezidivthrombose	1		
Durchtrennung V. femoralis	2	Lymphfistel	2		
Bedrohliche Nachblutung	7	(erfolgloser Eingriff			
– bei F.-P.-Weber-Syndrom	1	12 = 16,7%)			
– bei übersehenem postthrombotischem Syndrom	6				
Postoperative tiefe Venenthrombose	4				
Tiefer Wundinfekt	5				
Lymphfistel	3				
Gesamt	36 (0,23%)		10 (13,9%)		4 (12,5%)

desfall mit einer fulminanten Lungenembolie zu beklagen; hierbei handelte es sich um eine junge Frau, bei der nachträglich die Risikofaktoren Antikonzeptiva und Nikotinabusus festgestellt wurden. Demgegenüber ist die Komplikationsrate im Bereich der venösen Thrombektomie mit 13,9% und bei der wiederherstellenden Venenchirurgie mit 12% recht hoch, wenngleich auch hier nur ein Todesfall zu beklagen gewesen ist (Tabelle 2).

Komplikationsursachen

Indikation zur Entfernung der V. saphena magna und der V. saphena parva

Diese oberflächliche Betrachtung der niedrigen Komplikationsrate im Bereich der Varizenchirurgie, die sich in der Größenordnung mit anderen Autoren deckt, verstellt jedoch den Blick auf das wesentliche Merkmal der Krampfaderoperation: Die V. saphena magna und die V. saphena parva stellen den besten physiologischen Gefäßersatz dar, sie dürfen deshalb keineswegs kritiklos geopfert werden. Als venöse Blutleiter sind sie durchaus nicht ohne Bedeutung, wie dies gelegentlich den Kranken vor dem Eingriff berichtet wird, sondern können im Falle einer tiefen Venenthrombose wichtige Kollateralfunktion übernehmen. Letztlich führt die Entfernung dieser Venen zu einem Zustand, der durch keine rekonstruktive Maßnahme wieder gutgemacht werden kann.

Es sei daher erlaubt, an dieser Stelle auf die wichtigste Komplikation der Krampfaderchirurgie hinzuweisen, deren tatsächliche Häufigkeit wohl stets eine Dunkelziffer bleiben wird: *Die fehlerhafte Indikation zur Entfernung der V. saphena magna*. Es gilt heute als unbestritten, daß eine V. saphena magna bzw. parva nur dann entfernt werden darf, wenn das Gefäß selbst varikös erkrankt ist und damit für den Gefäßersatz nicht in Frage kommt, bzw. wenn es als Blutleiter bei tiefem Venenschaden keine Kollateralfunktion besitzt.

Allgemeine Komplikationsursachen

Betrachten wir die Ursachen für eine Komplikation bei Operationen am Venensystem, so ergeben sich keine prinzipiellen Unterschiede zur übrigen Gefäßchirurgie. Komplikationen entstehen:

1) durch unzureichende präoperative Diagnostik,
2) durch unzureichende operative Technik,
3) durch unzureichende postoperative Therapie.

Unzureichende präoperative Diagnostik in der Varizenchirurgie

Hier ist v.a. die sorgfältige Erhebung der Anamnese zu erwähnen. Eine Antikoagulantientherapie sowie eine langjährige Behandlung mit Antikonzeptiva, besonders in Verbindung mit Nikotinabusus, stellen Risikofaktoren dar, die vor der Operation ausgeschaltet werden können. Ähnliches gilt für Aggregationshemmer. Eine Varizenoperation unter einer Low-dose-Heparintherapie ist dagegen in den meisten Fällen gefahrlos möglich, sofern keine Störung im Gerinnungssystem vorliegt. Die Überprüfung des Blutgerinnungsstatus stellt daher eine Selbstverständlichkeit dar, ebenso die Überprüfung einer ausreichenden arteriellen Durchblutung. Wer das Tasten der Fußpulse vergißt, muß sich über Wundheilungsstörungen und weitergehende schwerwiegende Folgen nicht wundern.

Gelegentlich sind Krampfadern Zeichen anderer Erkrankungen, insbesondere systemischer Bindegewebserkrankungen, wie z. B. das Ehlers-Danlos-Syndrom oder das Marfan-Syndrom. Ferner finden sich Krampfadern bei angeborenen oder erworbenen arteriovenösen Fisteln und Angiodysplasien. Hier ist das F.-P.-Weber-Syndrom hervorzuheben. Uns selbst ist es passiert, daß bei dieser Erkrankung aus kosmetischen Gründen die Varizen durch Strippingoperation beseitigt wurden. Das Ausmaß der Blutung und die Schwierigkeiten bei der Blutstillung sind leicht vorstellbar. Es gelang gerade noch, das Leben der jungen Patientin zu retten.

Bei der präoperativen Diagnostik ist es seit Jahren eine Streitfrage, ob in jedem Fall eine Phlebographie erforderlich ist, um das Ausmaß eines evtl. bestehenden tiefen Venenschadens abzuschätzen und Anomalien der Anatomie aufzuzeigen. Carstensen sprach von der „angiologischen Katastrophe" in der Varizenchirurgie nach Entfernung der V. saphena magna als wichtigstem Kollateralgefäß beim postthrombotischen Syndrom. Wir selbst haben anfangs mehrere solcher Fälle beobachten können. Obwohl es niemals zum Gliedmaßenverlust gekommen ist, war der postoperative Schaden doch meist erheblich.

Seit dem Einsatz verschiedener nichtinvasiver Meßverfahren wie Ultraschall-Doppler-Verfahren, Phlebodynamometrie und Plethysmographie ist eine ausreichende funktionelle Beurteilung des Venensystems möglich, so daß vielfach auf die kostenträchtige und nicht ganz risikolose Phlebographie verzichtet werden kann. Niemand sollte sich jedoch allein auf den klinischen Befund einschließlich der bekannten Staubindentests und sein diagnostisches Gespür verlassen. Eine von uns durchgeführte prospektive Studie zeigte, daß erfahrene Kliniker bei der Beurteilung eines tiefen Venenschadens gar nicht so selten irren. Immerhin bestand in 14,1% der Fälle, die als normale Varikose gedeutet wurden, ein meßtechnisch nachweisbares postthrombotisches Syndrom (Tabelle 3) [5, 14].

Tabelle 3. Fehldiagnosen bei Varikosen und postthrombotischem Syndrom

– Klinische Diagnose	
„Postthrombotisches Syndrom"	396
Meßtechnisch gesichert	152
Fehlerquote	61,1%
– Klinische Diagnose	
„Varikose"	807
Meßtechnisch gesichert	696
Fehlerquote	14,1%

Die Meßmethoden können auch zur Entscheidung beitragen, ob bei einem tiefen Venenschaden die erkrankte V. saphena magna entfernt werden kann, oder ob dieser Eingriff unterbleiben sollte. Dies gelingt mit Hilfe der peripheren Venendruckmessung im ungewickelten und im gewickelten Zustand des Beins. Eine Indikation zur Entfernung der Vene ist nur dann gegeben, wenn sich der Kurvenverlauf nach straffer elastischer Wickelung deutlich verbessert [3].

Es sollte zumindest ein Meßverfahren oder aber das Phlebogramm vor einer Varizenoperation obligat sein, um den Nachweis freier tiefer Venen bzw. einer ausreichenden venösen Drainagekapazität zu führen [9].

Unzureichende operative Technik in der Varizenchirurgie

Daß der Operateur über die Anatomie, einschließlich ihrer möglichen Varianten informiert sein muß, ist selbstverständlich. In der Literatur tauchen jedoch immer wieder Berichte auf, die zeigen, daß Varianten im Gefäßverlauf nicht erkannt wurden und es deshalb zu schwerwiegenden Komplikationen kam. [2, 11] Die Mündungsverhältnisse der V. saphena magna und der V. saphena parva stellen den Operateur gelegentlich vor Probleme [8]. Ohne auf die zahlreichen möglichen Einzelheiten eingehen zu können, sei der Hinweis erlaubt, daß nur exakt identifizierte Gefäße durchtrennt werden dürfen. Ein versehentliches Stripping der V. poplitea oder der V. femoralis läßt sich dann sicher vermeiden. Die Verwechslung der Vene mit der Arterie scheint theoretisch kaum vorstellbar, kommt aber bei niedrigem intraoperativen Blutdruck oder arteriosklerotisch veränderten Gefäßen immer wieder vor. Der Schaden kann gering gehalten werden, wenn nach Ligatur oder Durchtrennung der Arterie der Fehler bemerkt wird. Eine Rekonstruktion der Blutstrombahn ist dann stets möglich. Ein versehntliches Stripping der A. femoralis stellt auch erfahrene Gefäßoperateure vor große Probleme, bei der Exhärese der V. femoralis ist eine Rekonstruktion praktisch immer unmöglich [7, 12, 15, 19]. Eine fehlerhafte Ligatur der V. saphena magna an der Einmündung in die V. femoralis kann bei zu langem Stumpf zu Rezidiven führen, wenn die abgehenden Seitenäste des Venensterns nicht miterfaßt werden. Schwerwiegender ist jedoch die Einengung der V. femoralis durch eine zu knappe Ligatur. Bei einer Lumeneinengung von mehr als 30% hat dies erhebliche hämodynamische Auswirkungen. Eine Schwellneigung des Beins wird stets zu erwarten sein, die Gefahr einer Thrombose ist erheblich [13].

Mit Blutungen muß bei der Ligatur der V. saphena magna an der Einmündung in die V. femoralis stets gerechnet werden. Dies gilt besonders für hier häufig vorkommende venöse Aneurysmen bzw. Venektasien [16]. Gelegentlich kann bei unvorsichtiger Präparation die Einmündungsstelle selbst ausreißen. Für jede Blutung, insbesondere im Bereich der Leistenbeuge, gilt der Grundsatz, daß sie nicht blind durch Umstechungen, sondern nur gezielt bei ausreichender Übersicht nach den Kriterien der Gefäßchirurgie gestillt werden darf. Ist eine direkte Naht nicht möglich, muß ein Venenstreifen als Patch eingenäht werden.

Zur Demonstration der Komplikationen möge der folgende Fall dienen: Eine bei einer Krampfaderoperation in der Leisteninzision aufgetretene Blutung wurde durch unbemerktes Gleiten der Strippersonde in die V. femoralis verursacht, und war wohl durch Abriß der V. profunda femoris bedingt. Die Blutung wurde mit

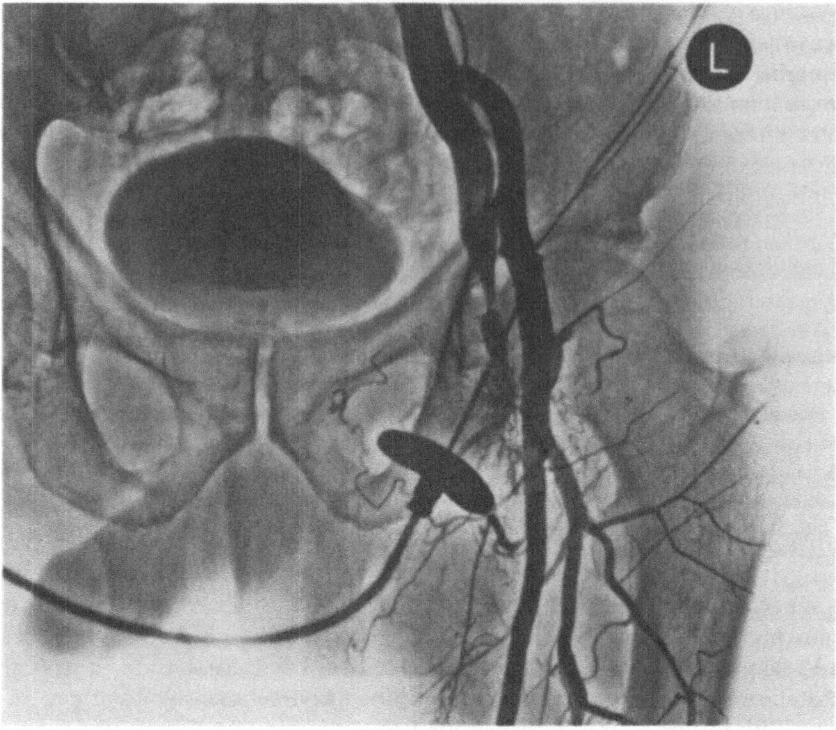

Abb. 1. Zustand nach Stripping der V. femoralis mit multiplen kleinen arteriovenösen Fisteln nach blinden Umstechungen. Die V. femoralis unterhalb der Fistel fehlt. (*L* links)

Umstechungen versehen. Hierbei war ein Ast der A. profunda femoris miterfaßt worden. Das Ergebnis war eine arteriovenöse Fistel (Abb. 1). Das Schwirren in der Leistenbeuge sowie die kardiale Dekompensation veranlaßte ein Jahr später die Korrektur. Das ausgeprägte postthrombotische Syndrom mit Beinschwellung und Ulcus cruris war nicht mehr rückbildungsfähig [4].

Obwohl das Strippen der V. saphena magna eine sehr grobe Methode darstellt, kommt es hierdurch selten zu Komplikationen. Die Stripperperforation ist in der Regel kein Problem. Mit Ausnahme des Strippingmanövers sollte atraumatische Präparation jedoch oberstes Gebot sein. Nur so werden sich Beschädigungen der Nerven und Lymphbahnen vermeiden lassen. Wenn auch Lymphfisteln ausgesprochen selten sind, so ist eine postoperativ auftretende Schwellneigung doch oft auf den intraoperativ gesetzten Schaden am Lymphgefäßsystem zurückzuführen. Nervenschäden führen zu Sensibilitätsverlust oder unangenehmen Parästhesien. Eine kausale Therapie ist nicht bekannt. Wird die Richtung beim Strippen kraniokaudal gewählt, sind Schäden am N. saphenus jedoch weniger wahrscheinlich. Nicht immer sind Nervenschäden bei der Babcock-Operation, auch bei sorgfältiger Präparation, zu vermeiden. Es ist daher wichtig, den Patienten vor dem Eingriff auf die Möglichkeit eines Nervenschadens hinzuweisen [1, 10].

Unzureichende postoperative Therapie in der Varizenchirurgie

Die postoperative Therapie beginnt bereits mit dem Verband. Er soll so angelegt sein, daß eine ausreichende Kompression zur Blutstillung erreicht wird, zumal die Hämatome einen idealen Nährboden für Bakterien darstellen. Erst kürzlich wurde in der Presse ein Fall bekannt, wo es bei einer jungen Frau auf dem Boden einer Hämatominfektion mit hämolysierenden Streptokokken zu einer foudroyant verlaufenden Sepsis mit letalem Ausgang gekommen ist. Der Verband darf jedoch weder eine venöse Stauung und erst recht nicht eine Abschnürung des arteriellen Einstroms bewirken. Am Operationstag ist er mehrfach zu kontrollieren. Beschwerden dürfen nicht bagatellisiert werden. Es sind Fälle beschrieben, bei denen es allein durch unzureichende Verbandtechnik zu ischämischer Kontraktur mit nachfolgendem Verlust der Gliedmaße gekommen ist.

Die beste Prophylaxe einer Thrombose ist nicht die Verabreichung von Antikoagulantien, wenngleich eine Low-dose-Heparintherapie bei Risikofaktoren durchaus angebracht ist, sondern die Frühmobilisation des Patienten, die bereits am Operationstag beginnen sollte [13, 17]. Bei einer postoperativen Schwellneigung wirkt neben der Kompressionsstrumpfbehandlung ein Venenpharmakon wie Phlebodril (Kapseln/Creme) objektiv antiödematös und subjektiv schmerzlindernd.

Komplikationsmöglichkeiten bei der Chirurgie der akuten Thrombose

Die venöse Thrombektomie hat sich in den letzten Jahren bei Thrombosen der Femoral- und Beckenvene und bei flottierenden Thromben auch in tieferliegenden Gefäßabschnitten immer mehr durchgesetzt und sich als ein brauchbares Verfahren zur Vermeidung eines postthrombotischen Zustandsbildes und anderer Komplikationen der Venenthrombose herausgestellt. Das Risiko ist nicht größer als bei der Thrombolyse, der Indikationsbereich dagegen größer. Auch hier hilft die exakte präoperative Diagnostik und die Indikationsstellung, Komplikationen zu vermeiden; besonders wichtig sind Ultraschall-Doppler-Verfahren und Phlebographie. Jedoch darf der Blutverlust bei diesem Eingriff nicht unterschätzt werden. Für die ausreichende präoperative Bereitstellung von Blut ist daher Sorge zu tragen.

Die Ballonkatheterokklusion von der Gegenseite zur Vermeidung von Lungenembolien halten wir für entbehrlich, zumal eine tödliche Ruptur der V. cava inferior durch den Ballonkatheter beschrieben wurde. Bei einer Operation in Lumbalanästhesie, Anti-Trendelenburg-Lagerung und aktiver Mithilfe des Kranken durch Betätigung der Bauchpresse ist das Verschleppen von embolischem Material in Richtung Herz durch die Manipulation mit dem Fogarty-Ballonkather kaum denkbar. Wir selbst haben keine Lungenembolie gesehen. Wichtig ist das intraoperative Phlebogramm, das die ausreichende Thrombektomie demonstriert und ggf. zusätzliche Strombahnhindernisse, besonders einen Venensporn, erkennen läßt, die Ausgangspunkt für eine Rezidivthrombose sein können. Zusätzliche Sicherheit kann die Endoskopie schaffen, wenngleich der apparative Aufwand erheblich ist. Nicht vergessen werden sollte, daß sich hinter einer Beckenvenenthrombose nicht selten ein Tumorleiden verbirgt.

Ob eine arteriovenöse Fistel nach erfolgter Thrombektomie angelegt werden muß, ist ebenfalls strittig, zumal die Fistel selbst zu Komplikationen führen kann.

Einige Autoren haben über bessere funktionelle Ergebnisse mit arteriovenöser Fistel berichtet. Wir selbst legen keine arteriovenöse Fistel an, und sehen uns durch die überwiegend guten postoperativen Ergebnisse hierzu ermutigt.

Eine Vollheparinisierung, elastische Wickelung und Hochlagerung der Beine nach der Operation sind selbstverständlich. Bei erfolgreicher und frühzeitig durchgeführter Thrombektomie ist die Frühmobilisation des Patienten möglich. Alle diese Maßnahmen helfen, Rezidive zu vermeiden.

Komplikationsmöglichkeiten in der wiederherstellenden Venenchirurgie

Venenverletzungen sollen hier weitgehend ausgeklammert bleiben. Eine Venenanastomose bei verletztem Gefäß sollte stets angestrebt werden, wenn es sich um große Blutleiter handelt oder die Gewebszerstörung sehr ausgedehnt ist. Die Technik der „aufgehängten Naht" hilft weniger, den Verschluß zu vermeiden, sondern führt besonders in Gelenkbeugen zu Abknickungen und ist damit Ursache für den Gefäßverschluß.

Bei der Chirurgie des postthrombotischen Syndroms hat sich letztlich nur ein Verfahren durchsetzen können: die gekreuzte Saphenaplastik nach Palma. Dieser Eingriff stellt hohe Anforderungen an das technische Können des Operateurs und sollte daher entsprechenden Zentren vorbehalten bleiben. Die häufigste Komplikation ist der Sofort- oder Frühverschluß des Transplantats. Hierfür gibt es im wesentlichen 2 Ursachen:

1) Nichtbeachtung der Hämodynamik
2) Unzureichende (traumatisierende) chirurgische Technik [13].

Für die Indikationsstellung ist die Beckenvenendruckmessung obligat. Der Eingriff sollte bei deutlich erhöhtem Belastungsdruck auf der Verschlußseite durchgeführt werden, nur dann sind gute Resultate zu erwarten [6].

Ob bei nicht verfügbarer V. saphena magna die Kunststoffprothese eine Alternative darstellt, bleibt abzuwarten. Folgende Überlegungen sollten jedoch bedacht werden, um Komplikationen zu vermeiden:

1) Es wird an einer bislang gesunden Vene, die die Prothese aufnimmt, operiert.
2) Der bestehende Kollateralkreislauf wird durch die Präparation gefährdet.
3) Es werden Lymphbahnen geschädigt.
4) Es wird ein Fremdkörper implantiert mit allen dadurch entstehenden Folgen.

Schlußfolgerung

Komplikationen in der Varizenchirurgie sind selten, in der Chirurgie der akuten Thrombose und des postthrombotischen Syndroms häufiger anzutreffen. Neben einer sorgfältigen präoperativen Diagnostik, einer subtilen Operationstechnik und einer standardisierten postoperativen Therapie ist jedoch auch die Erfahrung des Operateurs ein nicht zu unterschätzender Faktor. Wenn Komplikationen auftreten, so muß der Operateur diese erkennen und umgehend die geeigneten Maßnahmen einleiten. Viele schlimme Folgen nach Komplikationen entstehen durch die Selbstüberschätzung des Operateurs, der bei der Korrektur seines Fehlers möglicherweise größeren Flurschaden anrichtet und die Aussichten für einen rekonstruktiven Eingriff dadurch verschlechtert. Es ist sicher vertretbar, daß Varizenchirurgie bei der niedrigeren Komplikationsrate vom Allgemeinchirurgen betrieben wird. Die Chirurgie der akuten Thrombose und des postthrombotischen Syndroms sowie die Behebung von Komplikationen sollten Erfahrenen vorbehalten bleiben.

Literatur

1. Aigner R (1981) Die Lage des N. saphenus und ihre Bedeutung für Eingriffe an der V. saphena magna. Angio 3:59
2. Anlyan WG, Silver D (1967) Complications affecting the venous system. In: Artz CP, Hardy JD (eds) Complications in surgery and their management. Saunders, Philadelphia
3. Balzer K (1978) Chirurgie der Venen, funktionelle Untersuchung, Meßmethoden. Langenbecks Arch Chir 347:217
4. Balzer K, Heß W (1982) Arteriovenöse Fisteln nach Gefäßverletzungen und ärztlichen Eingriffen. Chir Prax 29:409
5. Balzer K, Bernert J, Carstensen G (1978) Die Beurteilung der venösen Hämodynamik als entscheidendes diagnostisches Kriterium vor venenchirurgischen Eingriffen. Chirurg 49:290
6. Balzer K, Bernert J, Laube L, Schreiber D (1979) Vergleichende Untersuchungen mit peripherer und zentraler Phlebodynamometrie, Ultraschall-Doppler-Verfahren und Impedanzplethysmographie bei Operationen am Venensystem der unteren Extremität. In: Hild R, Spaan G (Hrsg) Therapiekontrolle in der Angiologie. Witzstrock, Baden-Baden
7. Becker H-M (1975) Über eine erfolgreiche Gefäßrekonstruktion nach versehentlicher Arterienexhairese bei Varicenoperation. Chirurg 46:367
8. Bevan PG, Green SH, Stammers FAR (1956) Low termination of the internal saphenous vein. Br Med J I:610
9. Carstensen G (1978) Rundgespräch: Chirurgie der Venen. Langenbecks Arch Chir 347:367
10. Cox SJ, Wellwood JM, Martin A (1974) Saphenous nerve injury caused by stripping of the long saphenous vein. Br Med J I:415
11. Hoffmann KT, Simonis G, Männl HFK, Koch B (1974) Iatrogene Verletzungen der großen Gefäße und am Herzen. MMW 116:975
12. Leitz KH, Schmidt FC (1974) Iatrogene Arterienverletzung bei Babcockscher Venenexhairese. Vasa 3:45
13. May R (1974) Chirurgie der Bein und Beckenvenen. Thieme, Stuttgart
14. May R, Kriessmann A (1978) Periphere Venendruckmessung. Thieme, Stuttgart
15. Natali J, Benhamon AC (1979) Iatrogenic vascular injuries. A review of 125 cases (excluding angiographic injuries). J Cardiovasc Surg 20:169
16. Nissl R (1981) Venöse Aneurysmen. Angio 3:11
17. Polubudkin M (1980) Prevention of errors and complications in treating varicose veins of the lower extremities. Vestn Khir 124:62
18. Vollmar J (1968) Iatrogene Gefäßverletzungen in der Chirurgie. Langenbecks Arch Chir 322:335
19. Weimann S, Flora G, Weimann G (1977) Versehentliche Arterienexhairese bei Venenstripping. Folia Angiol 25:210

Stumpfes Bauchtrauma

J. Rehn

Die diagnostischen und therapeutischen Probleme des stumpfen Bauchtraumas und damit die Komplikationsmöglichkeiten sind mannigfaltig. Gerade das an Häufigkeit und Schwere in letzter Zeit zunehmende Polytrauma offenbart die Schwierigkeit der rechtzeitigen Diagnostik v. a. für die lebensrettende Therapie.

Führen wir uns die intraoperativ auftretenden Komplikationen, vielleicht besser Schwierigkeiten oder unvorhergesehene Situationen, anhand dieses Schemas vor Augen.

Intraoperative Komplikationen bzw. Schwierigkeiten

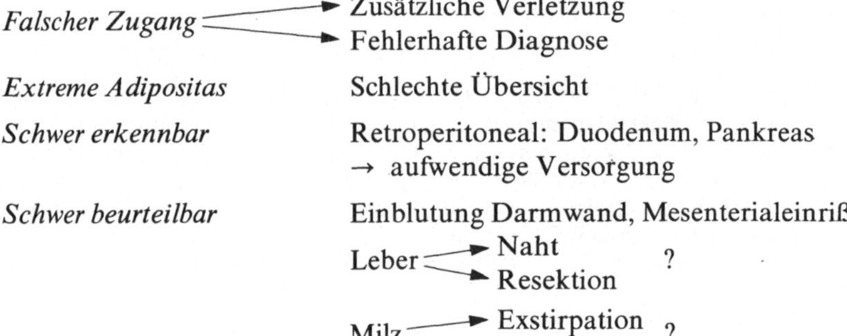

Daran denken — Zwerchfellruptur, Mesenterialabriß

Am häufigsten werden zusätzliche, intraoperativ erst entdeckte Verletzungsfolgen zu einer Erweiterung oder neuen Schnittführungen zwingen, um einen übersichtlichen Zugang zu erhalten. Im gleichen Sinn werden wir vorgehen müssen, wenn unter einer irrtümlichen Diagnose ein falscher Zugangsweg gewählt wurde.

Die heute verbreitete Adipositas erschwert nicht nur die Diagnose, sondern auch das gesamte operative Vorgehen, auch im Sinne der intraoperativen Abklärung der Verletzungsfolgen.

Intraoperativ werden an erster Stelle die lebensbedrohlichen Blutungen aus Organen und Gefäßen durch entsprechende Maßnahmen gestillt. Anschließend erfolgt bei einer exakten Revision der gesamten Bauchhöhle die Überprüfung der Hohlorgane, wobei vor dem Eingriff Anamnese und klinische Befunde oder selten Labordaten gezielte Hinweise ergeben können.

Der Unfallhergang, die relativ häufige Pankreasverletzung des Kindes durch einen Fahrradunfall, ergibt zusammen mit den sichtbaren Prellmarken und der klinischen Symptomatik zumindest Hinweise auf ein solches schwer zu diagnostizierendes Trauma. Bei der Laparotomie sollte daher immer nach retroperitoneal gelegenen Verletzungen des Duodenums bzw. des Pankreas, v.a. bei bereits erkennbarem Emphysem, galliger oder blutiger Imbibierung im Retroperitonaeum gefahndet werden. Nach Eröffnung der bursa omentalis erfolgt die Mobilisierung und Darstellung der Gebilde nach Kocher. Das Verletzungsausmaß reicht beim Pankreas von der Commotio bis zur totalen Ruptur (Abb. 1). Die verschiedenen Operationsverfahren richten sich nach der Art der Verletzung und dem Zustand des Verletzten.

Fragliche retroperitoneale Verletzungen der Niere oder Blutungen sollten nur dann durch operative Eröffnung des geschlossenen Retroperitonealraums abgeklärt und nötigenfalls versorgt werden, wenn eine wirkliche dringliche Indikation vorliegt. Die rein explorative Eröffnung führt leicht durch Entlastung zu einer vermehrten Blutung. Ausgedehnte retroperitoneale Blutungen können einen paralytischen Ileus vortäuschen.

Schwer beurteilbar in ihren weiteren Folgen und damit für die therapeutischen Konsequenzen schwer abzuschätzen sind Blutungen in die Darmwand und Mesenterialein –, nicht abrisse. In Zweifelsfällen ist eine Resektion des betroffenen Darmabschnitts sicherer als eine spät erkannte Sekundärnekrose mit Peritonitis.

Leberrisse – auf der Kuppe und zentral schwer erkennbar – lassen sich durch durchgreifende Nähte meist gut versorgen. Große Höhlen – womöglich mit nicht versorgten Gefäß- oder Gallengangsstümpfen – sollten nicht zurückbleiben. Die aufwendige Leberresektion am Ort der Wahl ist beim Schwerverletzten weitgehend verlassen. Die Entfernung größtenteils abgetrennter oder zerfetzter Leberabschnitte ist eine Selbstverständlichkeit.

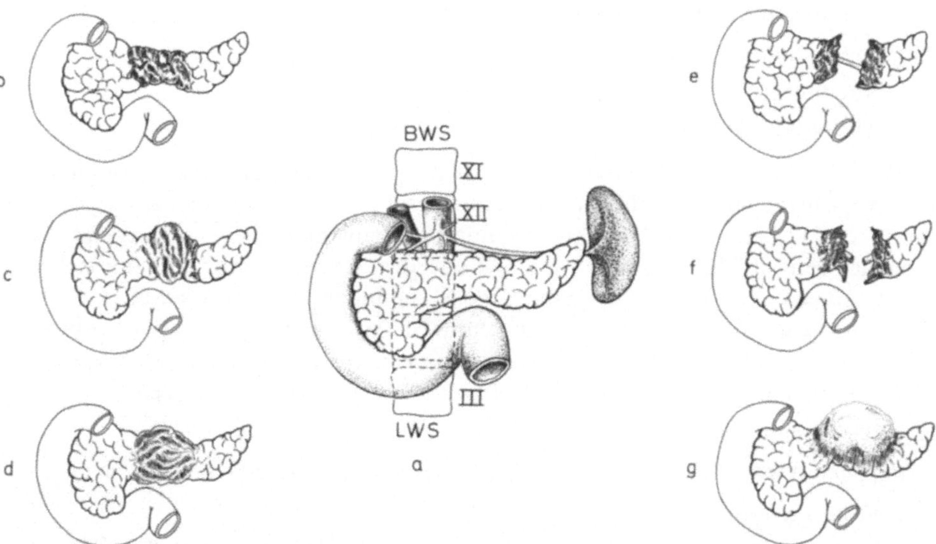

Abb. 1a–g. Unterschiedliche Schweregrade der Pankreasverletzung und topographisch-anatomische Lage des Organs. **a** topographisch-anatomische Lage des Pankreas, **b** Commotio, **c** Contusio, **d** subkapsuläre Ruptur, **e** inkomplette Ruptur, **f** totale Ruptur, **g** Pseudozyste. (nach [6])

Anstelle der bisher üblichen Milzexstirpation werden bei Milzverletzungen heute das konservative Vorgehen, organerhaltende Eingriffe mit Naht oder auch die Teilresektion empfohlen. Es wurden in der Literatur bisher 60 solcher Fälle mit Naht mitgeteilt. Ein derartiges Vorgehen erscheint wegen der Gefahr der Weiter- bzw. Nachblutung nur bei gesundem Milzgewebe mit sicher intraoperativ festgestellter Blutstillung durch Nähte angezeigt. Bei zerfetzenden Parenchym- oder gar Hiluseinrissen mit vorangehendem starkem Blutverlust bis zum Schock würde ich nach wie vor die schnelle, sichere und u. U. lebensrettende Exstirpation vorziehen.

Die En-bloc-Unterbindung der Hilusgefäße sollte wegen der Gefahr der Unterbindung benachbarter wichtiger Gefäße, v. a. des Pankreas und wegen der Gefahr der Nachblutung, durch eine gezielte Unterbindung nach Präparation verlassen sein.

Gerade bei gleichzeitigen Beckenfrakturen ist an die fast ausschließlich linksseitige Zwerchfellruptur und an die perineale Rektumverletzung zu denken. Die Austastung oder besser die Inspektion läßt die Zwerchfellruptur sicher entdecken. Eine in den Thorax verlagerte, zerrissene Milz kann einen Hämatothorax vortäuschen.

Die „allgemeinen postoperativen Komplikationen" sind in diesem Schriftbild – ohne Anspruch auf Vollständigkeit – dargestellt.

Postoperative Komplikationen nach Eingriffen im Bauch

Ileus → Paralyse
     → Strang

Nahtinsuffizienz → *Peritonitis* → Paralytischer Ileus

Wundinfektion
   → Wunddehiszenz (Platzbauch)
   → Pulmonale und pleurale Komplikationen

Stoffwechsel (Niere, Leber)
   → Streßulkus
   → Thromboembolie

Diese Komplikationen bieten gegenüber den Eingriffen der Bauchchirurgie mit ihren verschiedenen Komplikationen keine wesentlichen Unterschiede außer dem Umstand, daß beim stumpfen Bauchtrauma kein geplanter, also entsprechend vorbereiteter Eingriff durchgeführt wird. Gerade der Mehrfachverletzte kann sich in einem schlechten Zustand, bis zum Schock, befinden. Die postoperative Komplikationsquote wird in allen hier angeführten Bereichen aus vielerlei Gründen höher sein. Ihre detaillierte Abhandlung erfolgt in den vorangehenden Beiträgen.

Die typischen postoperativen Komplikationen sind in der folgenden Übersicht dargestellt.

Häufige und typische postoperative Komplikationen nach stumpfem Bauchtrauma

Übersehene Verletzung
   → Retroperitoneal *Pankreas,* Pankreatitis-Nekrose, Pakreaszysten, Duodenum, Niere
   → *Zwerchfellruptur* → fälschliche Punktion
   → *Mesenterialabriß* → Darmnekrose → Peritonitis

Nachblutung

- → *Leber* – Hämobilie
- → *Milzruptur* – zweizeitig – nach Naht
- → Beckenfraktur
- → Mehrfachverletzung – „Austauschtransfusion"

Nach Milzexstirpation

- → Erhöhte Gerinnungsneigung – Thromboembolie
- → Störung der Immunabwehr → basale Pneumonie

Nach der Häufigkeit sind hier an erster Stelle übersehene Verletzungen und Nachblutungen zu nennen. Die übersehene Pankreasverletzung kann über die verschiedenen Schweregrade und den Zeitpunkt der Diagnostik von einer Pankreatitis bis zu Pankreasnekrose – mit und ohne Fistelbildung – reichen.

Die – nicht immer – erhöhten Amylasewerte sind neben dem vordergründigen klinischen Bild typisch für diese Komplikation, deren Behandlung nach Erkennung in einer baldmöglichen Laparotomie besteht, – Sonographie und CT können diagnostisch weiterhelfen. Je nach Zustand des Patienten und Lokalisation und Ausmaß der Verletzung wird nach Darstellung neben einer Entfernung der Nekrosen eine Drainage oder auch eine Resektion mit einer Anastomose des Restorgans in ihren verschiedenen Modifikationen durchgeführt. – Die Gabe von Trasylol ist bei dieser Indikation sinnvoll.

Die sich – häufiger bei Kindern – aus einer Gangläsion oder Pankreatitis entwickelnde Pseudozystenbildung des Pankreas gibt sich, je nach Größe, in subjektiven Erscheinungen mit mehr oder weniger ausgeprägten Verdrängungserscheinungen der Nachbarorgane oder dramatisch über Blutungen, Rupturen mit Peritonitis oder Abszeßbildungen zu erkennen. Die inneren Drainagen werden in verschiedenen Modifikationen durchgeführt. Die Anastomosen schließen auch eventuelle Fisteln nach vorangegangenen Eingriffen und erhalten das Pankreassekret für die Verdauung. Die Totalexstirpation kann erforderlich sein.

Während sich die Pankreatitis durch ihre sekundären Erscheinungen zu erkennen gibt, wird die Diagnose der übersehenen retro-, also extraperitonealen Duodenalverletzungen – auch mit ihren Begleiterscheinungen – häufig erst später gestellt. Besteht die Wahrscheinlichkeit dieser Komplikation, so ist u.U. nach vorheriger oraler Kontrastdarstellung und anschließender Laparotomie die Freilegung nach Kocher indiziert. Je nach Umfang der Verletzung ist die Naht mit Drainage oder eine ausschaltende Anastomose angezeigt. Die aufwendigen Operationsverfahren – zumal bei Kombinationsverletzungen des Pankreas und der Gallenwege – mit einer radikalen Bereinigung der Situation können in dem häufig schlechten Allgemeinzustand nicht einzeitig durchführbar sein.

Die zunächst nicht erkannte Zwerchfellruptur – nicht selten als Pleuraerguß gedeutet –, gibt sich bei Einklemmungen von Hohlorganen, meist des Magens, durch Schmerzen hinter dem Brustbein, die in den Oberbauch ausstrahlen, zu erkennen. Ulzera mit Blutungen oder Teilnekrosen des Magens sind die Folgen des Durchblutungsmangels durch die Inkarzeration bzw. den Reflux. Die diagnostizierte Zwerchfellruptur sollte, auch ohne diese sofort operationsbedürftigen Komplikationen, baldmöglich operativ verschlossen werden. – Die irrtümliche Punktion der Magenblase, unter der Annahme eines Pneumothorax oder eines Pleuraergusses, wird spätestens an dem Geruch des Punktats erkannt und dann sofort operiert. – Die extrem seltene gleichzeitige intraperikardiale oder thorakale Zwerchfellruptur kann diagnostische Schwierigkeiten bereiten.

Der bei der Operation übersehene oder nicht diagnostizierte Mesenterialabriß mit sekundärer Darmnekrose wird nach Perforation meist über eine Peritonitis mit paralytischem Ileus diagnostiziert. Die Resektion im Gesunden mit End-zu-End-Anastomose ist dringlich. Gleiches gilt für eine Spätnekrose der Darmwand nach Quetschung und gedeckter oder freier Perforation mit Peritonitis und Ileus.

Nachblutungen können nach versorgten oder auch nicht erkannten Leberrupturen erfolgen. Je nach Ausmaß der Blutung ist die Relaparotomie mit erneuter Naht oder auch Resektion angezeigt.

Die selten und schwer zu diagnostizierende Hämobilie, ein posttraumatischer arteriobilärer Kurzschluß, Tage bis Monate nach dem Trauma, kommt zustande durch Blutungen in Höhlenbildungen der Leber, die ohne Kapselverletzungen unerkannt bleiben oder bei Unterlassen der Unterbindung größerer Gefäße bei Versorgung von Rupturen mit Blutungen über die Gallengänge ins Duodenum zu einem gleichzeitigen Verschlußikterus mit Koliken führen. – Die Prophylaxe besteht nach dem Vorschlag einiger Autoren in der allerdings unterschiedlich in ihrem Wert beurteilten T-Drainage, die bei allen Leberverletzungen durchgeführt werden sollte. – Über ein CT, die Sonographie oder die Angiographie kann die Höhlenbildung lokalisiert werden. Teerstühle, Erhöhung der alkalischen Phosphatase und alle Zeichen des Verschlußikterus mit Koliken sind typisch.

Die operativen Empfehlungen reichen von der gezielten Unterbindung der Gallengangs- und Gefäßstümpfe in der posttraumatischen Höhlenbildung, die mit 45% Rezidivblutungen und 20% Letalität als unsicher gilt, bis zur Leberresektion, die als kausale und wirksame Therapie bezeichnet wird. Die Unterbindung der A. hepatica communis hat in 20% Blutungsrezidive und eine Letalität von 25% im Gefolge. Die Leberdurchblutung ist über die A. gastroduodenalis ausreichend sichergestellt.

Die Letalität dieser Komplikation insgesamt ist mit etwa 30% deswegen hoch, weil die Diagnose ebenso schwierig ist wie die Wahl und Technik des Eingriffs. Zudem erfolgt die Erkennung aus den oben angeführten Gründen meist spät in einem schlechten Allgemeinzustand, u. U. auch mit gleichzeitigen subphrenischen oder Leberabszessen.

An die Möglichkeit einer zweizeitigen Milzruptur muß bei entsprechendem klinischen Bild gedacht werden. Die Therapie kann bei der häufig inzwischen eingetretenen Schädigung der Milzstrukturen nur in einer schnellen Exstirpation bestehen. Die Milzexstirpation ist von einer Hyperkoagulabilität mit vermehrter Thromboemboliegefahr aufgrund einer postoperativ sprunghaft ansteigenden Thrombozytenvermehrung gefolgt. Die Heparinprophylaxe, evtl. die Gabe von niedermolekularem Dextran, sind angezeigt.

Die durch die Milzexstirpation ausgelöste Störung der Immunabwehr kann, häufiger bei Kindern, zu einer vermehrten Infektanfälligkeit bis zur tödlichen Allgemeininfektion führen. Die Häufigkeit dieser Komplikation, das OPSI- („overhelming postsplenectomy infection"-)Syndrom, wird beim Erwachsenen auf 0,5–1% und beim Kind auf 4–5% geschätzt. Die Letalität liegt bei Kindern um 50%. Die Naht oder auch Teilresektion der Milz bis zu einem Drittel und damit Organerhaltung, oder, beim Kind die abwartende konservative Behandlung sowie die Implantation zerkleinerten autologen Milzgewebes in die Peritonealhöhle, auch retroperitoneal, oder das große Netz nach Milzexstirpation bei Kindern sind wegweisende Maßnahmen, um diese Komplikationen zu vermeiden. Gerade bei Kindern entwickeln sich nach Traumen über versprengte Milzpartikel Splenosen, also Nebenmilzen in 30–60%. Die volle Funktionstätigkeit des heterotopen Milzgewebes nach Transplantationen und bei der Splenose wird unterschiedlich beurteilt. Ein sehr differenziertes und v. a. den Verletzten nicht gefährdendes Vorgehen erscheint mir angezeigt.

Länger anhaltende Blutungen der Beckengefäße lassen sich durch Unterbindung der A. iliaca interna nicht beherrschen. Über erfolgreiche, gezielte Unterbindungen nach Angiographie wird vereinzelt berichtet. Bei schweren Verletzungen kann der Tod im nicht beherrschbaren Entblutungsschock erfolgen.

Die zahlreichen Mehrfachverletzungen, die wegen eines stumpfen Bauchtraumas operiert wurden, zwingen zu einer lückenlosen und genauen Überwachung im Rahmen der Intensivpflege. Nur so können weitere lebensbedrohliche Verletzungsfolgen der großen Körperhöhlen, des Schädels und die beschriebenen postoperativen Komplikationen einer kausalen konservativen oder meist operativen Therapie zugeführt werden. Nach Verletzungen der Gliedmaßen ist intensiv und sofort allerdings bei Lebensbedrohung ohne zeitlich aufwendige und für den Patienten schmerzhafte Röntgenuntersuchung – zu fahnden.

Notwendige, d. h. indizierte Osteosynthesen sollten baldmöglichst, aber ohne allgemeine Gefährdung des Verletzten, durchgeführt werden. Bei optimaler Anästhesie können so bei einem Patienten in gutem Allgemeinzustand nach einem Eingriff wegen eines stumpfen Bauchtraumas im gleichen Eingriff indizierte Osteosynthesen – auch hier in der Reihenfolge ihrer Dringlichkeit – vorgenommen werden. Die Suche nach Traumafolgen wird nach Erholung des Verletzten nicht erlahmen.

Postoperative Komplikationen bei Mehrfachverletzten mit stumpfem Bauchtrauma

Ständige Überwachung

> → Weitere Verletzungen oder postoperative Komplikationen,
>   große Körperhöhlen, Schädel
> → Schocklunge, Pneu-Hämatothorax, Kontusionspneumonie

Gliedmaßen

> → Zu frühe aufwendige Osteosynthesen – Schock
> → Nicht erkannte Verletzung, zu späte Osteosynthese
>   Erschwerte Technik, schlechte Spätergebnisse

Literatur

1. Adloff M (1967) Postoperative Hämobilie nach Eingriffen an den extrahepatischen Gallengängen. Aktuel Chir 5:19K174
2. Brandt GJ, Brandt H, Nissen R (1971) Intra- und postoperative Zwischenfälle, Bd 2: Abdomen, 2. Aufl. Thieme, Stuttgart

3. Lynen FK (1967) Postoperative Hämobilie infolge Arterienverletzung. Aktuel Chir 6:19K186

4. Müller-Färber J, Katthagen BD (1981) Die Zwerchfellruptur nach stumpfer Gewalteinwirkung. Unfallchirurgie 7:147

5. Müller-Färber J, Rehn J (1979) Diagnostische und therapeutische Probleme der abdominellen Begleitverletzungen bei Beckenfrakturen. Hefte Unfallheilkd 140:49

6. Nagel M, Junghanns K, Encke A (1977) Das stumpfe und penetrierende Bauchtrauma. In: Zenker R, Deucher F, Schink W (Hrsg) Chirurgie der Gegenwart. Urban & Schwarzenberg, München Wien Baltimore

7. Rehn J, Müller-Färber J (1979) Spezielle Diagnostik und Therapie bei Verletzungen parenchymatöser Organe. Zentralbl Chir 104:764

8. Schärli A, Strinemann H (1967) Traumatische Hämobilie im Kindesalter. Z Kinderchir 4:33

9. Scheele J (1981) Erste klinische Erfahrungen mit der Fibrinklebung bei traumatischer und intraoperativer Milzverletzung. Chirurg 52:531

10. Schlütter FW (1980) Leberverletzungen. Aktuel Chir 15:19K988

11. Schulz D, Kühr J (1980) Die Abdominalverletzung und ihre Spätfolgen bei Polytrauma. Krankenhausarzt 53:849

12. Seufert R, Böttcher W (1982) Organerhaltende Behandlung von Milzverletzungen. Dtsch Med Wochenschr 107:523

13. Stögmann W, Paky F (1981) Postsplenektomiesepsis. Chir Prax 28:317

14. Voigt GE und weitere Autoren (1981) Kapitel „Wie läßt sich die Prognose stumpfer Bauchverletzungen verbessern?" Hefte Unfallheilkd 153:363–425 (44. Jahrestagung der Deutschen Gesellschaft für Unfallheilkunde, 19.–22. 11. 1980)

15. Wimmer B, Nöldge G, Schäfer H (1981/82) Gallige Pseudozyste beim Kleinkind nach stumpfem Bauchtrauma. Chir Prax 29:641

Stumpfes Herztrauma

W. Bircks

Häufigkeit

Das stumpfe Herztrauma führt isoliert oder v. a. im Rahmen eines Multitraumas
weit häufiger zu einer Herzschädigung, als der Kliniker anzunehmen geneigt ist.
Autoptisch fand Hallermann 1935 [13] in 26,5% der Fälle nach schwerem Brust-
korbtrauma eine Herzbeteiligung. Klinisch konnten Watson et al. 1960 [22] bei routinemäßiger elektrokardiographischer Untersuchung nach Thoraxtrauma bei 38%
einen Schaden des Herzens feststellen; in ihrer Serie ermittelten sie bei Verstorbe-
nen eine Traumafolge des Herzens bei 16%. Ähnliche Erfahrungen werden in zahlreichen Publikationen der weiterführenden Literatur mitgeteilt.

Ursachen

Unter den Ursachen der stumpftraumatischen Herzschädigung spielen Schlag und
Stoß neben Schleuderbewegungen (Dezeleration, Contre-coup) die Hauptrolle; daneben kommen hydraulische Sprengkräfte (Blutsäulenrückstoß bei stumpfem
Bauchtrauma) und Druckstoßwirkungen (Explosionen) eine geringere Rolle zu [12,
19]. Diese Kräfte bewirken am Herz eine Commotio, Contusio oder Compressio,
wobei der Grad des anatomischen Schadens fließende Übergänge zeigt und nicht
unbedingt die Schwere der hämodynamischen Beeinträchtigung widerspiegelt [3, 8,
9, 13, 16, 18].

Diagnostik

- Anamnese
- Inspektion/Palpation (Perkussion)
- Auskultation
- Druckmessung (arteriell und venös)

- EKG
- Röntgen

- Enzymbestimmung
- Myokardszintigraphie
- Herzkatheteruntersuchung

Entscheidend wichtig ist die Erhebung der Anamnese. War der Unfallhergang geeignet, einen Herzschaden zu bedingen? Bestand eine Herzschädigung schon vor dem Unfall?

Die klinische Untersuchung des Herzens muß durch Inspektion und Palpation (Perkussion) abnorme Befunde (präkordiale Pulsationen, Herzspitzenstoß tastbar?) erfassen; die Auskultation sollte Herzgeräusche (Systolikum?, Diastolikum?, Reiben) feststellen oder ausschließen lassen. Wie bei jeder kritischen Herz-Kreislauf-Situation wird man sobald als möglich eine direkte („blutige") Messung (und Registrierung) des zentralvenösen und des arteriellen Blutdrucks bewerkstelligen.

Wichtiges Hilfsmittel ist das EKG, das unbedingt so früh als möglich (und täglich für mindestens 3 Tage) aufgezeichnet werden sollte. Bei seiner Auswertung sollte speziell auf Rhythmusstörungen, QRS-Verbreiterungen und Rückbildungsstörungen (Myokardkontusion, -dilatation), sowie auf Außenschichtsschäden und Niederspannung (Perikarderguß, -tamponade) geachtet werden.

Die Röntgenuntersuchung des Herzens in der posttraumatischen Situation ist erschwert durch den bei Bettaufnahmen meist geringen Fokus-Platten-Abstand, hat zur Bestimmung der absoluten Größe des Herzschattens also nur geringen Wert, bei den im Fall eines klinischen Verdachts auf traumatische Herzschädigung aber unbedingt notwendigen Wiederholungsuntersuchungen aber doch eine große Bedeutung, wenn man diese ungünstigeren Aufnahmebedingungen standardisiert, d. h. immer den gleichen Abstand einhält.

Enzymuntersuchungen, Myokardszintigraphie und Herzkatheteruntersuchungen sind i. allg. nicht erforderlich, führen in speziellen Fällen aber weiter hinsichtlich diagnostischer Einengung und Beurteilung therapeutischer Medikationen.

Symptomatik

Da es sich bei Patienten, bei denen ein stumpfes Herztrauma zur Diskussion steht, in aller Regel um Kranke nach einem Polytrauma handelt, sind allgemeine Schocksymptome unspezifisch.

Pathognomonische Symptome können sein: Pulsunregelmäßigkeit, leiser werdende Herztöne, neu aufgetretene Herzgeräusche und Perikardreiben. Zeichen von Herzinsuffizienz sind hochverdächtig, wobei die klinischen Zeichen der Rechtsherzinsuffizienz gewöhnlich deshalb im Vordergrund stehen, weil in der Häufigkeit die kontusionellen Schäden des rechten Ventrikels weit überwiegen; natürlich können (sehr seltene) Herzklappenläsionen der linken Herzhälfte eine akute Linksherzinsuffizienz nach sich ziehen.

Pathognomonische Merkmale

- Pulsunregelmäßigkeiten (EKG!)
- Herztöne (leiser werdend)
- Herzgeräusche
- Perikardreiben

- Herzinsuffizienz (rechts! links?)
- Herzdilatation
- Perikardtamponade

Eine posttraumatische „Herzvergrößerung" kann einer myokardialen Dilatation entsprechen, ist jedoch nicht selten vorgetäuscht durch eine Flüssigkeitsansammlung im Herzbeutel. Eine solche Vergrößerung ist zwar allgemein ein Röntgenbefund. Das Röntgenbild kann uns in dieser Situation aber nicht weiterhelfen bei der Differentialdiagnose (Tabelle 1). Auskultationsbefunde können typisch sein. Das EKG kann weiterhelfen. Ein sehr sicheres diagnostisches Instrument ist das Echokardiogramm, mit dessen Hilfe die Unterscheidung zwischen Herzbeutelerguß und verminderter myokardialer Kontraktibilität möglich ist.

Tabelle 1. Differentialdiagnose bei Herzvergrößerung

	Auskultation	Röntgen	EKG	Echo-KG
Perikarderguß	Leise Herzgeräusche	Uncharakteristisch	+	+
Myokardiale Dilatation	Perikardreiben	Uncharakteristisch	+	(+)

Klassifikation der Traumafolgen

Bei der Klassifikation der Traumafolgen kann man die betroffenen anatomischen Strukturen in den Vordergrund stellen (Tabelle 2). Am häufigsten geschädigt ist das Myokard in Form einer „Contusio cordis" im engeren Sinne. Klinisch ist das Bild dieser auch grob-makroskopisch erkennbaren Herzmuskelschädigung nicht von der leichteren Commotio cordis zu unterscheiden (Tabelle 3). Sie kann neben myokardialer Leistungsschwäche zum Hämoperikard mit und ohne Tamponadeerscheinungen führen.

Von nächstwichtiger, akuter Bedeutung sind sicher das Hämoperikard (bei oft unerkennbarer Verursachung) und das besonders bedrohliche, foudroyante Hämoperikard bei Ruptur von Herzvorhöfen oder -kammern [11, 13, 15].

Tabelle 2. Klassifikation der Traumafolgen

Perikard	Ruptur Hämoperikard Perikarditis (konstriktiv?)
Myokard	Kontusion Ruptur (Septum!) Aneurysma
Klappen	Ruptur Sehnenfadenabriß Papillarmuskelabriß
Koronararterien	Thrombose Dissektion Fistelbildung

Tabelle 3. Contusio cordis (im engeren Sinne; klinisch nicht abzutrennen von Commotio cordis)

Myokardschädigung mit Hämorrhagien:

Subendokardial → Transmural ← Subepikardial

(Ruptur)   Hämoperikard

Therapie: Meist konservativ

Alle anderen Verletzungsfolgen sind äußerst selten, bedürfen der eingehenden kardiologisch-internistischen Abklärung (invasive Untersuchungen von Morphologie und Hämodynamik) und sind ggf. Indikationen zum Eingriff durch spezialisierte Thoraxchirurgen [1, 2, 5, 6, 7, 10, 14, 17, 20, 21].

Therapie

In diesem Rahmen können nur wenige, vordringliche therapeutische Probleme angesprochen werden. Eine allmähliche und nicht bedrohlich einsetzende Symptomatik läßt uns Zeit zur Diagnostik, sollte aber nicht zum Abwarten ohne Diagnostik verführen!

Das akut bedrohliche Krankheitsbild nach stumpfem Herztrauma, das zum sofortigen Eingreifen zwingt, zeigt meist die Symptome einer perakut oder auch subakut entstandenen Herzbeuteltamponade. Die Entlastung des Herzbeutels durch Punktion und/oder Drainage kann lebensrettend sein, selbst wenn entweder bei der subakuten Tamponade nur geringe Mengen von Blut oder blutigem Exsudat (10–30 ml) gewonnen werden können, da dies bereits zu einer Vergrößerung des Schlagvolumens führt, oder wenn bei akuter Tamponade ein größerer Blutverlust in Kauf genommen wird. Hier muß die Freilegung des Herzens (longitudinale Sternotomie!) natürlich sofort folgen. – Es darf darauf hingewiesen werden, daß bei allen Tamponaden Spontanatmung bis zur Entlastung des Herzbeutels notwendig ist (im Ausnahmefall frequente Beatmung mit geringen Atemzugvolumina und möglichst geringem Überdruck, keinesfalls PEEP!).

Zur Technik der Perikardpunktion: 45°-Lagerung des Oberkörpers, wenn möglich; Einstich mit dicker Kanüle nach Stichinzision der Haut in Lokalanästhesie links neben der Spitze des Schwertfortsatzes in Richtung auf die rechte Skapula (Abb. 1; [4]).

Zur Technik der Perikarddrainage: Längsschnitt über dem unteren Sternum bzw. Schwertfortsatz etwa 2 Querfinger oberbauchabwärts mit Faszieneröffnung in der Linea alba. Exstirpation des Schwertfortsatzes, Spaltung des Musculus transversus thoracis quer, der Ausläufer des Zwerchfells in Muskelfaserrichtung längs, des Herzbeutels quer (Abb. 2; [4]). Die Drainage des Herzbeutels sollte mit einem mindestens bleistiftdicken Silikongummirohr erfolgen, in dessen intraperikardialen Teil zahlreiche Seitenlöcher geschnitten sind, deren Durchmesser kleiner als das Lumen sein müssen. Nach dichter Wundnaht wird eine Bülau-Drainage mit zusätzlichem Sog (10 cm H_2O) angeschlossen.

Bei großem Blutverlust über die Perikardiotomie sollte auch in der nicht thoraxchirurgisch spezialisierten Abteilung unverzüglich die Hautinzision streng in der Mittellinie bis zum Jugulum geführt werden. Es folgen die Längsdurchtrennung des Sternums (Meißel, Säge), das Einsetzen und Spreizen eines Sperrers, sowie die longitudinale Perikardiotomie. Unverzüglich wird der Herzbeutel leergesaugt. Prak-

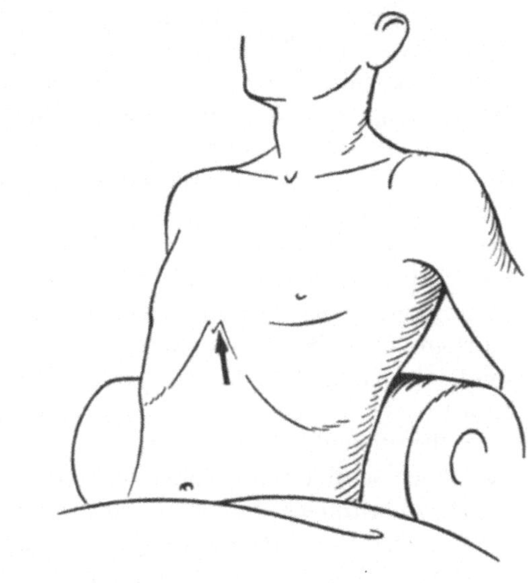

Abb. 1. Perikardpunktion möglichst in halbsitzender Lagerung des Patienten

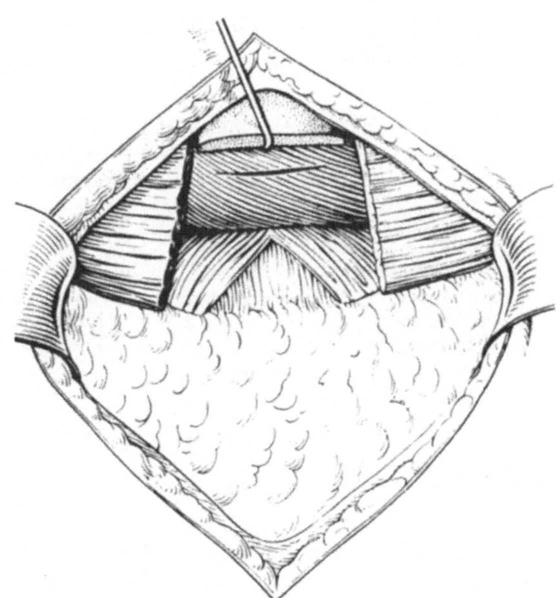

Abb. 2. Perikardiotomia inferior mit Resektion des Schwertfortsatzes des Sternums, Querspaltung des M. transversus thoracis und zentripetaler Einkerbung der Zwerchfellmuskulatur

tisch jede Blutungsstelle läßt sich mit der Fingerspitze (zart) effektiv tamponieren (Hohlvene, Ventrikel) oder mit einer weichen, gewinkelten Gefäßklemme (nach Craford, Satinsky, Cooley) tangential nach Vorziehen der Verletzungsränder (Vor-höfe) abklemmen. Manchmal genügen auch 1–2 Allis-Klemmen. Die endgültige Blutstillung hat danach Zeit. Zunächst werden die Kreislaufverhältnisse stabilisiert (intravenöse Volumenzufuhr etc.), da das hypovolämische Herz natürlich auch sei-ne eigene, die Koronararteriendurchblutung nicht bewerkstelligen kann und damit zum Flimmern und endgültigen Versagen neigt.

Kommt es zu einer Herzdilatation bei schlechter Kontraktilität (z. B. infolge der schnellen Zufuhr sehr kalter Infusionslösungen), so zögere man nicht mit der An-wendung assistierender Herzmassage und intrakardialer Gabe kleiner Mengen von Kalzium (2–3 ml 10%) und Suprarenin (10–20 gamma = 10–20 Teilstriche einer Lö-sung einer Ampulle in 9 ml NaCl-Lösung, aufgezogen in einer Insulinspritze). Die Herzmassage sollte bimanuell (rechtsstehender Operateur mit der linken Hand den linken Ventrikel umfassend, mit der rechten Hand, Streckseite der parallel liegen-den Finger 2–5, entgegendrückend) mit relativ hoher Frequenz (70–90/min) erfol-gen. Dabei sind die kurze Systole und die lange Diastole zu imitieren. – Während dieser Reanimationsmaßnahmen hält der links des Patienten stehende Assistent zart und elastisch die zuvor gesetzten blutstillenden Klemmen. Bei einer nur durch Fin-gertamponade passager zu stillenden Blutung muß man evtl. durch wenige große durchgreifende Nähte die Blutungsquelle abdichten, dann reanimieren, danach sorgfältig nähen unter Koronararterienschonung und die Primärnähte wieder ent-fernen.

Selbstverständlich sollte heute sein, daß im Operationssaal ein Defibrillator (ein-schließlich steriler Schocklöffel zur intraperikardialen Anwendung) und ein exter-ner Herzschrittmacher zur Verfügung stehen.

Die operative Therapie von klinisch subakut oder chronisch verlaufenden Ver-letzungsfolgen sowie aller intrakardialen Verletzungen, z. B. Herzklappenverlet-zungen (Tabelle 4), ist natürlich in einer Abteilung mit herzchirurgischem Schwer-punkt vorzunehmen.

Tabelle 4. Herzklappenverletzungen

Ursache	Brustkorb- oder Bauchtrauma
Leitsymptom	Herzgeräusche
Diagnostik	
ohne Dekompensation	mit Dekompensation
Kontrollen ◄———————	Medik. Therapie
Spätere	Herzkatheter
Abklärung	Operation

Fallbeispiele

Im folgenden soll anhand von einigen Beispielen gezeigt werden, daß der Verlauf nach stumpfem Herztrauma oft erst relativ spät diagnostische Klarheit ergibt.

Fall 1: Herzbeutelruptur mit Herzluxation und Myokardverletzung.

Ein 45jähriger Mann (Arch.-Nr. 80-2676) erleidet als PKW-Beifahrer bei einem Anprall gegen einen Baum eine Schädelimpressionsfraktur links, eine Rippenserienfraktur links und einen Hämatothorax links.

Erst bei der Thorakoskopie, die wir möglichst häufig mit der Thoraxdrainage verbinden, werden die Herzbeutel- bzw. Herzbeteiligung, sowie zusätzlich eine Lungenparenchymverletzung und eine Zwerchfellruptur erkannt. Daraufhin können alle Verletzungen von einer linksseitigen Thorakotomie ausgehend versorgt werden.

Diagnosehilfsmittel: Thorakoskopie.

Fall 2: Contusio cordis im engeren Sinne.

Ein 42jähriger Mann (Arch.-Nr. 80-4112) fährt als PKW-Fahrer gegen einen Baum. Neben einer Gehirnerschütterung, einer Rippenserienfraktur links und einer Klavikulafraktur rechts zeigt er alsbald die Symptome einer akuten Herzbeuteltamponade. Nach inferiorer Perikardiotomie und Gewinnung von wenig blutigem Exsudat ganz vorübergehend Besserung. Freilegung des Herzens durch longitudinale Sternotomie. Das Herz ist überdehnt; Kontusionsherde des rechten Ventrikels. Die Punktion des linken (!) Vorhofs ergibt einen niedrigen Druck. Bei Verdacht auf Volumenüberlastung des kontusionsgeschädigten rechten Ventrikels infolge Infusionsbehandlung größerer Aderlaß; daraufhin Besserung der Herz-Kreislauf-Funktion.

Diagnosehilfsmittel: Perikardiotomie, Probefreilegung des Herzens.

Fall 3: Herzohrruptur.

Ein 39jähriger Mann (Arch.-Nr. 82-0236) wird als Fußgänger von einem PKW angefahren. Neben einer Commotio cerebri sind eine Sternum- und eine Unterschenkelfraktur leicht zu diagnostizieren. Über eine Perikardiotomie entleert sich kontinuierlich reichlich Blut bei hämodynamischer Situationsbesserung. Freilegung des Herzens durch Sternotomie: umschriebene Herzohrruptur rechts, die sich durch eine Ligatur des Herzohrs leicht versorgen läßt.

Diagnosehilfsmittel: Perikardiotomie.

Fall 4: Mitralinsuffizienz (traumatisch).

Ein 22jähriger PKW-Fahrer (Arch.-Nr. 70-5077) erlebt einen Frontalzusammenstoß. Nach relativ kurzem Krankenhausaufenthalt (Commotio cerebri, Rippenprellung links) wird er entlassen. Unter zunehmender körperlicher Belastung wird er zu Hause dyspnoeisch. Die Auskultation ergibt ein Systolikum, die Herzkatheteruntersuchung eine erhebliche Mitralinsuffizienz. Bei der Operation findet sich ein Papillarmuskelabriß, die Mitralklappe kann korrigiert, also erhalten werden. – Hier ist entweder primär der Auskultationsbefund fehlgedeutet worden oder der Papillarmuskelabriß zweizeitig erfolgt.

Diagnosehilfsmittel: Verlaufsbeobachtung, Stethoskop.

Fall 5: Herzwandaneurysma (traumatisch).

Ein 20jähriger Mann (Arch.-Nr. 70-4942) überlebt als PKW-Fahrer einen Anprall gegen einen Brückenpfeiler. Er wird versorgt wegen einer Commotio cerebri, zwei Rippenfrakturen links, einer Milzruptur und einer Fraktur des 5. LWK. – 3 Monate nach dem Unfall (2 Monate nach Entlassung) bemerkt er Herzstiche im Sinne pektanginöser Beschwerden. Bei der Herzkatheteruntersuchung zeigt sich ein Aneurysma des linken Ventrikels herzbasisnah an der Vorderwand, das den Ramus descendens anterior der linken Herzkranzarterie durch Druck subtotal langstreckig einengt. Das Koronararteriensystem ist darüber hinaus intakt. Die operative Beseitigung des Aneurysmas führt zur Wiederherstellung normaler Koronararterienzirkulation und zur Beschwerdefreiheit.

Diagnosehilfsmittel: Herzkatheteruntersuchung

Zusammenfassung

Das stumpfe Herztrauma erfordert mehr Aufmerksamkeit. Bei perakuten Verschlechterungen der Herz-Kreislauf-Situation, insbesondere bei Zeichen von Perikardtamponade ist chirurgisches Handeln (Perikardpunktion und/oder -eröffnung) auch im nichtspezialisierten Krankenhaus angezeigt. Bei subakutem Verlauf wird Verlegung des Patienten in eine Abteilung für Thorax- und Kardiovaskularchirurgie empfohlen.

Literatur

1. Aronstam EM, Strader LD, Geiger JP, Gomez AC (1970) Traumatic left ventricular aneurysms. J Thorac Cardiovasc Surg 59:239
2. Asfaw I, Thoms NW, Arbulu A (1975) Interventricular septal defects from penetrating injuries of the heart. J Thorac Cardiovasc Surg 69:450
3. Baumgartl F (1976) Traumatische Schäden des Herzens und seines Beutels. In: Derra E, Bircks W (Hrsg) Handbuch der Thoraxchirurgie, Ergänzungswerk Herzchirurgie, Bd II. Springer, Berlin Heidelberg New York, S 1131
4. Bircks W (1975) Chirurgie des Herzens. In: Baumgartl F, Kremer K, Schreiber HW (Hrsg) Spezielle Chirurgie für die Praxis, Bd I/2. Thieme, Stuttgart
5. Bircks W, Gleichmann U, Loogen F (1966) Mitralinsuffizienz durch stumpfes Thoraxtrauma. Z Kreislaufforsch 55:689
6. Brandenburg RO, McGoon DC, Campeau L, Giuliani ER (1966) Traumatic rupture of the chordae tendineae of the tricuspid valve. Am J Cardiol 18:911
7. Charles KP, Davidson KG, Miller H, Caves PK (1977) Traumatic rupture of the ascending aorta and aortic valve following blunt chest trauma. J Thorac Cardiovasc Surg 73:208
8. Derra E (1976) Traumatische Schäden des Herzens und seines Beutels. In: Derra E (Hrsg) Handbuch der Thoraxchirurgie, Bd II. Springer, Berlin Heidelberg New York, S 1131
9. Derra E, Franke H (1957) Chirurgie des Herzens und seiner großen Gefäße. In: Chirurgische Operationslehre (begründet von Breitner B). Urban & Schwarzenberg, München Berlin Wien
10. DeSa'Neto A, Padnick MB, Desser KB, Steinhoff NG (1979) Right sinus valsalva – right atrial fistula secondary to nonpenetrating chest trauma. Circulation 60:205
11. Goldstein S, Yu PN (1965) Constrictive pericarditis after blunt chest trauma. Am Heart J 69:544
12. Grosse-Brockhoff F (1955) Herztraumen durch stumpfe Gewalteinwirkung. Langenbecks Arch Chir 282:300
13. Hallermann W (1935) Verletzungen des Herzens und der großen Gefäße durch stumpfe Gewalt. Dtsch Z Ges Gerichtl Med 24:176
14. Heberer G, Rau G, Löhr HH (1966) Verletzungen der Aorta und Aortenbogenäste. In: Aorta und große Arterien. Springer Berlin Heidelberg New York, S 461
15. Irmer W, Baumgartl F, Grewe HE, Zindler M (Hrsg) (1967) Herz und thorakale Gefäße. A. Stumpfe Verletzungen des Herzens. In: Dringliche Thoraxchirurgie. Springer, Berlin Heidelberg New York, S 217
16. Liedtke AJ, Demuth WE jr (1973) Nonpenetrating cardiac injuries: A collective review. Am Heart J 86:687
17. Loop FD, Hofmeier G, Groves LK (1971) Traumatic disruption of the aortic valve. Cleve Clin Q 38:187
18. Parnly LF, Manion WC, Mattingly TW (1958) Nonpenetrating traumatic injury of the heart. Circulation 18:371
19. Rosenkranz KA (1970) Die traumatische Herzschädigung. Giulini, Ludwigshafen
20. Schildberg FW, Stelter WJ (1978) Die Verletzungen des Herzens. In: Allgemeine und spezielle Operationslehre (begründet von Kirschner M), Bd VI/2. Springer, Berlin Heidelberg New York
21. Siders H, Strange PS (1971) Rupture of the heart due to blunt trauma. Successful treatment utilizing cardiopulmonary bypass. J Thorac Cardiovasc Surg 62:84
22. Watson JH, Bartholomae WM (1960) Cardiac injury due to penetrating trauma. Ann Intern Med 52:871

Knochen

G. Hierholzer und G. Hörster

Einleitung

Eingriffe am Knochengewebe nach Unfällen erfordern in ganz besonderem Maße die Einhaltung der Asepsis, die Beachtung der chirurgischen Gesetzmäßigkeiten und spezielle morphologische wie auch mechanische Kenntnisse. Die vielfältigen Komplikationsmöglichkeiten ergeben sich nicht nur aus der unmittelbaren Verletzungsfolge, sondern auch aus dem chirurgischen Vorgehen. Intra- und postoperative Komplikationen haben eine weitreichende Auswirkung, sofern sie sich verselbständigen, in einen Circulus vitiosus einmünden und damit der reparativen Fähigkeit des Organismus entzogen sind. Aus der wiederkehrenden Erfahrung mit Behandlung klinischer Problemfälle ist der Schluß zu ziehen, daß einer der pathophysiologischen Zusammenhänge für die chirurgische Betrachtung eine ganz besondere Bedeutung hat. Diesen aufzuzeigen und die sich daraus ergebenden therapeutischen Richtlinien abzuleiten, erscheint uns deshalb vorrangig. Andere Komplikationen, die nicht in einen derartigen Eigenkreislauf einmünden, sind weniger problematisch und leichter zu beheben.

Pathophysiologische Betrachtung

Jede unfall- oder operativbedingte Gewebeschädigung ist allgemeinpathologisch einem krankhaften Reiz gleichzusetzen, der bei extremer Ausbildung zum sofortigen Gewebeuntergang führt. Ist er weniger stark ausgebildet, so entstehen Reaktionen, die in dem Entzündungsbegriff zusammengefaßt und von Büchner [1] systematisiert sind (Tabelle 1).

Pathologisch-anatomische Reizantwort

- Hyperionie und Hyperosmose
- Quellung der Faser- und Membranstrukturen
- Permeabilitätssteigerung an Kapillaren und Venolen
- Exsudation, Serum-Plasma-Leukodiapedese
- Proliferative Phase, entzündliche Organisation
- Narbenbildung

Tabelle 1. Reizauslösung, Reizantwort

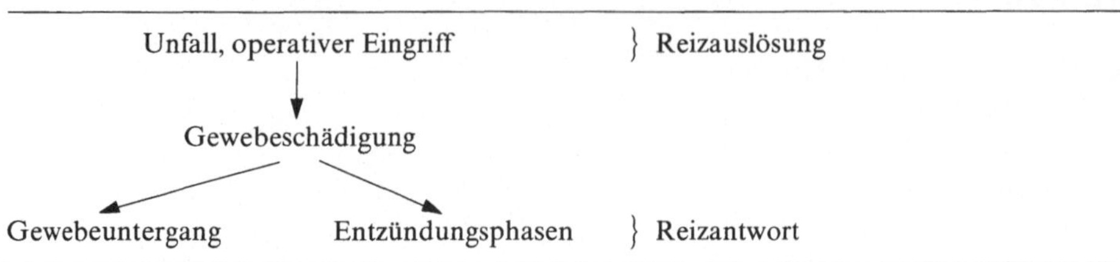

Diese Reize können mechanisch, thermisch, elektrisch, aktinisch und chemisch sein. Der chemische Reiz kann natürlich auch durch Stoffe belebter Erreger hervorgerufen werden, so daß wir für diese chirurgische Betrachtung hauptsächlich die aseptische und die erregerbedingte Entzündung zu unterscheiden haben. Die pathologisch-anatomisch beschriebenen Entzündungsphasen müssen auch durch den Kliniker Beachtung finden, weil sich aus ihrer biologischen Bedeutung die Behandlungsrichtlinien ableiten lassen.

Nach einem gesetzten Reiz kommt es zur Hyperionie und Hyperosmose des Entzündungsfeldes mit Quellung der Faser- und Membranstrukturen, die eine Steigerung der Permeabilität an den Kapillaren und Venolen bewirken. Es folgt die Exsudation, wobei auch Qualität und Quantität des Reizes über das Ausmaß der Serum- und Plasmadiapedese sowie der Leukodiapedese entscheiden. Es wird damit die proliferative Phase mit der Entstehung des entzündlichen Organisationsgewebes eingeleitet, die schließlich in das morphologische Bild der Narbenbildung einmünden kann. Diese pathophysiologische Gesetzmäßigkeit hat für alle verletzungs- oder operationsbedingten Schädigungen Gültigkeit, der quantitative Ablauf einzelner Stufen kann dabei unterschiedlich sein. Nicht immer werden alle Phasen durchlaufen, nicht immer mündet die Reaktion in die Reparation. Für die Prognose haben damit das Ausmaß der Strukturschädigung und bei einer bakteriellen Besiedelung, Art, Zahl und Virulenz der Erreger eine Bedeutung, ebenso die Qualität des Verletzungsbereichs als „Nährboden" für die Keime wie auch ein aerobes oder anaerobes Milieu. Wichtig ist schließlich die Funktion der körpereigenen Abwehr (Tabelle 2) [2] und nicht zuletzt Zeitpunkt und Art der chirurgischen Behandlungsmaßnahmen.

Entscheidend für die chirurgische Problematik ist die Frage, wie die Entzündungsreaktionen des Organismus durch die Behandlungsmaßnahmen unterstützt werden können, um nach der lokalen Wiederherstellung des biologischen Gleichge-

Tabelle 2. Faktoren der Infektabwehr. (Nach [2])

	Spezifische	Unspezifische
Humoral	Antikörper	Komplementsystem
	IgG, IgM, IgA	Properdinsystem
Zellulär	Spezifisch	Phagozyten
	Reagible	– Polymorphkernige
	T-Lymphozyten	– Granulozyten und
		– Zellen des Mononukleär-
		phagozytären Systems

Tabelle 3. Circulus vitiosus bei postoperativen entzündlichen Reaktionen

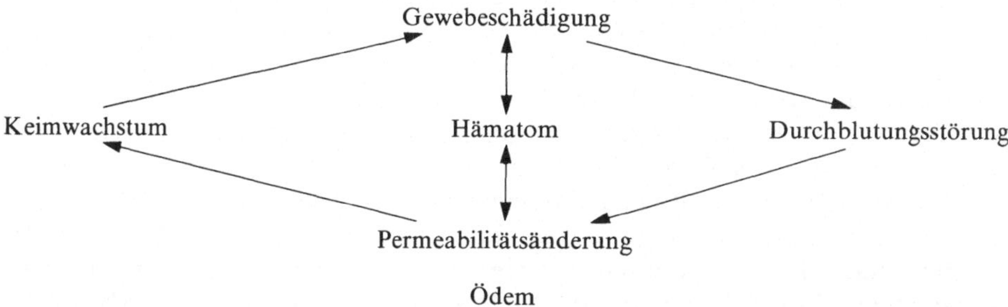

wichts die Reparation zu erzielen. Tritt dieses Gleichgewicht nicht ein, und diese Gefahr besteht besonders bei einer zusätzlichen bakteriellen Kontamination, so kann sich aus dem Ablauf „Durchblutungsstörung, Hämatomansammlung, Ödembildung, Permeabilitätsänderung, Keimwachstum" ein Circulus vitiosus (Tabelle 3) bilden, der schließlich zu einer weit über die Komplikation hinausgehenden Schädigung führt. Es gibt natürlich auch schwerwiegende aseptische Komplikationen, wie z. B. das Kompartmentsyndrom, das gesondert abgehandelt wird [9].

Entstehung, Erkennung und Vermeidung intraoperativer Komplikationen (Tabelle 4)

Die Problematik der im obengenannten Zusammenhang zu besprechenden Faktoren besteht darin, daß eine Vielzahl von Komplikationen zwar intraoperativ ihren Ausgang nimmt, diese jedoch zeitlich verzögert erkannt werden. Die dringliche Aufgabe besteht also im Vermeiden ihrer Entstehung. Das beginnt bereits bei der Schnittführung, die bei bestehender Weichteilschädigung diese miteinzubeziehen hat oder unter deren Aussparung davon entfernt vorgenommen wird. Die Schnittführung bei offenen Frakturen, geschlossenen Weichteilschädigungen oder vorbestehenden Veränderungen weicht damit nicht selten vom Standardzugang ab. Es müssen jeweils die vorhandene Vaskularisation und vitale Strukturen geschont wer-

Tabelle 4. Intraoperative Komplikationen

Entstehung	Erkennung
Azidose	Indirekt aus Operationsdauer
Weichteilschädigung durch Präparation und Instrumentendruck	Makroskopische Beurteilung
Devitalisierung von Knochengewebe	Makroskopische Beurteilung
Keimbesiedelung	Abstrichuntersuchung
Instabilität	Mechanische Prüfung

den. Wichtig ist es z. B. auch, eine kulissenartige Verletzung der Weichteile bei einer offenen Fraktur zu erkennen. Die Gefahr einer Fehleinschätzung besteht besonders bei einer offenen Fraktur 1. Grades, die deshalb mehr der Beachtung bedarf. Eine intraoperativ gesetzte Komplikation besteht auch in der breitflächigen Ablösung vom Periost und der damit verbundenen Devitalisierung. Sie hat meist eine verzögerte Auswirkung, ebenso wie die Auslösung knöcherner Teilstücke, die sich noch im Weichteilverband befinden. Diese dürfen deshalb nur selten anatomisch reponiert werden. Die mosaikartige Zusammensetzung verschiedener Bruchstücke ist gefährlich und meist nachteilig [7]. Liegt durch Verletzung und operativen Eingriff eine Beeinträchtigung des intramedullären und des periostalen Gefäßsystems vor, so besteht eine Komplikation, der mit Bedeckung der Kortikalis durch lebensfähiges Gewebe entgegengewirkt werden muß. Sie erfolgt mit vaskularisiertem Muskelgewebe aus der Umgebung.

Die Gewebeazidose als Ausgangspunkt einer Komplikation kann nicht nur durch die Verletzung, sondern auch während der Operation entstehen. Eingriffe am Knochengewebe dürfen deshalb nicht in Blutleere, sondern allenfalls in Blutsperre durchgeführt werden. Der immer wieder angegebene 2-h-Wert stellt eine Maximalgrenze dar, die möglichst zu unterschreiten ist. Offene Frakturen sind kontaminiert. Die sich daraus ergebende Gefahr wird auch nach sachgerechter Gewebeexzision nicht beseitigt, der Hautverschluß hat deshalb zu unterbleiben. Diese Forderung kann nicht genügend betont werden. Instabilität verhindert Revaskularisation. Wird bei einem Eingriff am Knochen keine Stabilität erzielt, so besteht das Risiko zumindest in einer verzögerten Heilung. Bestehen jedoch Instabilität und Kontamination wie bei einer offenen Fraktur und wird diese intraoperativ nicht beseitigt, so ist damit eine Komplikation gesetzt, die leicht in den obengenannten Kreislauf einmündet.

Entstehen und Erkennen postoperativer Komplikationen (Tabelle 5)

Nach Eingriffen am Knochen, insbesondere nach Osteosynthesen, hat das Ausmaß des immer vorhandenen Hämatoms eine entscheidende Bedeutung. Es stellt den idealen Nährboden für ein Keimwachstum dar. In 20% der Fälle sind fluktuierende

Tabelle 5. Postoperative Komplikationen

Entstehung		Erkennung
Hämatom	⟷	Fluktuation, Spannungszeichen
Erhöhter Gewebedruck	⟷	Spannungszeichen
Keimwachstum	⟷	Entzündungszeichen (klinisch, BSG, Temperatur)
Nekrosenbildung	⟷	Klinische Zeichen (direkt, indirekt)
Instabilität	⟷	Klinisch, Röntgenologisch
Ausbleibende Revaskularisation	⟷	Klinisch, Röntgenologisch

Hämatome kontaminiert. Da die Hämatomflüssigkeit nicht an die Blutzirkulation angeschlossen ist, entfällt in diesem Bereich ein wesentlicher Teil der körpereigenen Abwehrvorgänge. In der Umgebung von Fremdmaterial mit der unbelebten Oberfläche ist die sich daraus ergebende Gefahr noch größer. Eine ausgeprägte Hämatombildung führt aber auch zu einer Erhöhung des Gewebedrucks mit Ödembildung. Erkennbare Spannungszeichen sind deshalb dringlich zu beachtende Symptome. In Abhängigkeit vom Ausmaß dieser Veränderung droht ein Gewebeuntergang, bei gleichzeitigem Keimbefall aber eine floride und nekrotisierende Entzündung. Liegen postoperativ die Zeichen einer ausgeprägten Hämatom- und Ödembildung vor, so ist klinisch die Frage des Keimwachstums in der Anfangsphase noch nicht zu beantworten. Um so wichtiger ist es, zu realisieren, daß nach offenen Frakturen fast immer ein Keimbefall besteht und dieser auch nach aseptischen Eingriffen nicht ausgeschlossen werden kann. Die Beurteilung wird bekanntlich durch Antibiotika erschwert, die nicht selten unter falscher Auslegung der Definition einer Prophylaxe verabreicht werden. Die Erkennung oberflächlicher postoperativer Nekrosen bietet keine Schwierigkeit, subfaszial können sie sowohl im Bereich der Weichteile als auch am Knochen unerkannt bleiben und damit eine rechtzeitige Behandlung behindern. Wichtiges Erkennungszeichen ist eine gewisse Ödembildung, die sich allerdings auch bei einer beginnenden Infektion einstellen kann. Die klinische Untersuchung und Beobachtung wird damit um so wichtiger.

Postoperative Komplikationen – Klinische Zeichen

- Hämatombildung
- Weichteilschwellung
- Durchblutungsstörung
  (↓ Zufuhr, ↓ Umlauf)
- Rötung, teigige Ödembildung
- Überwärmung

Der Temperaturverlauf mit typischem Anstieg nachmittags, die erhöhte BSG, die normalerweise 6–8 Tage nach dem Eingriff abfällt, unterstützen den klinischen Verdacht. Die Leukozytenzahl ist weniger verläßlich, ein erhöhter Wert jedoch immer ein zu berücksichtigendes Symptom. Normale Leukozytenwerte erlauben es aber nicht, den Verdacht auf eine Komplikation fallen zu lassen. Ein wichtiges, aber nicht in allen Fällen vorhandenes Symptom ist der Schmerz, insbesondere aber, sofern er nach einer Immobilisierung der angrenzenden Gelenke bestehen bleibt.

Zur postoperativen Diagnostik gehört natürlich die Überprüfung der Stabilität, sie erfolgt klinisch und röntgenologisch. Instabilität als alleiniger Faktor führt zur verzögerten Heilung oder zur Pseudoarthrosenbildung. In Verbindung mit anderen pathogenetischen Faktoren ist sie geeignet, in den obengenannten Circulus vitiosus einzumünden. Andere typische Zeichen sind in der ersten postoperativen Phase aus dem Röntgenbild nicht zu ersehen.

Eine manifeste postoperative Komplikation bereitet keine diagnostischen Schwierigkeiten. Im Gegensatz dazu ist die Erkennung einer sich anbahnenden Komplikation manchmal erschwert und für uns Veranlassung, der klinischen Untersuchung und der Beobachtung Vorrang einzuräumen.

Therapeutische Richtlinien [3, 6]

Sie ergeben sich aus den obengenannten pathophysiologischen Zusammenhängen und haben insbesondere zu verhindern, daß sich aus „*Gewebeschädigung* durch Unfall bzw. Operation, *pathologisch-anatomischer Antwort* auf diesen Reiz, *Kontamination* und *Instabilität*" über eine gegenseitige Beeinflussung eine manifeste Komplikation entwickelt.

Postoperative Komplikationen – Therapeutische Richtlinien

- Frührevision (operieren ohne Blutsperre)
- Hämatomentfernung
- Weichteil- und Knochennekrosenentfernung
- Saugdrainage
- Überprüfung der Stabilität, u. U. Reosteosynthese
- Immobilisierung angrenzender Gelenke
- Antibiotika nach Antibiogramm

Diese Aufgabe steht im Vordergrund. Nachteile, die sich u. U. aus den Behandlungsmaßnahmen ergeben und zu einer gewissen zeitlichen Verzögerung der Heilung führen, treten in den Hintergrund. Bei jedem begründeten Verdacht auf das Vorliegen einer Komplikation, insbesondere aber nach deren Diagnosestellung, ist eine operative Revision erforderlich. Sie hat so früh als möglich zu erfolgen, der Eingriff wird ohne Blutsperre durchgeführt. Der gesamte Verletzungs- und Operationsbereich muß dabei eröffnet werden. Das Entfernen eines Fadens und das Auspressen eines Hämatoms mit Einlegen einer Lasche nach Operationen am Knochen stellt eine Fehlleistung dar, die meist zu schwerwiegenden Folgeerscheinungen führt. Auch die Punktion eines Hämatoms halten wir aus Gründen der Keimeinschleppungsgefahr nicht für angezeigt. Es wird vielmehr nach dem Eröffnen unter aseptischen Bedingungen das Weichteilgewebe flächenhaft angefrischt. Erkennbar devitalisierte Gewebeanteile müssen entfernt werden, wie z. B. bräunlich verfärbte

Tabelle 6. Postoperative Komplikationen nach Plattenosteosynthese und nach Marknagelung

Komplikation	Therapie	
	Bei Zustand nach Plattenosteosynthese	Bei Zustand nach Marknagelung
Stabilität, Entzündung +	Belassen der Platte	Belassen des Nagels
Stabilität, Entzündung +, Implantat stört Vaskularisierung	Änderung der Plattenlage oder externe Fixation	Nagelentfernung, externe Fixation
Instabilität, Entzündung +	Ergänzung/Korrektur der Osteosynthese	Nagelentfernung, Plattenfixation, externe Fixation
Instabilität, Entzündung ++ +++	Plattenentfernung, externe Fixation	Nagelentfernung, externe Fixation

Muskulatur, die sich bei Berührung mit Metall nicht mehr kontrahiert. Derartiges Gewebe unterstützt das Entstehen und das Ausdehnen einer nekrotisierenden Entzündung und verhindert das Einsprossen von Blutgefäßen aus der Umgebung, die zur Revitalisierung der äußeren Kortikalisschicht erforderlich sind. Intraoperativ werden Abstriche entnommen und die mikrobiologische Untersuchung eingeleitet.

Bei der Revision sind aus dem Weichteilverband gelöste Knochenteile zu entfernen und, falls sie mechanische Bedeutung haben, durch autologe Spongiosa primär bzw. sekundär zu ersetzen. Größere devitalisierte stabile, d.h. mit dem Hauptfragment im engen Kontakt stehende Fragmente werden belassen. Auf Grund experimenteller und klinischer Untersuchungen haben wir Anhaltspunkte dafür, daß sie revitalisiert werden können, sofern nicht eine floride bakterielle Entzündung besteht [5]. Die Revaskularisation von Kortikalis aus der Umgebung kann durch Anbohren größerer Fragmente erleichtert werden. Es gibt dafür experimentell erarbeitete Hinweise, klinische Nachteile dieser Maßnahme sind nicht bekannt. Der operative Eingriff sollte zur Deckung der Kortikalis mit lebensfähigem Gewebe führen. Dagegen ist ein Hautverschluß nur gerechtfertigt im Frühstadium einer Komplikation und bei einem gut vaskularisierten Operationsgebiet. In den meisten Fällen liegen diese Bedingungen nicht vor, der Hautverschluß hat dann zu unterbleiben.

Nach vorangegangener Osteosynthese ist für die Therapie das Ergebnis der Stabilitätsprüfung entscheidend. Die Stabilität muß wiederhergestellt werden, entweder durch Fortsetzung und Ergänzung des bereits angewandten Osteosyntheseverfahrens oder durch Änderung der Stabilisierungstechnik. Wir können die Bedingungen folgendermaßen einteilen (Tabelle 6):

Zustand nach Plattenosteosynthese. Die postoperative Komplikation, die ohne massive Nekrotisierung und Entzündung auftritt, wird durch operative Revision, Korrektur oder Ergänzung der Osteosynthese, also unter Belassung der Platte behandelt. Eine Indikation zur Änderung der Fixationstechnik unter diesen Bedingungen besteht bei erkennbarer Behinderung der Revitalisierung eines Fragments durch die Platte, wie z.B. am Femur unter einem breiten Implantat und bei erheblicher Nekrotisierung und Entzündung. Es ist dann die Plattenentfernung und die äußere Fixationstechnik indiziert (Tabelle 6).

Zustand nach Marknagelung. Hier ist zunächst die Frage zu entscheiden, ob mit der vorangegangenen Osteosynthese ein hohes Maß an Stabilität erreicht wurde. Nach einer Nagelung kann das nur im mittleren Diaphysendrittel und nach Aufbohren mit zylinderförmiger Anpassung von Knochen und Implantat der Fall sein. Liegt unter diesen Bedingungen ein Frühinfekt vor, so kann nach der Revision das Metall bei liegender Drainage belassen bleiben, um dann vorzeitig entfernt zu werden, d.h. sobald eine ausreichende knöcherne Kontinuität erzielt ist. Bestehen nach Marknagelung Instabilität und deutliche Entzündungszeichen, so sind Nagelentfernung und externe Fixationstechnik indiziert (Tabelle 6).

Die autologe Knochenplastik zur Auffüllung eines Defekts und zur Wiederherstellung der Kontinuität ist an ein ausreichend vaskularisiertes Transplantatlager gebunden. Sie kann also nicht bei florider Entzündung vorgenommen werden und erfolgt dann u.U. in einem 2. Behandlungsschritt. *Die Drainage* mit perforierten oder besser spiralförmigen, „inerten" Kunststoffschläuchen gehört zwingend zum chirurgischen Vorgehen bei der Revision. Sie dient der Beseitigung einer Flüssigkeitsansammlung, dem Abtransport von entstehendem Sekret und dem Vermeiden einer Hohlraumbildung. Die Dauer der Drainage, die unter leichtem Sog zu stehen hat, hängt vom klinischen Verlauf ab. Die Schläuche werden schrittweise entfernt. In Einzelfällen dienen sie zur Spülung, eine Indikation, die wir nur bei einer präformierten Höhlenbildung stellen. Das Bedecken der Oberfläche mit *Hautersatzfolien* bei noch bestehender erheblicher Absonderung ist wegen der mechanischen Abflußbehinderung und der Gefahr eines anaeroben Milieus nicht angezeigt. Ihre Anwendung empfiehlt sich nach deren Rückgang zur Anregung straffer Granulationen nach den in der Literatur beschriebenen Richtlinien. Jede intra- und postoperativ auftretende Komplikation nach Eingriffen am Knochen beinhaltet die Notwendigkeit zur *Immobilisierung* des betroffenen Bereichs und damit der angrenzenden Gelenke. Eine *antibiotische Therapie* erfolgt auf der Grundlage des Antibiogramms und nur in Ergänzung der chirurgischen Maßnahmen.

Zusammenfassung: Das Vermeiden, Erkennen und Behandeln von Komplikationen, die während und nach Eingriffen am Knochen auftreten können, ist an die Berücksichtigung der pathophysiologischen Zusammenhänge gebunden. Die Grundlagen, die diagnostischen Zeichen und die therapeutischen Richtlinien der Entzündung als häufigste und wichtigste Komplikation wurden dargestellt. Jeder Operateur muß sich der Verantwortung bewußt sein, die er bei Eingriffen am Knochen trägt. Es sind die in der Literatur beschriebenen fachlichen [8] und organisatorischen [4] Voraussetzungen zu erfüllen. Weitere Grundbedingungen bestehen in der richtigen Indikationsstellung, in der operationstechnischen Kenntnis und in einem Behandlungskonzept, das beim ersten Auftreten von Komplikationszeichen die fach- und zeitgerechte Einleitung der notwendigen Maßnahmen gewährleistet.

Literatur

1. Büchner F (1966) Allgemeine Pathologie. Urban & Schwarzenberg, München Berlin Wien
2. Hahn H, Opferkuch W (1976) Mechanismen der immunologischen Infektabwehr. In: Vorlaender K-O (Hrsg) Praxis der Immunologie. Thieme, Stuttgart, S 72–85
3. Hierholzer G, Rehn J (1975) Eingriffe bei Osteomyelitis. In: Breitner B (Hrsg) Chirurgische Operationslehre, Bd VI, Erg 4. Urban & Schwarzenberg, München Berlin Wien
4. Hierholzer G, Ludolph E, Watermann F (1982) Hygieneanforderungen an Operationsabteilungen. Springer, Berlin Heidelberg New York
5. Hörster G (1982) Die infizierte Corticalisnekrose – theoretische Aspekte und klinische Relevanz. Habilitationsschrift, Gesamthochschule Essen
6. Hörster G, Hierholzer G (1980) Die posttraumatische Osteomyelitis. In: Kuhlencordt F, Bartelheimer H (Hrsg) Klinische Osteologie. Springer, Berlin Heidelberg New York (Handbuch der inneren Medizin, Bd VI/1, S 1213–1232
7. Kleining R, Hax PM (1981) Die interne Überbrückungsosteosynthese ohne Reposition des Stückbruchbereiches als Alternative zur internen Fragmentfixation von Stückbrüchen nach anatomischer Reposition. Hefte Unfallheilkd 153
8. Müller ME, Allgöwer M, Schneider R, Willenegger H (1977) Manual der Osteosynthese. Springer, Berlin Heidelberg New York
9. Schmit-Neuerburg KP (1982) Entstehung und Lokalisation postoperativer Kompartment-Syndrome nach Operationen an den Extremitäten. Vortrag auf der Tagg. Vereinigung Niederrh.-Westf. Chirurgen 23.–25.9.1982 Mühlheim

Gelenke

K. F. Schlegel

Der Orthopäde, der dieses Thema bearbeitet, muß, sofern er sich im wesentlichen an das bekannte Ettlinger Abkommen hält, trotz mehr als 3 Jahrzehnte langer Beschäftigung mit der Materie einen wesentlichen Nachteil eingestehen. Seine Erfahrungen sind quantitativ begrenzt; qualitativ sind sie jedoch fundierter. Fundierter deshalb, weil er seine eigenen Patienten, die er von Anfang an behandelt hat, auch nach Jahrzehnten wiedersieht und weil er die Spätergebnisse derer in die Hände bekommt, die sich vornehmlich in der ersten Stunde mit dem traumatisch zerstörten Gelenk zu befassen hatten. Deshalb erscheint es besonders wichtig, sich mit der *Ätiopathogenese einiger Komplikationen* zu befassen. Um so mehr, als die anderen wesentlichen Komplikationen bereits von G. Hierholzer (s. Beitrag Hierholzer u. Hörster, S. 131) angeführt worden sind.

Im wesentlichen sind es 4 Faktoren, die initial bestimmend wirken:

1. Die Art der Verletzung,
2. Der Zustand des Patienten,
3. Möglichkeit und Fähigkeiten des Behandelnden,
4. Möglichkeiten und Fähigkeiten des Nachbehandlungsteams.

Zweifelsohne gibt es Gelenkverletzungen, bei denen eine Wiederherstellung unmöglich ist. Die Verletzung ist dann so schwer, daß das Gelenk und ein Teil oder die ganze Gliedmaße nicht gerettet werden können. Es wird dann zu intra- und postoperativen Komplikationen kommen, wenn der Behandelnde trotzdem versucht, das Gelenk zu erhalten und er in seinem Bemühen scheitern muß. Selbst wenn es gelingen sollte, in einem mühevollen Puzzlespiel die Gelenkkörper einigermaßen wiederherzustellen, ist doch durch die Art der Verletzung das Schicksal des Gelenks besiegelt, und die nichtindizierte Erstoperation muß zwangsläufig postoperativ zu Komplikationen führen.

Analysiert man beispielsweise bei Hüftverrenkungen und Hüftverrenkungsbrüchen die Häufigkeit von postoperativen Komplikationen, muß man feststellen, daß sich eine Reihe davon hätte vermeiden lassen, wenn man primär die Verletzung richtig eingeordnet hätte.

Der Zustand des Patienten bei *Polytraumatisierung* oder bei bestehenden *Begleiterkrankungen* verhindert ebenfalls die erfolgreiche Wiederherstellungsoperation und wird aus den verschiedensten Gründen komplikationsträchtig.

Die *Möglichkeiten und Fähigkeiten des Behandelnden* determinieren weiterhin den intra- und postoperativen Verlauf. Zweifelsohne ist es ein revolutionierender Verdienst der AO, eine international anerkannte Standardisierung der Knochen- und Gelenkbruchbehandlung herbeigeführt zu haben. Trotz aller Standardisierung ist jedoch die ärztliche Kunst nicht ubiquitär und technische Meisterschaft ist nicht an jeder Stelle von jedem in gleicher Weise zu erwarten.

Bei der Analyse vieler Schadensfälle, die wir in den vergangenen Jahren für die Gutachterkommission der Ärztekammer Nordrhein und für den gerichtsärztlichen Ausschuß Nordrhein-Westfalen durchführen mußten, hat sich gezeigt, daß ca. 1/3 der Schadensfälle nicht entstanden wäre, wenn sich – was ja ausgesprochen menschlich ist – die Behandelnden nicht überschätzt hätten.

Auch die Möglichkeiten zur Durchführung der Gelenkchirurgie hängen nicht in erster Linie von den äußeren Umständen ab. Subtile anatomische Kenntnisse – heute zunehmend nachlassend –, rasches und gewebeschonendes Operieren, Disziplin im Operationssaal bei allen Beteiligten können keinesfalls durch technische Raffinessen, einschließlich Greenhouse, kompensiert werden.

Letztlich entscheiden über den weiteren Verlauf nach geglückter operativer Behandlung das nachbehandelnde Team und die *Nachsorge* im allgemeinen. Hier bietet insbesondere die entscheidende Frage „wie *bewegungs- und belastungsstabil* ist bewegungs- und belastungsstabil" einen Ansatzpunkt für eine Fülle postoperativer Komplikationen.

Nach diesen allgemeinen Bemerkungen ist das wesentliche Augenmerk auf die *präoperative Diagnostik* zu lenken. Diese darf jedoch nach grob orientierender Untersuchung nicht sofort mit dem gesamten technischen Rüstzeug beginnen, sondern an erster Stelle muß die notfallmäßige Versorgung stehen.

Es ist heute bekannt, daß die sofortige Beseitigung des *Hämarthros* durch Punktion unerläßlich ist. Bei diagnostischen Zweifeln kann der Nachweis von Fettaugen im Punktat für das Vorliegen einer Gelenkfraktur sprechen. Erst nach Punktion und initial richtiger Lagerung muß die allgemeine Untersuchung auf – die Operation evtl. verhindernde – Begleiterkrankungen oder zusätzlich zu therapierende Begleiterkrankungen erfolgen.

Zu beachten ist, daß die radiologische Untersuchung in Verbindung mit der klinischen Untersuchung allein nicht immer die ganze Störung zu erfassen vermag. Begleitende *Kapselbandschädigungen* sind unbedingt aufzuhellen, bevor die Therapieplanung, nach Möglichkeit in der 6-h-Frist abgeschlossen werden kann. Keinesfalls hängt das Behandlungsergebnis allein vom Ausmaß der radiologisch erfaßten Störungen und von der Qualität der primären knöchernen Rekonstruktion ab. Besteht der Verdacht auf begleitende Kapselbandrupturen, ist die Versorgung derselben zusätzlich zur knöchernen Wiederherstellung unerläßlich, weil eine persistierende Kapselbandinstabilität das funktionelle Ergebnis auf jeden Fall verschlechtert, das Risiko posttraumatischer Komplikationen, insbesondere der späteren Arthrose, mit Sicherheit erhöht.

Luxationsfrakturen werden nicht selten von *Gefäßverletzungen* begleitet, weshalb es unerläßlich ist, die Indikation zur Arteriographie präoperativ großzügig zu stellen. Es bedarf keiner weiteren Erwähnung, daß begleitende *Nervenverletzungen* ebenfalls der sofortigen operativen Revision bedürfen.

Bei solch strengen Kautelen spielt in der operativen Versorgung der *Zeitfaktor* eine erhebliche Rolle.

Das Schlagwort der sog. *wasserdichten Wiederherstellung* von Gelenkfrakturen mag gut klingen. Abhängig von der Art und Zahl der Fragmente und auch abhängig von der lokalen Anatomie mit oft störendem Muskelzug oder Torquierung der

Fragmente ist auf jeden Fall, selbst beim geübtesten Operateur, die Zeitdauer des Eingriffs. Hier muß besonders die Blutsperre sorgfältig kalkuliert werden, denn selbst die beste Gelenkwiederherstellung ist nutzlos, wenn anschließend ein Tourniquetsyndrom auftritt.

Nicht selten ist das Bessere der Feind des Guten. Stets ist die *konservative Behandlung* in all jenen Fällen von Vorteil, in denen operativ nicht eine eindeutig bessere osteokartilaginäre Rekonstruktion erreicht werden kann. Nicht selten hat man bei der Durchsicht operativ behandelter Frakturen den Eindruck, daß die Erzielung eines primär vorzeigbaren Röntgenbildes einen höheren Stellenwert einnimmt als die Beurteilung des primär nicht sichtbaren Behandlungsergebnisses an Knorpel und Weichgewebe.

Bei Durchsicht der gesamten Literatur und auch bei Kenntnis der Maximen der AO kann man sich nicht immer des Gedankens erwehren, daß das *Frakturproblem viel zu mechanistisch* gesehen wird. Bedenkt man nur, wie lang, oft 2 h und mehr, der Gelenkknorpel dem mehrfach kühlenden Luftwechsel im Operationssaal ebenso ausgesetzt ist wie die hochempfindliche Synovialis. Hat man eigentlich ganz vergessen, daß man vor noch nicht allzu langer Zeit bei chronischen Gelenkentzündungen unklarer Genese, ja auch bei der synovialen Form der Tuberkulose, das Gelenk nur eröffnet und die Synovialis hat austrocknen lassen? Natürlich werden Gelenke immer mit Ringer- oder Kochsalzlösung bei der Operation gespült. Optisch wird dabei sicher der gegen Austrocknung hochempfindliche Gelenkknorpel angefeuchtet. Handelt es sich hier nicht mehr um eine psychologische Wirkung für den Operateur als um eine physiologische für den Gelenkknorpel?

Überhaupt hat man den Eindruck, daß mit dem Ehrgeiz, eine anatomische Wiederherstellung der Gelenke zu erreichen, vielfach Unnötiges, ja Schädliches unternommen wird. So kann beispielsweise bei der Wiederherstellung des Radiusplateaus nach einer Smith-Fraktur durch die ventral eingebrachte T-Platte ein späteres Medianuskompressionssyndrom erzeugt werden. Dabei ist es uns von früher hinreichend bekannt – die zahllosen Radiusfrakturen, die nicht ideal reponiert werden konnten, beweisen dies noch heute –, daß gerade das Radiokarpalgelenk ein Gelenk 2. Ordnung ist, und selbst gröbere Fehlstellungen und Bewegungseinschränkungen schmerzfrei sind und funktionell kompensiert werden können.

Noch zweifelhafter erscheint die absolute Forderung, bimalleolare Frakturen „wasserdicht" mit Schrauben und Platten stets wiederherzustellen. Auch für Frakturen im Wachstumsalter gibt es genügend Beispiele für Zweifel an dieser absoluten Bedingung. Überdenke ich 33 Jahre meiner orthopädischen Tätigkeit, war ich in früheren Jahren, als man bimalleolare Frakturen ausschließlich konservativ behandelte, viel weniger gezwungen, *posttraumatische Arthrosen im oberen Sprunggelenk* zu behandeln, als wir sie heute nach Einführung der absoluten Operationsindikation nach den Regeln der AO oft schon sehr frühzeitig zu Gesicht bekommen. Dabei ist zu bedenken, daß es sich hier um eine der häufigsten Frakturen überhaupt handelt und daß auch dies früher schon so gewesen ist. Wenn wir früher eine Arthrodese machen mußten, waren es meistens Folgen von Kinderlähmungen und weniger Folgen von konservativ behandelten bimalleolaren Frakturen.

Daß große, ausgedehnte Gelenkoperationen natürlich auch Komplikationen entstehen lassen, die vermeidbar sein sollten, sei mit einem Fall einer nach operativer Versorgung einer Luxationsfraktur mit Totalprothese ständig fistelnden Patientin belegt, bei der wir in der Markhöhle einen langen, ausgezogenen Tupfer gefunden haben.

Zweifelsohne hat die Einführung der *Redon-Drainage* wesentliche Fortschritte gebracht. Eine seltene Komplikation gab Anlaß zu Haftpflichtansprüchen, die wir anerkennen mußten. Die Redondrainage wurde bei der Wiederherstellung eines Hüftgelenks nach ventral herausgeführt und durchstach den N. cutaneus femoris anterior.

Auch *biomechanische Trugschlüsse* können zu postoperativen Komplikationen führen. Es war sicher von Gieseking (1949) gut gedacht, eine Schenkelhalsfraktur durch Durchnagelung in das Gelenk hinein besser zu fixieren. Wenn man dies tut, muß man jedoch mit Gipshose ruhigstellen, denn wie mit einer Fräse wird bei Minimalbewegungen des Beins der ganze Pfannenboden aufgebohrt. Glücklicherweise wurde diese früher häufig geübte Methode verlassen.

Konnte man wirklich intraoperativ alle knöchernen und Weichstrukturen gut rekonstruieren und auch das Repositionsergebnis primär entsprechend halten, entscheidet über den weiteren Verlauf sicher auch das *Ausmaß der primären Knorpelschädigung,* ebenso wie das nicht zu unterschätzende *Operations- und* das spätere *Immobilisationstrauma.*

Hier bietet sich sicher in vielen Fällen ein Kompromiß an, in dem man den Ehrgeiz läßt, eine absolut übungsstabile Osteosynthese zu erzielen, und lieber eine *Minimalosteosynthese* durchführt.

Besonders bei Trümmerfrakturen wird man nicht selten nach erfolgter Unterfütterung der Bruchfragmente und Adaptation auf die übungsstabile Osteosynthese besser verzichten. Dies hat den großen Vorteil, daß die Fragmente nicht weiter devaskularisiert werden müssen. Auch lassen sich kleinere Fragmente oft nicht durch die üblichen Osteosynthesemittel erfassen. Wir können hier keinen Nachteil in der zusätzlichen ausreichend langen *Gipsfixierung* sehen. Notfalls in einer Gipsfixierung mit Gelenkplanchetten, die wenigstens in einer bestimmten Ebene aktive Minimalbewegungen erlauben. Letztendlich werden noch immer in der Nachbehandlung gravierende Fehler gemacht. Hier sei nur auf die bekannten Darstellungen von Blount verwiesen.

Es war nur möglich, einige und vielleicht etwas ketzerische Gedanken zu äußern. Wesentlich ist es, stets über Fehlerquellen, auch bei sich selbst, nachzudenken und die mitunter zu euphorischen Ansichten über die Praktikabilität der Wiederherstellungschirurgie der Gelenke etwas zu dämpfen (Epps 1978).

Literatur

1. Blount WP (1955) Fractures in Children. Williams & Wilkins, Baltimore
2. Epps CH (1978) Complications in orthopaedic surgery. Lippincott, Philadelphia
3. Gieseking H (1949) Die Schenkelhalsnagelung. Mschr Unfallhk 52:267

Chirurgisch-juristisches Forum

G. Carstensen

Einführung

Kürzlich wurde ein 52 Jahre alter Mann zur operativen Behandlung eines Verschlusses der Bauchschlagader stationär aufgenommen. Die notwendige rekonstruktive Gefäßoperation wurde mit ihm besprochen, er gab dem geplanten Eingriff seine Zustimmung.

Nach Eröffnung der Bauchhöhle wurde die Diagnose eines Verschlusses der Bauchschlagader bestätigt. Völlig unerwartet fand sich jedoch eine kleinkinderfaustgroße Geschwulst am Dickdarm, bei der es sich nach chirurgischer Erfahrung nur um einen Darmkrebs handeln konnte. Dieser Tumor hatte bisher keinerlei Symptome verursacht. Nach seiner Entdeckung stellte sich eine Unsicherheit ein, die für Chirurgen in dieser Situation beklemmend ist – nämlich:

1. Was darf der Chirurg tun – aus juristischer Sicht?
2. Was muß der Chirurg tun – aus medizinischer Sicht?
3. Was zu tun ist der Chirurg nicht berechtigt – aus juristischer und medizinischer Sicht?

Diese Fragen scheinen auch in der Rechtsprechung noch nicht einhellig geklärt zu sein. In der Begründung eines Urteils des Oberlandesgerichts Frankfurt, Senat Darmstadt, vom 10.02. 1981 heißt es:

„Die Frage, unter welchen Voraussetzungen der Chirurg den ursprünglichen, mit dem Patienten besprochenen Operationsplan ändern oder erweitern kann, ist in Rechtsprechung und Lehre bislang nicht eindeutig beantwortet und sicher auch wegen der Vielfältigkeit und Vielschichtigkeit der konkreten tatsächlichen Verhältnisse einer allgemein gültigen Lösung kaum zugänglich."

Sinn der folgenden Aussprache soll es sein, die Unsicherheit in der Entscheidung bei Chirurgen und Juristen nach Möglichkeit abzubauen und zu versuchen, vielleicht einen gemeinsamen Nenner zu finden.

Intraoperative Entscheidungsfreiheit des Arztes und Patientenaufklärung (Rechtsprechung)

E. Steffen

Selbstbestimmungsrecht des Patienten

Wie alle seine Maßnahmen werden die Entscheidungen, die der Chirurg in der Operation treffen muß, nicht nur von Biologie und medizinischer Erfahrung, sondern auch von der Notwendigkeit in die Pflicht genommen, sich des Einverständnisses des Patienten zu versichern. Grundsätzlich ist kein Raum für einen Eingriff in seine körperliche Befindlichkeit, über dessen Art und Risiken – wenn auch nur im großen und ganzen [1] – der Patient nicht aufgeklärt worden ist, sofern er nicht durch ausdrücklichen Aufklärungsverzicht dem Operateur Pleinpouvoir gegeben hat. Wir Juristen nennen diesen Vorbehalt etwas zu großartig [2] das Selbstbestimmungsrecht des Patienten. Im Kern geht es darum, die ärztliche Maßnahme mit der individuellen Persönlichkeit des Patienten abzustimmen; dies nicht nur zur Wahrung seiner Interessen, die sich mit dem medizinisch Vernünftigen nicht decken müssen, sondern auch und gerade um der Wertigkeit des personalen, „konvivialen" Kontakts in der Behandlungsbeziehung willen, in der der Kranke mit seinem Leiden Subjekt, nicht Objekt der Behandlung ist.

Erst wenn dieser Kontakt nicht mehr möglich ist, wenn also der Patient in Narkose auf dem Operationstisch liegt, darf – und muß dann freilich auch – der Arzt zwischen medizinischer Indikation und Selbstbestimmungsrecht entscheiden: d. h. darüber, ob er das medizinisch Gebotene tun oder ob er es lassen soll, um es zunächst zur Entscheidung seines Patienten zu stellen. Selbstverständlich bedeutet nicht jede nicht vorbesprochene Korrektur des Operationsplans in der Operation ärztliches Handeln im einwilligungslosen Raum. Die Reichweite der Einwilligung rechnet nicht nach den Millimetern des Schnitts, sondern nach seinem Einschnitt in die Lebensführung des Patienten. Im allgemeinen wird ihr Bereich erst verlassen, wenn die Operation auf weitere Organe ausgedehnt werden muß, sofern deren Funktionsfähigkeit nicht ohnehin schon praktisch aufgehoben ist; wenn der Eingriff seiner Art nach oder wegen neuer, ihm eigenen Risiken, die in den Auswirkungen für die Lebensführung von neuerer Qualität sind als die vorbesprochenen, ein anderes Gesicht bekommt als dasjenige, das sich der Patient bei seiner Einwilligung vorstellen mußte. Als Faustregel mag sich der Operateur die Frage stellen, ob er, wäre er selbst oder ein naher Angehöriger der Patient, der Erweiterung oder Korrektur besondere Beachtung für die Einwilligung in die Operation geschenkt haben wür-

---

1 BGH VersR 1978, 1022 und ständig
2 näher dazu meine Ausführungen in: Vhdlg. d. 52. DJT, 1978, Bd. I 12 ff

de[3]. Muß er bejahen, dann hat er zu wählen: Soll er „über den Kopf" des Patienten hinweg operieren, auf Kosten des Selbstbestimmungsrechts? Soll er die Operation aufschieben, auf Kosten der Therapie? Unter Umständen kann ja auch das Selbstbestimmungsrecht durch einen Abbruch der Operation tangiert werden, etwa weil er den Patienten physisch und psychisch so belastet, daß damit die Entscheidung für eine Zweitoperation gegenstandslos wird. Seinen Entschluß muß der Operateur unter dem Belastungsdruck der Operation meist in Sekunden treffen; unter dem Eindruck einer Situation, die sich vor die Schranken des Gerichts so nachdrücklich kaum je transportieren läßt.

Umfang der ärztlichen Aufklärungspflicht

In seiner Entscheidungsnot kann der Arzt den Beistand des Rechts dann nicht erwarten, wenn er – aus der Sicht ex ante – selbst den Konflikt zu verantworten hat. Der Rang des Selbstbestimmungsrechts verlangt von ihm, sich und den Patienten nicht schuldhaft dieser Situation auszusetzen: durch mangelhafte Diagnostik, durch einen Operationsplan, der die konkrete Befürchtung einer möglichen Korrektur herunterspielt, durch allzu beschönigende Aufklärung des Patienten über den Diagnosebefund. Zwar ist er auch in solchen Fälle verpflichtet weiterzuoperieren, soweit das medizinisch geboten ist und ein Abbruch kontraindiziert wäre; anderes wäre ein Behandlungsfehler. Aber das entlastet ihn prinzipiell nicht von dem Vorwurf, daß er es zu dem Zwang zur „Eigenmacht" hat kommen lassen. Abgesehen von den Fällen vitaler Indikation, bleibt er mit dem Risiko belastet, gegen den Willen seines Patienten zu handeln[4]. Sicher verdient das Bestreben, den Patienten nicht unnötig zu beunruhigen, die volle Unterstützung durch das Recht. Es darf den Arzt aber nicht davon abhalten, vorsorglich die Einwilligung seines Patienten auch für eine Operationserweiterung einzuholen, wenn der Diagnosebefund sie nahelegt. Lassen Größe oder Lage eines Gebärmuttermyoms[5], einer Eierstockzyste[6] befürchten, daß möglicherweise der Uterus, die Ovarien entfernt werden müssen, muß der Chirurg das mit der Patientin besprechen. Bleibt es angesichts einer schweren beiderseitigen Hodeneiterung möglich, daß beide Hoden entfernt werden müssen, dann genügt es nicht, dem Patienten zu sagen, daß sein Arzt mit der Entfernung eines Hoden rechnet[7]. Dazu muß der Arzt ihn nicht mit einem Horrorkatalog belasten. Es reicht aus,

---

3 Dunz, Aktuelle Fragen zum Arzthaftungsrecht unter Berücksichtigung der neueren höchstrichterlichen Rechtsprechung, 1980, 42
4 keine Rechtfertigung durch „mutmaßliche" Einwilligung (BGHSt 11, 111 – Gebärmutter-Myom aus strafrechtlicher Sicht). Der Arzt muß beweisen (zur Zulässigkeit und den Grenzen solchen Beweises vgl. BGH VersR 1979, 1012, 1013), daß sein Patient bei vollständiger Aufklärung in die Operation eingewilligt haben würde; anderenfalls schützt ihn nur noch die Schadensbemessung (Vergleich mit den Nachteilen einer Nichtbehandlung für den Patienten)
5 BGHSt 11, 111; der Arzt wurde letztlich aber freigesprochen: BGH Urt. v. 28. 10. 1960 – 4 StR 375/60 –, mitgeteilt von Grünwald in: Göppinger, Arzt und Recht, 1966, 146
6 BGH Urt. v. 3. 2. 1967 – VI ZR 111/65 – nicht veröff.
7 BGH JZ 1964, 231 – Strafrecht

daß er ihn in großen Zügen darüber ins Bild setzt, mit welchem Eingriff in seine Befindlichkeit nach Art und Schwere er rechnen muß, so daß der Patient, wenn er wieder aufwacht, sich nicht getäuscht fühlen kann. Aber der Arzt muß die Umrisse konkret ansprechen; nicht genügt der pauschale Hinweis, es werde getan, was getan werden müsse[8], schon gar nicht eine Unterschrift unter ein abstrakt gehaltenes Formular der Krankenhausverwaltung. Solange der Patient nicht klar zu erkennen gibt, daß er nicht aufgeklärt werden will, kann sich der Arzt nicht damit beruhigen, ein verständiger Patient willige in alles ein, was sich intraoperativ als indiziert erweisen wird. Ohnehin sollte hier die Leitfigur des „verständigen" Patienten ersetzt werden durch die des verständnisvollen, um Verständigung bemühten Arztes.

Zur zivilrechtlichen Beweislast dafür, daß eine intraoperative Entscheidungsnotlage aus mangelhafter Diagnostik oder Planung verschuldet wurde, hat der BGH bisher noch nicht ausdrücklich Stellung genommen. Der Arzt muß sich darauf einrichten, daß die Darlegungs- und Beweislast für seine Entlastung weithin bei ihm liegt; das entspricht nicht nur dem Unrechtskonzept der Rechtsprechung, sondern auch der Rollenverteilung im Behandlungsgeschehen[9].

Intraoperativer Entscheidungskonflikt

Oft kann aber auch der gewissenhafteste, verständnisvollste Arzt den intraoperativen Entscheidungskonflikt nicht verhindern. Seiner Vorausplanung sind schon durch die Erkenntnisgrenzen der Diagnostik Schranken gesetzt. Das Recht muß sich vor übertriebenen Sorgfaltsanforderungen hüten, die letztlich auf den Patienten zurückschlagen würden: in einer überzogenen Diagnoseuntersuchung, einer defensiven Therapie, einer Überaufklärung, die das Selbstbestimmungsrecht pervertiert.

In der unverschuldeten Entscheidungsnotlage setzt das Recht an die Stelle der erteilten die „mutmaßliche" Einwilligung: Der Chirurg, der sich zur Korrektur des Operationsplans entschließt, ist wegen dieser „Eigenmacht" von Rechtswegen nicht verantwortlich, wenn er annehmen darf, daß der Patient auch darin einwilligen würde, könnte man ihn in dieser Situation noch befragen.

Wird im juristischen Koordinatensystem für das ärztliche Entscheidungsermessen die x-Koordinate von dem unverzichtbaren Postulat der Selbstbestimmung des Patienten über den Eingriff gebildet, so kommt für die y-Koordinate hier die Indikation verstärkt ins Spiel. In die individuelle Vorstellungswelt seines Patienten kann sich der Arzt ja nicht hineinversetzen, jetzt muß er sich an objektiven Maßstäben orientieren. Deshalb hat hier die Leitfigur des „verständigen" Patienten ihre eigentliche Berechtigung; eines Patienten, für dessen Entscheidung die Dringlichkeit des Eingriffs an erster Stelle steht.

---

8 nach dem mitgeteilten Sachverhalt würde die Aufklärung im Fall von BGH JZ 1964, 231 heutigen Anforderungen kaum genügen
9 vgl. Nüßgens, Festschrift f. Fritz Hauß, 1978, 290; a. A. Uhlenbruck VersR 1968, 1101, 1104 f

Aber eben: nur mitentscheidend ist. Die Orientierung am „verständigen" Patienten heißt nicht, daß sich der Chirurg stets mit der medizinischen Indikation des Eingriffs beruhigen darf. Auch ein „verständiger" Patient kann gewichtige persönliche Gründe haben, eine medizinisch vernünftige Operation abzulehnen. Zwar kann der Arzt ihn nicht nach solchen Gründen fragen; aber gerade das muß ihn in der Annahme einer „mutmaßlichen" Einwilligung vorsichtig machen. Auch die unverschuldete Entscheidungsnotlage befreit das ärztliche Entscheidungsermessen nicht von den Bindungen an das Selbstbestimmungsrecht des Patienten; vielmehr wächst dem Arzt hier gewissermaßen eine fürsorgerische Verantwortung für dieses Recht zu: er muß die medizinischen Vorteile eines „aufgezwungenen" Eingriffs mit den personalen Nachteilen der damit verbundenen Verkürzung des Selbstbestimmungsrechts abwägen. Je gravierender der Eingriff seiner Art nach oder nach seinen spezifischen Risiken, wenn sie sich verwirklichen, die Lebensführung des Patienten belasten kann, um so dringlicher muß die „eigenmächtige" Operation medizinisch geboten sein. Je deutlicher eine echte Alternative für den Patienten besteht, mit dem nichtbehandelten Leiden weiterzuleben, anstatt mit einer möglichen Operationsfolge, die seine Persönlichkeit ähnlich schwer belastet, desto näher liegt es, durch den Abbruch der Operation dem Patienten die Entscheidungsfreiheit zu erhalten.

Das ist gewiß kein bloßes Rechenwerk, sondern weithin in das Beurteilungsermessen des verständnisvollen Arztes gelegt. Für allgemeine Leitsätze der Rechtsprechung ist hier am allerwenigsten Raum, wo die Entscheidung ganz der konkreten Behandlungssituation *dieses* Patienten und *dieses* Arztes verhaftet ist; der Art des Eingriffs, den Gegebenheiten des Krankenhauses, der Erfahrung des Operateurs, der Physis und Psyche des Patienten, den Vorgesprächen mit ihm. Dafür lassen sich nur äußerste Fixpunkte setzen:
- Bei *vitaler Indikation* kann es keine Diskussion geben; hier ist ohnehin der Eingriff schon nach Notstandsgrundsätzen gerechtfertigt.
- Unproblematisch sollte die mutmaßliche Einwilligung auch bei zwar nicht vitaler, aber *absoluter Indikation* jedenfalls dann sein, wenn das Unterbleiben des Eingriffs in absehbarer Zeit zu schwerem Siechtum des Patienten führen und der Abbruch der Operation ihn ernsthaft belasten würde; so daß die Zusatzoperation und ihre Folgen die Lebensführung des Patienten „unterm Strich" nicht schwerer beeinträchtigen können als die Nichtbehandlung. In diesem einschränkenden Sinn ist es regelmäßig stillschweigender Inhalt jeden Arztvertrags, daß der Arzt von sich aus die Operation erweitern darf, wenn das dringend geboten ist.
- Nach diesen Grundsätzen sollte dem Operateur auch die absolut *indizierte Erweiterung der Operation auf ein Organ* erlaubt sein, *dessen Funktionsfähigkeit praktisch aufgehoben ist,* sofern ein enger Zusammenhang mit dem zunächst angegangenen Krankheitsherd besteht. Gegen die bloße „Mitbehandlung" eines „bei Gelegenheit" der Operation entdeckten Leidens sind dagegen gewichtige Vorbehalte v. a. dort angezeigt, wo dem Patienten eine echte Möglichkeit genommen wird, die Operation nach besserer Vorbereitung oder von einem erfahreneren Spezialisten vornehmen zu lassen.
- Die Grenze für eine Operationserweiterung auf der Grundlage „mutmaßlicher" Einwilligung ist erreicht, wo der *Verzicht auf den Eingriff* auch für den „verständigen" Patienten eine *echte Alternative* darstellt. Gemeint sind Fälle, in denen das mit der Operation angegangene Leiden weder lebensgefährlich ist, noch die Gesundheit

an der Basis trifft, sondern als Gebrechen anzusprechen ist, mit dem der Patient leben könnte; der Eingriff andererseits nach seiner Art oder nach den mit ihm verbundenen spezifischen Risiken ihn ähnlich schweren Belastungen in seiner Lebensführung aussetzt, so daß – wird sein Selbstbestimmungsrecht ernst genommen – die
Mehrbelastung durch den Abbruch der Operation zurückzutreten hat gegenüber
der damit erhaltenen Entscheidungsmöglichkeit für ihn.

Entdeckt der Arzt in der Operation zur Behebung einer einseitigen Schallei-
tungsstörung („wie bei einer Otitis") als angeborene Mißbildung eine Bindegewebs-
platte, mit der der N. facialis anormal verwachsen ist, so daß bei Weiterführung der
Operation das vorher nicht besprochene Risiko einer Nervschädigung spezifisch
droht, dann muß der Operateur die Operation abbrechen, um dies zusätzliche Risiko mit dem Patienten zu besprechen[10]. Das Weiterleben mit einer einseitigen Hör-
behinderung ist auch für den „verständigen" Patienten eine echte Alternative zu
dem Tauschrisiko einer gravierenden Entstellung. Freilich fällt im Otitis-Fall das
geringe Abbruchrisiko ins Gewicht; bei einer großen Bauchoperation spielt dies für
die Entscheidung eine andere Rolle. Der Abbruch der Operation ist, etwa in der
Abdominal- oder Gefäßchirurgie, keineswegs der Regelfall[11]. Jedoch kann der Umstand, daß eine Zweitoperation schon wegen der notwendigen Neueinleitung der
Anästhesie oder des Arbeitens im Narbenbereich immer zusätzlich Komplikationen
beschwört, noch nicht die „eigenmächtige" Fortführung der Operation rechtfertigen. Wo allerdings ausnahmsweise schon der Abbruch selbst dem Patienten physisch oder psychisch die Entscheidungsfreiheit praktisch nimmt, statt sie zu erhalten,
ist er nicht nur medizinisch, sondern auch für das Selbstbestimmungsrecht kontraindiziert. Freilich hat der Arzt auch dann keinen Freibrief etwa für kastrierende oder
verstümmelnde Operationen.

---

10 BGH NJW 1977, 337 = VersR 1977, 255 m. Anm. Carstensen DMedW 1978, 1489; Dunz
    DMedW 1978, 1226
11 a. A. Giesen JZ 1982, 391, 392

Zur Aufklärungspflicht bei intraoperativer Erweiterung chirurgischer Eingriffe

H.-L. Schreiber

Einleitung

Das Problem der ärztlichen Aufklärungspflicht ist von einer einverständlichen Lösung weit entfernt. Insbesondere über den Umfang der gebotenen Risikoaufklärung bestehen unverändert tiefgreifende Differenzen zwischen der gegenwärtig herrschenden Rechtsprechung einerseits und ärztlichen Standpunkten andererseits [I: 5, 3]. Unbeschadet dieser Differenzen sollte es möglich sein, Einigkeit auf einem praktisch bedeutsamen Gebiet, der Frage der Aufklärungspflicht bei intraoperativer Erweiterung des Eingriffs zu erzielen. Wie ist zu verfahren, wenn sich während einer Operation herausstellt, daß ein weitergehender oder ein andersartiger Eingriff notwendig ist, als es noch beim Aufklärungsgespräch schien?

Die ärztliche Aufklärungspflicht

Gehen wir zunächst von den *Grundsätzen* aus, *die für die Aufklärung entwickelt worden sind* und die im Prinzip allgemeine Zustimmung finden. Damit der Patient seine Einwilligung wirksam erklären kann, ist er in großen Zügen über die Art seiner Erkrankung, den gewöhnlichen Verlauf, den zu dessen Beeinflussung geplanten Eingriff, die Aussichten und Gefahren dieses Eingriffs aufzuklären. Erforderlich ist nach der Rechtsprechung eine Information über Diagnose, Tragweite und Risiken des Eingriffs sowie mögliche Alternativen [I: 3]. Eine Einschränkung kann u. a. unter therapeutischen Gesichtspunkten geboten sein, wenn die Mitteilung zu ernsten körperlichen oder seelischen Schäden beim Patienten führen würde.

Welche Konsequenzen haben diese Grundsätze für den Fall, daß *im Verlauf einer Operation eine Erweiterung oder Änderung des Eingriffs notwendig* wird? Prinzipiell kann nur eine erklärte Einwilligung des Patienten einen Eingriff und nur in dem Umfang rechtfertigen, über den vorher aufgeklärt worden ist. In Konsequenz der genannten Grundsätze könnte es daher liegen, nunmehr eine erneute Aufklärung und Einwilligung zu verlangen, ehe der Eingriff fortgesetzt wird. In diese Richtung scheint der Leitsatz einer neueren Entscheidung des Bundesgerichtshofs zu gehen, der unter Ärzten viel Unruhe und Kritik ausgelöst hat. Er lautet: „Der Arzt, der während der Operation auf ein erhöhtes Operationsrisiko stößt, muß den Eingriff abbrechen, wenn er für seine Fortsetzung nunmehr mangels Aufklärung darüber keine wirksame Einwilligung des Patienten hat und die Operation ohne dessen

Gefährdung unterbrochen oder abgebrochen werden kann, um die Einwilligung einzuholen" [II: 3]. Also in der Regel eine Unterbrechung der Operation und erneute Aufklärung und Einwilligung. Nun haben aber Dunz [I: 2] und Carstensen [I: 1] überzeugend dargetan, daß der Leitsatz den Inhalt der Entscheidung nur unzureichend wiedergibt, die ganz von besonderen Umständen des Einzelfalls bestimmt war: Es handelte sich um eine in örtlicher Betäubung vorgenommene Mittelohroperation, die zur Verbesserung des Gehörs erfolgen sollte. Hier wurde angenommen, daß ohne Gefährdung des Patienten seine erneute Aufklärung und Einwilligung während der örtlichen Betäubung möglich gewesen sei, als sich eine neue Situation mit erhöhtem Risiko zeigte. Dabei will die Entscheidung von der früheren Rechtsprechung sachlich nicht abweichen, die für derartige Situationen beim Fehlen einer erklärten Einwilligung auf den mutmaßlichen Willen des Patienten als entscheidendes Kriterium abstellte. Die Formeln des Bundesgerichtshofs nennen den richtigen Gesichtspunkt: In Fällen, in denen man erwarten kann, daß ein Patient vernünftigerweise unter Berücksichtigung der Belastungen, die ein wiederholter Eingriff für ihn bringen könnte, selbst bei Kenntnis des erhöhten Risikos keine andere Entscheidung als die Fortsetzung der Operation treffen werde, könne der Eingriff auch ohne erneute Aufklärung fortgesetzt werden. Ein Abbruch der Operation werde deshalb dann nicht in Betracht kommen, wenn dies den Patienten mindestens ebenso gefährden würde wie das Risiko des erweiterten Eingriffs, wenn also der Abbruch der Operation medizinisch kontraindiziert ist [II: 3]. Wenn die reale Einwilligung fehlt und nicht ohne erhebliche Nachteile noch eingeholt werden kann, ist auf die mutmaßliche Einwilligung abzustellen. Sie ist von der vermuteten Einwilligung zu unterscheiden, die bei einem Patienten ggf. angenommen werden kann. Beim Fehlen konkreter gegenteiliger Anhaltspunkte ist also nicht danach zu forschen, was der Patient vielleicht vorher einmal geäußert hat; unter mutmaßlicher Einwilligung ist vielmehr diejenige zu verstehen, die ein nach allgemeiner Lebensanschauung verständiger Mensch in der Situation des Patienten erklären würde, wenn man ihn befragen könnte. Das sind allgemeine, überindividuelle Gesichtspunkte. Wichtig ist hervorzuheben, daß in der Sache damit vom Erfordernis der wirklich erklärten Einwilligung abgewichen und juristisch mit der mutmaßlichen Einwilligung auf Notstandsgesichtspunkte abgehoben wird.

Zutreffend drückt es die Dienstanweisung für die Göttinger Universitätskliniken dahin aus, daß ein Abbruch der Operation und eine erneute Einwilligung dann nicht angezeigt sind, wenn die Maßnahme keinen Aufschub duldet oder die Unterbrechung offensichtlich schädlicher für den Patienten wäre als die Fortsetzung des Eingriffs unter Berücksichtigung der neuen Risiken.

Fallgruppen

Haben wir damit das Prinzip entwickelt, so beginnen, wie meist, die Schwierigkeiten im Detail. Welche Fälle bzw. Fallgruppen sind näher zu unterscheiden?

Eindeutig ist wohl der Fall, in dem die sofortige Erweiterung sich als zur Lebensrettung unbedingt notwendig erweist, also die *akute, vitale Indikation.* Hier ist der Arzt nicht nur berechtigt, sondern sogar verpflichtet, den Eingriff auszudehnen. Etwas anderes könnte nur für den Fall gelten, daß ein Patient vorher ausdrücklich auch für den vorhergesehenen und besprochenen Fall einer etwa notwendig werdenden Erweiterung seine Einwilligung verweigert hätte [II: 6].

Andererseits ist eine Ausdehnung des Eingriffs sicher nicht erlaubt, wenn sich lediglich die Gelegenheit bietet, eine medizinisch vielleicht indizierte, aber *nicht dringliche Maßnahme bei Gelegenheit eines eigentlich auf ein anderes Ziel gerichteten Eingriffs mit vorzunehmen.* Als Beispiel sei die Entfernung des gesunden bzw. nicht akut entzündeten Appendix aus Anlaß einer Gallenblasenoperation genannt. Will man – was angezeigt sein mag – z. B. den Wurmfortsatz gleich mitentfernen, so muß man zuvor die Einwilligung des Patienten einholen. Der Chirurg darf nicht einfach das „mitnehmen", was er für entfernenswert hält. Der Arzt geht über das Selbstbestimmungsrecht des Patienten in unzulässiger Weise hinweg, wenn dieser etwa erst durch die Rechnung erfährt, daß der Appendix mit entfernt worden ist.

Zulässig erscheint dagegen die Erweiterung auch in Fällen nichtvitaler Indikation, in denen aber *ohne die Ausdehnung des Eingriffs die Gefahr schwerer gesundheitlicher Schäden* für den Patienten bestünde. Das gilt dann, wenn sich die Erweiterung zur Abwehr von gesundheitlichen Gefahren als notwendig erweist, so z. B. bei einer Erweiterung der Operation vom Appendix auf die Gallenblase, wenn sich deren Entfernung als dringlich erweist und der Abbruch sowie die spätere Fortsetzung der Operation den Patienten mehr belasten würden als die Ausdehnung des Eingriffs. Das Oberlandesgericht Frankfurt hat die Ausdehnung des Eingriffs kürzlich in einem Fall für gerechtfertigt erklärt, in dem wegen eines unerwartet vorgefundenen Pankreastumors dieses Organ entfernt worden war. Das Oberlandesgericht hat darauf abgestellt, daß ein für möglich gehaltenes Bauchspeicheldrüsenkarzinom in absehbarer Zeit zum Tode führen, und die Unterbrechung des Eingriffs neue, gefährliche Komplikationen verursachen könne. Erforderlich sei weiter, daß ein der Operationserweiterung entgegenstehender Wille des Patienten ernsthaft nicht zu erwarten sei, was in derartigen Situationen regelmäßig der Fall sein dürfte [II: 6].

Schwieriger erscheint schon eine weitere Gruppe von Fällen, in denen zwar keine akute, erhebliche Gefährdung der Gesundheit ohne die sofortige Erweiterung gegeben ist, aber naheliegende, *künftige Gefährdungen beseitigt werden sollen.* So hat das Oberlandesgericht Stuttgart die Mitentfernung eines unerwartet vorgefundenen sog. Meckelschen Divertikels anläßlich einer unfallbedingten Bauchoperation auch ohne Unterbrechung und erneute Aufklärung als zulässig angesehen. Man mag daran zweifeln, ob das stets zulässig ist. Unbedenklich erscheint es unter dem Gesichtspunkt der mutmaßlichen Einwilligung wohl dann, wenn die Erweiterung die Risiken nicht nennenswert erhöht, bzw. der Abbruch der Operation den Patienten ebenso gefährden würde wie das Risiko, das in der Fortsetzung des Eingriffs liegt [RGZ 151, 354]. Unter diesen Gesichtspunkten hat das Oberlandesgericht München die Ausdehnung der Operation eines Ganglions auf ein entdecktes Krampfadernknäuel für zulässig gehalten. Denn es habe sich um eine nahezu belanglose Erweiterung gehandelt; das Operationsrisiko habe sich dadurch nicht wesentlich erhöht. Eine erneute Narkose mit einer erneuten Operation hätte ein weit größeres Risiko bedeutet [II: 5].

Nicht statthaft dürfte eine Ausdehnung des Eingriffs dagegen in solchen Fällen sein, in denen der Heilerfolg auch auf anderen Wegen erreicht werden kann, oder wenn die *Erweiterung ohne akute Indikation* mit besonderen Gefahren und Risiken verbunden ist. Hier würde mutmaßlich ein verständiger Patient nicht ohne weiteres einwilligen.

Am schwierigsten sind m. E. die Fälle zu beurteilen, in denen sich während der Operation herausstellt, daß, anders als erwartet, ein *sehr viel radikalerer Eingriff, als mit dem Patienten besprochen, vorgenommen werden muß*, z. B. die totale Amputation der Brust, die Entfernung der Gebärmutter, weitreichende Resektionen, die zu schweren bleibenden Beeinträchtigungen führen können. Das gilt weiter auch für die nicht vorhergesehene Notwendigkeit der Anlage eines künstlichen Darmausgangs.

Wenn wir hier die schon vorher behandelten Fälle der akuten vitalen Indikation beiseite lassen, so könnte man versuchen, in Anlehnung an von der Rechtsprechung entschiedene Fälle folgendes festzuhalten: War vorher ein weitergehender Eingriff ausdrücklich verweigert worden, z. B. unbedingt die Erhaltung der Brust oder·der Gebärfähigkeit verlangt worden, so darf der Arzt nicht weiteroperieren. Andernfalls hat er nach dem Kriterium des mutmaßlichen Willens abzuwägen. Bei einer 50jährigen Frau darf er dabei m. E. davon ausgehen, daß ihr die zur Befreiung von einem Karzinom notwendige Entfernung der Gebärmutter so eindeutig vorzugswürdig ist, daß die Operation mit ihren Belastungen und Risiken nicht unterbrochen und nach erneuter Aufklärung fortgesetzt werden muß.

Kaum allgemein zu beantworten ist die Frage, wann eine Operation bei nicht akut-vitaler Indikation fortgesetzt werden darf, wenn sie zu unerwarteten, bleibenden Beeinträchtigungen führen wird, wie Amputationen oder Lähmungen. Ein wie weit beeinträchtigtes Leben wird ein bestimmter Patient dem schnellen oder langsamen Ende infolge einer Krankheit vorziehen wollen? Die Entscheidung anhand des mutmaßlichen Willens ist außerordentlich problematisch, oft anscheinend unmöglich. Man wird im Einzelfall vorsichtig zwischen den Risiken einer Unterbrechung der Operation und den nicht durch Einwilligung gedeckten Folgen eines erweiterten Eingriffs abwägen müssen.

Juristische Erwägungen

Die Rechtsprechung stellt ganz überwiegend bei der Entwicklung der genannten Kriterien darauf ab, daß es sich um eine *unvorhersehbare* Erweiterung des Operationsplans handeln müsse [II:6, mit weiteren Nachweisen]. Denn vorhersehbare Änderungen müßten vor der Operation mit dem Patienten besprochen werden. Das ist sicher insofern richtig, als eine mögliche, vorherzusehende Ausdehnung des Eingriffs, etwa nach dem Ergebnis einer Gewebeentnahme, in die Aufklärung einbezogen werden muß. Fraglich ist nur, welcher Grad von Wahrscheinlichkeit für die mögliche Erweiterung gegeben sein muß. Hier hat schon das Reichsgericht m. E. zutreffend ausgeführt, daß unmöglich verlangt werden könne, daß der Arzt alle möglichen Schwierigkeiten und Zufälligkeiten mit dem Patienten vor der Operation erörtere [II: 1]. Wollte man dem Arzt zumuten, das Einverständnis des Kranken zu allen nur denkbaren Möglichkeiten einzuholen, die während der Vornahme einer Operation und als deren Folgen auftreten können, so würde man damit dem Wohl des Leidenden nicht dienen und den Arzt mit einer Forderung belasten, die ihm jede Verantwortungsfreudigkeit nehmen müßte [so das Reichsgericht a.a.O.].

Danach wird man eine Aufklärung über mögliche Änderungen und Erweiterungen des Eingrifs nur insoweit fordern können, als es sich nach der gebotenen präoperativen Diagnostik um naheliegende und nicht bloß ganz entfernte Möglichkeiten handelt.

Für verfehlt halte ich es aber, mit der Rechtsprechung für die Frage der Fortsetzung der Operation auf die Vorhersehbarkeit abzustellen und Erweiterung dann nicht zu gestatten, wenn der Arzt etwa aufgrund eines Diagnosefehlers etwas nicht in Betracht gezogen hat. Denn dann würde der Arzt für einen von ihm gemachten Fehler seinen Patienten quasi bestrafen, wenn man eine Unterbrechung der Operation erzwingt. Präventiv wäre das zwar im Hinblick auf die Einschärfung sorgfältiger Diagnostik und Aufklärung gegenüber dem Arzt richtig. Man darf aber den Patienten nicht die Folgen vorausgegangenen Fehlverhaltens des Arztes tragen lassen. Damit würde man den Arzt zwingen, einem Fehler einen zweiten folgen zu lassen. Entscheidend muß m.E. auch hier der mutmaßliche Willen des Patienten und sein Wohl sein, ohne Rücksicht auf das Vorverhalten des Arztes. Eine andere Frage ist freilich, ob der Arzt sich durch seinen Diagnosefehler vor der Operation bereits haftbar gemacht hat; während des Eingriffs kann es aber nur auf die Interessen des Patienten ankommen. Auch der Bundesgerichtshof hat im sog. „Myom-Urteil" [II:2] in der Sache die gleiche Ansicht vertreten, wenn er nach fahrlässig unzureichender Aufklärung über eine etwaige Ausdehnung des Eingriffs die Möglichkeit verwirft, die bereits eingeleitete Operation zu unterbrechen, das Erwachen des Kranken aus der Betäubung abzuwarten und den Eingriff dann nach erneutem Einverständnis mit der Erweiterung auf die Gebärmutter fortzusetzen. Ein solches Vorgehen dürfe vom ärztlichen Standpunkt für bedenklich gehalten und angesichts der Gefahren, die der Patientin daraus erwachsen können, abgelehnt werden.

Zutreffend folgt auch Uhlenbruck [I:6] in Anlehnung an Wiethölter der hier vertretenen Ansicht, daß bei schuldhaften Fehldiagnosen die Operationserweiterung und -änderung ebenfalls nach den Grundsätzen der nicht vorhersehbaren Erweiterung zu beurteilen sei, d.h. nach dem mutmaßlichen Willen eines verständigen Patienten.

Nachoperation ohne Einverständnis des Patienten?

Lassen Sie mich noch zu den weiteren Fragen Stellung nehmen, die Wachsmuth in seinem Beitrag in diesem Band angeschnitten hat. Dabei hat er wiederum mit großer Klarheit komplizierte Probleme herausgearbeitet und den Juristen vor schwierige Fragen gestellt.

Wie soll sich der Arzt verhalten, wenn der Patient nach einem Eingriff die *akutvital indizierte Nachoperation* unter den Auswirkungen der Erstoperation *verweigert?* Hier muß zunächst mit allen möglichen Mitteln versucht werden, diese ausweglos erscheinende Situation zu vermeiden und zu einer Einwilligung des Patienten zu kommen. Letztlich würde aber auch ich hier, wenn ich die Ursache für den Zustand des Patienten durch die erste Operation gesetzt hätte, notfalls operieren und den Kranken nicht einfach sterben lassen. Rechtlich ließe sich das unter dem Gesichtspunkt des Fehlens einer vollen Willensfähigkeit und der Notstandslage wohl rechtfertigen. Schwierig ist freilich zu sagen, wo die Grenzen liegen sollen.

Das bedeutet keine leichtfertige Empfehlung, seine Existenz zu riskieren. Ungefährlich ist eine solche Entscheidung allerdings nicht. Sie verlangt Mut und Risikobereitschaft, die heute vielfach fehlen. Ich bin allerdings sicher, daß die Strafverfolgungsbehörden eine solche ernste, bewußte Entscheidung respektieren werden, die nicht einfach über das Selbstbestimmungsrecht des Kranken hinweggeht, sondern in einer Notsituation sich für die Lebensrettung entscheidet.

Zutreffend stellt Wachsmuth dann das bisher zu wenig erörterte, für die Frage des Abbruchs wesentliche Problem heraus, wann bei einer örtlichen Betäubung oder Leitungsanästhesie bzw. nach einer Vollnarkose von einer *Willensfähigkeit des Patienten* ausgegangen werden darf. Kann die Operation nur kurzfristig unterbrochen und muß sie nach kurzem Intervall aus vitaler oder akuter Indikation fortgesetzt werden, so nützt eine Unterbrechung wenig, da der Patient noch nicht wieder einwilligungsfähig sein wird. Das ist bisher zu wenig berücksichtigt worden, wenn es um die Frage der Unterbrechung einer Operation ging.

Selbstbestimmung und Wohl des Kranken

Bei der intraoperativen Erweiterung chirurgischer Eingriffe bewegt sich der Arzt, wie auch sonst oft, auf dem schmalen Grad zwischen möglicher Verletzung der Selbstbestimmung des einzelnen und manchmal aus Risikoscheu und Haftungsfurcht erwachsener Vernachlässigung des gesundheitlichen Wohls seines Patienten. Beides ist ihm in die Hand gegeben, salus und voluntas des Kranken. Medizin und Recht können in der Frage der Aufklärung bei Erweiterung und Änderung operativer Eingriffe auf der hier entwickelten Basis einen Ausgleich zwischen beiden Interessen finden.

Literatur und Rechtsprechungsnachweise

I. Literatur

1. Carstensen G (1978) Operationsabbruch zu Aufklärungszwecken. Dtsch Med Wochenschr 38:1489
2. Dunz W (1978) Operationsabbruch zu Aufklärungszwecken. Dtsch Med Wochenschr 31:1226
3. Franzki H (1981) Aktuelle Rechtsprechung zur Haftung des Arztes, 2 Aufl: Bd 26. RWS-Seminarskript, Kommunikationsforum Recht, Wirtschaft, Steuern. Tagungs- und Verlagsgesellschaft, Köln

4. Giesen D (1982) Arzthaftungsrecht im Umbruch (II) – Die ärztliche Aufklärungspflicht in der Rechtsprechung seit 1974 –. Juristenzeitung 11/12:391
5. Laufs A (1978) Arztrecht, 2. Aufl. Beck, München
6. Uhlenbruck W (1968) Ärztliche Haftung bei Erweiterung oder Abänderung des Operationsplanes. Versicherungsrecht 45:1101
7. Wawersik J (1981) Die Auswirkungen juristischer Aufklärungserfordernisse auf das Arzt-Patienten-Verhältnis. In: Jung H, Schreiber HW (Hrsg) Arzt und Patient zwischen Therapie und Recht. Enke Verlag, Stuttgart, S 90

II. Gerichtsentscheidungen

1. Entscheidung des Reichsgerichts in Strafsachen vom 22.12.1939 = Deutsches Recht 1940, S. 684, abgedruckt auch bei Perret, W (1941) Die Grenzen der Aufklärungspflicht des Arztes vor operativen Eingriffen. Zentralbl Chir 2:50
2. Entscheidung des Bundesgerichtshofes in Strafsachen vom 28.11.1957 = BGHSt 11, 111 ff, abgedruckt auch in Jurist Rundsch 1958, S. 225 ff mit Anm. von Eberhard Schmidt
3. Entscheidung des Bundesgerichtshofs in Zivilsachen vom 2.11.1976 = Neue Jurist Wochenschr 1977, S. 337 ff
4. Entscheidung des OLG Stuttgart v. 6.6.1956 = Versicherungsrecht 1957, S. 469 ff
5. Entscheidung des OLG München v. 7.2.1979 = Versicherungsrecht 1980, S. 172
6. Entscheidung des OLG Frankfurt vom 10.2.1981, = Neue Jurist Wochenschr 1981, S. 1322 ff

Intraoperative Entscheidungsfreiheit des Arztes und Patientenaufklärung (aus ärztlicher Sicht)

W. Wachsmuth

Unerwartete intraoperative Befunde und Zwischenfälle sind für den Chirurgen nichts Ungewöhnliches, sie gehören zu den Risiken seines Berufs. Der Chirurg muß mit ihnen leben und, wenn er fähig ist, sie meistern können. Er muß wissen, was er in einem solchen Fall tun muß. Rasche Entscheidung und konsequentes Handeln sind notwendig. Er ist auf sich selbst gestellt.

Zunehmend schränkt nun die Rechtsprechung die Handlungsfreiheit des Operateurs ein. Sie finden in diesem Band (s. Beitrag Steffen, S. 144) die juristische Meinung vertreten, daß die intraoperative Entscheidung über das weitere Vorgehen, über Beschränkung oder Erweiterung der Operation nicht beim Operateur allein liegt, sondern daß dieser auf Grund des gesetzlichen Selbstbestimmungsrechts die Zustimmung des Patienten benötigt.

Nicht immer, aber doch in vielen Fällen steht der Chirurg vor dem Dilemma, was er tun darf und was er tun muß. Die Entscheidung liegt allein bei ihm, seine Verantwortung ist unteilbar.

„Theorie und Praxis stehen miteinander in ständigem Widerstreit. Nur durch Handeln können sie vereinigt werden."

Mit anderen Worten, der Operateur muß handeln, sich entscheiden, muß sich in der unerwarteten Situation so verhalten, daß er in den von der Rechtsprechung gesetzten Grenzen bleibt und trotzdem das für den Patienten Notwendige tut.

Das Besondere liegt unter diesen Umständen ja darin, daß der Patient bei Entdeckung der unerwarteten Situation nicht kommunikationsfähig und also nicht willensfähig ist. Es ergeben sich daraus 2 Möglichkeiten:

– Weiterführung der Operation unter eigener Verantwortung nach dem mutmaßlichen Willen des Patienten.
– Abbruch der Operation, Einholen der Zustimmung nach entsprechender Aufklärung und, je nach der Willensäußerung des Patienten, zweite Operation oder deren Unterlassung.

Daraus sind bestimmte Folgerungen zu ziehen: Um spätere Schwierigkeiten zu vermeiden, ist vor der Operation eine eingehende Aufklärung des Patienten notwendig, durch die er über die für diese Operation typischen Risiken und voraussehbaren Änderungen des Operationsplans unterrichtet werden sollte. Um den Patienten nicht unnötig zu verängstigen, halte ich die „totale Information", wie sie in manchen Merkblättern vorgesehen ist, nicht für richtig. Die Aufklärung soll sich vielmehr speziell auf die vorgesehene Operation und ihre voraussehbaren Komplikationsmöglichkeiten beschränken. Die vorherige Zustimmung des willensfähigen Patienten auch zu einer ggf. notwendigen Abänderung des Operationsplans entlastet im gegebenen Fall den Operateur.

Auf vorhersehbare postoperative Dauerfolgen sollte man den Patienten besonders sorgfältig aufmerksam machen. So sollte man grundsätzlich vor jeder Probeexzision aus der Mamma bei Verdacht auf Karzinom sich die Einwilligung der Patientin sichern, in der gleichen Sitzung die Radikaloperation vornehmen zu dürfen für den Fall, daß die Untersuchung ein Malignom ergibt. Ebenso sollte man vor jeder Dickdarmoperation grundsätzlich auf die Möglichkeit hinweisen, daß es zum Anlegen einer Fistel oder auch eines temporären oder endgültigen Anus praeter kommen kann. Diese vorbereitenden Gespräche müssen mit Geduld und Sorgfalt geführt werden, um die Einwilligung des Patienten zu erlangen.

Sollte der Patient, was ich allerdings niemals erlebt habe, seine Zustimmung zu einem etwa notwendig werdenden Anus praeter endgültig verweigern, so bleibt nichts übrig, als die Operation bei voller Aufklärung über etwaige Folgen abzulehnen.

Über vital bedingte Zwischenfälle kann es kaum eine Diskussion geben. Bei schweren Blutungen steht die Lebensrettung im Vordergrund, wobei es etwa bei dem Einriß einer stark verwachsenen Milz auch zur Organentnahme kommen kann. Hier besteht ein Notstand, der alles für die Lebensrettung Notwendige rechtfertigt. Zudem kann man den mutmaßlichen Willen des Patienten voraussetzen.

Rechtlich sehr viel problematischer ist es, wenn sich postoperative Komplikationen, etwa eine Nachblutung oder eine Peritonitis durch Nahtinsuffizienz entwikkeln. Die Relaparotomie wird dann meist spätestens am 2. Tage nach Erkennen der Situation notwendig, ggf. auch schon früher. Zu dieser Zeit befindet sich der Patient psychisch und physisch noch in einem stark reduzierten Zustand. Ich habe es zweimal erlebt, daß sich die Patienten standhaft weigerten, einer zweiten Operation zuzustimmen, da sie noch von der ersten zu erschöpft seien. Sie blieben bei ihrer Weigerung lange Zeit, und es gelang mir schließlich in beiden Fällen erst nach vielem Bemühen, ihre Einwilligung zu erhalten. Wären sie bei ihrer Weigerung geblieben, so hätte ich den Eingriff trotz versagter Zustimmung vornehmen müssen, da die Patienten augenscheinlich nicht voll willensfähig waren, und es sich um vitale Indikationen handelte.

Ich habe vor kurzem an anderer Stelle ausgeführt, daß das gesetzliche Selbstbestimmungsrecht für den Arzt 2 Probleme mit sich bringt:
– die nicht seltenen Schwierigkeiten, die uneingeschränkte Willensfähigkeit des Kranken eindeutig festzustellen und
– die Tatsache, daß der Wille eines kranken Menschen sehr häufig nicht konstant ist, sondern wechselt, weil der Kranke selbst in labiler Stimmungslage, abhängig vom körperlichen Befinden und von jeweiligen äußeren Einflüssen ist. Ich habe unterschieden zwischen dem vermeintlichen und dem phänomenalen Willen als Ausdruck des gegenwärtigen Willens des einzelnen und dem noumenalen Willen als Ausdruck der vernünftigen Person. In den beiden soeben genannten Fällen von spontaner Verweigerung der zweiten und nunmehr lebensrettenden Operation hätte ich, falls die Zustimmung nicht zu erreichen gewesen wäre, zu Recht annehmen dürfen, daß es sich um den vermeintlichen Willen, den Streß einer neuen Operation zu vermeiden, handelte und nicht um den wahren Willen, am Leben zu bleiben und gesund zu werden. Der Verlauf hat mir in beiden Fällen recht gegeben.

Für die Frage, ob man eine Operation abbrechen soll, um die Zustimmung des Patienten zu erhalten oder ob man die Operation unter veränderten Verhältnissen fortführen oder beenden soll, ist daher auch von entscheidender Bedeutung, in welchem Intervall die zweite Operation als Fortführung der ersten notwendig wird. Ist diese dringend, so kann ein Abbruch nicht in Frage kommen, er wäre nicht nur nutzlos, denn mindestens innerhalb der ersten 6 h nach einer längeren Operation in Narkose ist ein Patient keineswegs voll willensfähig, sondern darüber hinaus wäre es inhuman, ihm in diesem Zustand eine Entscheidung aufzubürden.

Es wurde dem Arzt zum Vorwurf gemacht, daß er nicht die Einwilligung eines Patienten zur Erweiterung der Operation eingeholt habe, da dieser nicht in Allgemeinnarkose operiert wurde. Ich halte das nicht für richtig. Auch Patienten in örtlicher oder Leitungsanästhesie sind während des Eingriffs nicht voll willensfähig, um so mehr, als sie zuvor mehr oder weniger stark sediert worden sind. Ich selbst bin ein halbes Dutzend Male ohne Allgemeinnarkose operiert worden, und hätte auf eine Frage des Operateurs mit Sicherheit im Dämmerschlaf unkontrolliert und indifferent geantwortet. Zu einer klaren Willensentscheidung wäre ich jedenfalls in diesem Zustand nicht fähig gewesen.

Die Beurteilung der Willensfähigkeit eines Kranken durch den Arzt, der den Patienten in einer akuten Situation erlebt hat, gegenüber der des Richters in der Verhandlung dürfte häufig sehr different sein. Es erklärt sich dies unschwer aus der Verschiedenheit der Situation ex ante und ex post.

Zusammenfassend ist zu sagen, daß ein Abbruch der Operation aus nicht vorhergesehenen Gründen in jedem Fall eine schwere Belastung des Patienten bedeutet, die nur dann berechtigt erscheint, wenn das Risiko des weiteren operativen Vorgehens größer ist als der zu erwartende körperliche und seelische Schaden.

Eine Sonderrolle spielen alle Operationen, die ohne Zeitbedrängnis nach ausreichenden Gesprächen mit dem Kranken zu beliebiger Zeit in einem zweiten ergänzenden oder erweiternden Eingriff fortgeführt werden können.

In echten Zweifelsfällen sollte der Chirurg nach gewissenhaftem Abwägen des Für und Wider lieber die Fortführung der Operation unter den neuen Bedingungen auf seine Verantwortung nehmen, als den Patienten durch einen Abbruch der Operation zu gefährden und hierdurch, nur zur eigenen rechtlichen Absicherung, sein Gewissen zu belasten.

Pauschale Vollmachten zur Änderung und Erweiterung von Eingriffen auf Grund besonderer Umstände jedenfalls, wie sie in den Merkblättern des Perimedverlags vorgesehen sind, können wohl kaum rechtlich, sicherlich aber nicht für die ärztliche Entscheidung ausreichend sein, und den Operateur von der Last der Verantwortung befreien.

Rundgespräch: Entscheidungsfreiheit und Aufklärung

Leiter: G. Carstensen

Eine überraschende Operationssituation kann sich u. a. ergeben, wenn der Chirurg trotz sorgfältiger Abwägung der präoperativen Diagnostik einen Irrtum begeht, der sich auf die Anzeigestellung sowie Operationsplanung und damit auch auf die vorangegangene Aufklärung auswirkt. Darf sich – Leichtfertigkeit ausgeschlossen – ein Chirurg irren? Wieweit kann er entschuldigt werden?

Die Antwort hat sich nach der Gesamtlage zu richten und den Operations- und Zeitdruck ex ante zu berücksichtigen. Wenn ein Chirurg in einer bedrängten Situation trotz redlicher Handlung in der Überstürzung einen Fehler macht, kann er entschuldigt werden (Steffen). Derart begründet ist ihm also ein Ermessensspielraum zuzubilligen (Carstensen). Ein schlechter Ausgang ändert an der Haftung oder Nichthaftung nichts; denn es gibt keine reine Erfolgshaftung. Wenn ein Chirurg entschuldbar irrt, dann haftet er für die Folgen nicht. Aus strafrechtlicher Sicht käme hier ein Verbotsirrtum in Betracht, der allerdings voraussetzt, daß eine ernsthafte Prüfung der Gegebenheit erfolgt ist (Schreiber). Die Beurteilung des chirurgischen Verhaltens muß danach erfolgen, ob der Chirurg ex ante den medizinischen Anforderungen der Lage entsprochen hat (Wachsmuth).

In dem Bemühen, das Problem der Operationserweiterung ohne ausreichende Aufklärung zu systematisieren, sind im einzelnen folgende Sachverhaltsmöglichkeiten zu unterscheiden:

1. Die Entscheidung ist einwandfrei, wenn eine sofortige Erweiterung des Eingriffs zur Lebensrettung und zwar auch ohne Rücksicht auf begleitende Nebenfolgen – etwa Anlage eines Anus praeternaturalis – geboten ist.

Natürlich soll sich der Chirurg bemühen, das Risiko gering zu halten und mit dem am wenigsten aufwendigen Eingriff auszukommen versuchen. Schwierigkeiten in der nachträglichen Verständigung mit dem Patienten sind immer dann zu erwarten, wenn unangenehme Auswirkungen einer Operationsausweitung nicht zu vermeiden waren (Wachsmuth). Bei solch vitalen Indikationen geht es gar nicht mehr um eine mutmaßliche Einwilligung, vielmehr liegen reine Notfälle vor, in denen der Arzt entsprechend handeln muß. Die mutmaßliche Einwilligung trägt immer ein Stück Notstandscharakter (Schreiber).

2. Die Entscheidung ist eindeutig, wenn eine Erweiterung des Eingriffs zur Abwendung erheblicher Gesundheitsschäden ohne schwerwiegende Nebenfolgen angezeigt ist.
3. Eine Entscheidung ist zulässig, wenn ohne Erweiterung des Eingriffs zwar keine akute Lebens- oder Gesundheitsgefahr entsteht, die Erweiterung des Eingriffs aber im wohlverstandenen Interesse des Patienten eine künftige, wahrscheinlich zu erwartende Gesundheitsschädigung beseitigen würde.

                                                G. Carstensen

4. Eine Entscheidung ist zweifelhaft, wenn der Heilerfolg auch ohne Erweiterung
   des Eingriffs auf anderem Wege erreicht werden kann und wenn ohne Vorliegen
   einer akuten Indikation eine Erweiterung mit besonderen Gefahren verbunden
   ist.

Umstritten ist die Frage, ob man etwa die Resektion eines Meckel-Divertikels
oder die Exstirpation einer nicht erkrankten Appendix im Hinblick auf hiervon zu
einem späteren Zeitpunkt möglicherweise ausgehende Komplikationen vornehmen
soll. Vor- und Nachteile gilt es bei diesen nicht unmittelbar indizierten Maßnahmen
abzuwägen (Wachsmuth). Immerhin wird die individuelle Konstellation eine gewichtige Rolle spielen (Carstensen).

Gerade hier ist das Prinzip der Aufklärungspflicht zu beachten, das vorsieht zu
informieren, wenn verschiedene Wege bei einer nicht dringlichen Behandlung ein-
geschlagen werden können (Steffen). Allerdings ist einzuräumen, daß manchmal
erst der Eingriff zur Diagnose führt und nunmehr über die eigentliche Therapie befunden sowie entschieden werden kann und zwar ohne Mitwirkung des Patienten,
da sich dieser nämlich in der Narkose befindet (Carstensen). Der Einwand, der Arzt
könne sich durch Einholung der Zustimmung des Patienten während einer in örtlicher oder Leitungsbetäubung durchgeführten Operation vor nachträglichen An-
sprüchen sichern, ist nicht berechtigt, da diese in der Regel vor der Operation se-
dierten Patienten nicht in vollem Umfange willensfähig sind (Wachsmuth). Ist ein
Operationsabbruch nicht kontraindiziert, sollte im Zweifelsfalle eher der Patient in
die Entscheidung einbezogen werden (Steffen).

Sehr problematisch ist es, wenn bei einer postoperativen Komplikation – etwa
einer Blutung oder einer Nahtinsuffizienz – der geschwächte Patient eine Nachoperation mit der Begründung verweigert, er könne nicht schon wieder einen Eingriff
vertragen. In dem entscheidenden kurzen Zeitraum nach der Operation ist der Wille des Kranken, der sich in einer labilen psychischen Lage befindet, oft nicht konstant. Läßt sich der Patient nicht von der Lebensnotwendigkeit einer nochmaligen
Operation überzeugen, dann hilft nur die Verneinung der vollen Willensfähigkeit,
um den Eingriff zu ermöglichen und dem Patienten das Leben zu retten. Da sich die
postoperativen Komplikationen nach Art und Umfang innerhalb einer unterschied-
lichen Zeitspanne bemerkbar machen, kann es schwierig sein, den für die Diagnose
und Indikation jeweils zuständigen Arzt zu ermitteln (Wachsmuth).

An dieser Stelle ist zu kritisieren, daß in der Rechtsprechung die Fortführung
der Operation nur in den Fällen einer unvorhersehbar notwendig gewordenen Erweiterung zugelassen wird. Orientiert sich die Entscheidung am mutmaßlichen Willen des Patienten, d.h. also an seinen Interessen, so kann es nicht darauf ankommen, ob der Arzt vorher bei sorgfältiger Diagnostik die Notwendigkeit eines anders-
artigen oder weitergehenden Eingriffes hätte voraussehen können. Wollte man anders entscheiden und in solchen Fällen einen Abbruch verlangen, so bestraft man
quasi einen Fehler des Arztes am Patienten und zwingt den Arzt, einem Fehler einen weiteren folgen zu lassen. Die Formel von der Zulässigkeit der Fortsetzung nur
bei einer unvorhersehbar notwendig werdenden Erweiterung des Eingriffs ist daher
falsch. Es darf nur auf die Indikation zur sofortigen Fortsetzung ankommen (Schreiber).

Dieser Auffassung ist zuzustimmen, wenn man davon ausgeht, daß der Arzt
dann jedenfalls weiteroperieren muß, wenn der Abbruch kontraindiziert ist. Hat er

die Möglichkeit einer solchen Erweiterung ohne darauf bezogene Einwilligung aber schuldhaft nicht vorhergesehen, ist er nicht von dem Risiko entlastet, daß der Patient sich später auf die fehlende Einwilligung beruft. Der Arzt kann sich dann nicht auf den Normkomplex der mutmaßlichen Einwilligung stützen (Steffen).

Dieser Ansicht ist mit dem Argument entgegenzutreten, daß das Recht nicht einerseits die Fortsetzung der Operation verlangen, aber andererseits den Arzt zugleich wegen dieser Fortsetzung für strafbar erklären kann. Es ist allerdings verständlich, daß die Rechtsprechung die Gefahr einer Nachlässigkeit bei der präoperativen Diagnostik mit dem Abstellen auf die Unvorhersehbarkeit bekämpfen will. Das kann aber nicht dadurch geschehen, daß man die angezeigte Operationserweiterung bei Vorhersehbarkeit verbietet (Schreiber).

Auch wenn man diesem Gedankengang folgt, muß darüber Klarheit herrschen, daß in derartigen Fällen die Verantwortlichkeit nicht an die erforderliche Fortsetzung der Operation anknüpft, sondern an die vorausgegangene Sorgfaltswidrigkeit in der Diagnostik. Hierfür ist der Arzt haftbar, nicht für die gebotene Operationserweiterung. Wenn sie notwendig wird, ändert dies nichts an der schon vorher begründeten Haftung für die nachlässige Diagnostik (Steffen).

Die Schwierigkeiten in der Beurteilung liegen nicht zuletzt in der Figur der mutmaßlichen Einwilligung des verständigen Patienten. Zu warnen ist davor, in einer Vereinfachung Theorie und Praxis gleichzusetzen. Wacht der ahnungslose Patient aus der Narkose mit einem Anus praeternaturalis auf, wird er in der Regel von möglicherweise folgenreichen Vorwürfen nicht weit entfernt sein. Liegt ein im Augenblick der Operation noch symptomenloser maligner Tumor vor, wird der Patient sicher dessen Entfernung unter den medizinisch besten Bedingungen wünschen. Bei erheblichen Risiken einer nicht akut angezeigten Operationserweiterung soll im Zweifel immer abgebrochen werden (Wachsmuth).

Jeder Arzt sieht das Bild in der Operation ganz anders, als er es nachher dem Gericht vermitteln kann. Dies hat der Richter ebenso zu bedenken wie auch andere Begebenheiten – etwa die Beschaffenheit des Krankenhauses, die Erfahrung des Operateurs oder den Zustand des Patienten (Steffen).

Welche Anforderungen sind an das Ausmaß des diagnostischen Aufwands zu stellen? Hier eröffnet sich nicht selten ein Zwiespalt für den Arzt (Carstensen). Die jeweils notwendige Diagnostik hängt von den Erfahrungen des Operateurs ab, und es ist völlig unrichtig, immer das Maximum an diagnostischen Maßnahmen zu verlangen. Es gibt erfahrene Chirurgen, die mit einem Minimum auskommen und die richtige Diagnose stellen, und es gibt Chirurgen, die mit einem Maximum nicht auskommen und nicht zur richtigen Diagnose finden (Wachsmuth).

5. Eine Entscheidung ist problematisch, wenn sich die Erweiterung der Operation auf die Entfernung gesunder Organe erstreckt, also keine medizinische Indikation vorliegt, es sei denn, daß das gesunde Organ entfernt werden muß, um die angezeigte Exstirpation des kranken Organs erreichen zu können.
6. Die Beurteilung der Entscheidung ist davon abhängig, ob die Notwendigkeit der Operationsausweitung rechtzeitig vorher hätte erkannt werden können. Sofern die gebotene diagnostische Sorgfalt gewahrt worden ist, spielt in der Chirurgie der zur Verfügung stehende Zeitfaktor eine entscheidende Rolle.

Das Rundgespräch wird mit folgenden Empfehlungen abgeschlossen:

a) Ergibt sich unvorhersehbar während der Operation die eindeutige Notwendigkeit eines zusätzlichen Eingriffs infolge Änderung oder Ausweitung des ursprünglichen Operationsplans (akute vitale Indikation) und ist ein entgegenstehender Wille des Patienten nicht bekannt, darf und muß der Operateur mit der
   zu unterstellenden mutmaßlichen Einwilligung des Patienten den Eingriff vornehmen.
b) Auch ohne akute vitale Indikation oder unvollkommene Erfolgsaussicht ist der
   Operateur zu einer Erweiterung des Eingriffs berechtigt, wenn ein Abbruch und
   eine Wiederholung der Operation den Patienten mehr belasten oder gefährden
   würden als die sofortige Operationserweiterung.

Diesem Vorschlag stimmen alle Anwesenden zu.

Der Eindruck des Rundgesprächs läßt sich in der Bestätigung eines Wortes von
Josef Joubert (1754–1824) zusammenfassen:

„Es ist besser, ein Problem zu erörtern, ohne es zu entscheiden, als es zu entscheiden, ohne es erörtert zu haben."